Orthopäde Prim. Dr. Michael Vitek

Hilfe bei Fußschmerzen

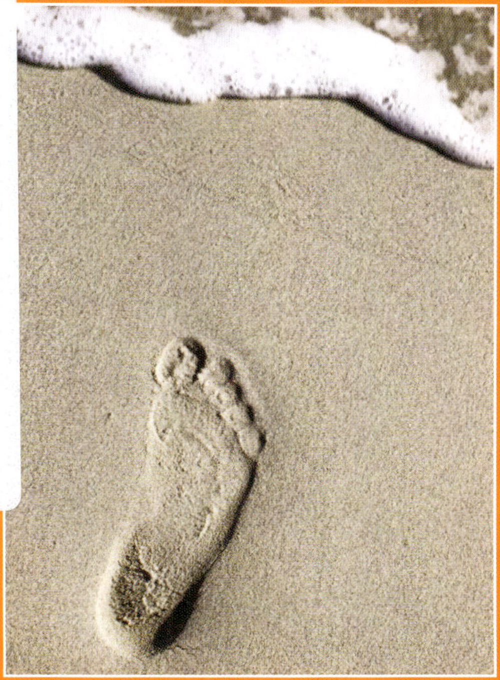

Widmung

Das Buch widme ich meiner geliebten Frau Virginia und unserer Tochter, meinem Sonnenschein Ornella, die mich während der vielen Stunden des Schreibens missen mussten, mich aber dennoch unterstützten.

Prim. Dr. Michael Vitek

ISBN-10: 3-7088-0374-4
ISBN-13: 978-3-7088-0374-6

© Firmensitz: Kneipp-Verlag GmbH, Kunigundenweg 10, A-8700 Leoben;
   Zweigstelle: Lobkowitzplatz 1, 1010 Wien.

Autor: Prim. Dr. Michael Vitek

Layout, Fotosatz, technische Bearbeitung: Kneipp-Verlag, Hubert Liebenberger.

Coverbild: Creativ Collection
Innenklappe vorne: Photo Disc®
Innenklappe hinten: Creativ Collection

Fotos: Prim. Dr. Michael Vitek

Druck: Theiss GmbH, A-9431 St. Stefan.

1. Auflage   Leoben, Juni 2006

Inhalt

Vorwort

Der Fuß ist – vordergründig gesehen – ein nicht unbedingt lebensnotwendiges Organ des Menschen. Genauer betrachtet ist das Gehen aber als Ureinheit der menschlichen Bewegung für das gesunde Leben unerlässlich und so gesehen ist der Fuß also doch irgendwie lebensnotwendig.

Ohne Gehen und Laufen hätte die gesamte Evolution nicht stattfinden können und die Menschheit hätte sich nicht in der bekannten Weise entwickelt.

Ohne Gehen ist aber auch für den einzelnen Menschen das Leben schwierig und sogar gefährlich, weil sich Krankheiten wie Lungenentzündungen, Thrombosen, Infarkte und sonstige Erkrankungen leichter entwickeln können.

Neben vielen anderen Organen und Körperteilen ist das sehr komplizierte „Organ" Fuß unmittelbar am Gehen beteiligt.

Der Fuß setzt den Willen des Menschen nach Fortbewegung in den tatsächlichen Fortbewegungsvorgang um. Der Fuß muss also – wenn man sich den Schrittablauf vor Augen hält – den ersten Bodenkontakt herstellen und dabei blitzschnell „herausfinden", ob der Boden, der zu betreten ist, gerade oder abschüssig, hart oder weich, glatt oder uneben oder sonst wie beschaffen ist.

Nachdem der Bodenkontakt mit der Ferse hergestellt ist, muss der Fuß durch Außendrehung des Fersenbeines eine größtmögliche Dämpfung für den ganzen Körper bewerkstelligen, um ihn vor Schäden durch den „Bodenaufprall" zu bewahren.

Wenn der Fuß im weiteren Verlauf des Schrittzyklus nun „vollflächig" auf dem Boden auftritt, muss er für den sich darüber hinweg bewegenden schweren Körper eine stabile Säule bilden. In der Endphase des Schrittablaufes benötigt der massige Körper einen starren „Abstoßhebel", den ihm der Fuß bieten soll.

Verschiedene Krankheiten und Deformitäten können diesen Schrittablauf massiv stören. Umgekehrt führt ein gestörtes Gangbild zur Fehlbelastung verschiedener Fußanteile und auch zur Störung und späteren Erkrankung und Schmerzen in höher liegenden Körperanteilen.

Knie, Hüften und sogar die Wirbelsäule bis hinauf zum Genick können von kranken Füßen und schlechtem Gangbild beeinträchtigt und regelrecht „mit in die Krankheit" gezogen werden.

Das vorliegende Buch erklärt Ihnen in verständlicher und anschaulicher Weise nicht nur den anatomischen Aufbau und die normale Funktion des Fußes, sondern auch die Entstehung von Fehlfunktionen und Fehlformen und die daraus resultierenden Erkrankungen und Deformitäten sowie ihre konservativen und operativen Behandlungsmöglichkeiten.

Da viele Patienten für eine Verbesserung ihrer Gehmöglichkeiten orthopädische Schuheinlagen (die sie in ihren Konfektionsschuhen tragen) benötigen, werden auch Form und Funktion der Einlagen erklärt. Noch so gute Schuheinlagen sind für manche Erkrankungen nicht ausreichend, viele Patienten benötigen orthopädische Schuhe, ohne die sie gar nicht oder zumindest nicht schmerzfrei gehen können – ihre Rolle und Funktion wird ebenfalls anschaulich erklärt.

Mehr zu diesen und anderen wichtigen Themen (z. B. über innere Krankheiten wie Diabetes, Haut- und Nagelerkrankungen, Fußpflege, Übungen zur Fußgesundheit, Fußreflexzonenmassage, etc.) erfahren Sie in einem weiteren Buch von Prim. Dr. Michael Vitek **„Auf gesunden Füßen durchs Leben",** Kneipp-Verlag.

Der Fuß ist als Funktionseinheit sehr komplex. Verschiedene Ärztespezialisten haben sich des Fußes angenommen, allen voran die Fachärzte für Orthopädie (die Lehre vom Geradesein, hat mit pes = der Fuß nichts zu tun), aber auch andere Fachärzte wie Internisten, Unfallchirurgen, Fachärzte für physikalische Medizin, Haut- und Sportärzte und auch nichtärztliche Spezialisten wie Apotheker, Bandagisten, ortho-

pädische Schuhmachermeister, Physiotherapeuten, Fußpfleger, Fußreflexzonen- und sonstige Masseure sowie ganze Industrien für Textilien, Pharmazeutika und insbesondere für Straßen- und Sportschuhwerk mitsamt den verschiedenen mehr oder weniger qualifizierten „Beratern" für Lauf- und Sportschuhe haben sich mit dem Thema Fuß beschäftigt.

Je mehr Sie über die komplizierten Vorgänge der Funktion Ihrer Füße Bescheid wissen, desto besser können Sie als Patient Ihre Behandlung verstehen und Ihre Behandler zum einen gut auswählen und zum anderen bei ihren Bemühungen besser unterstützen.

Obwohl die meisten im Text verwendeten Fremdwörter erklärt werden, finden Sie am Ende des Buches ein umfangreiches Lexikon aller vorkommenden medizinischen Fachausdrücke und Fremdwörter.

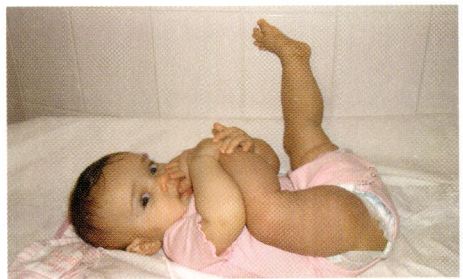

Am Anfang unseres Lebens haben wir unsere Füße noch zum Fressen gerne, später vernachlässigen wir sie häufig und sind an vielen Störungen und deformierenden Erkrankungen selbst schuld.

Beschwerdebilder (Symptome)

Bestimmte Beschwerden oder so genannte Symptome können meist einem mehr oder weniger großen Kreis von Krankheiten zugeordnet werden. Bei der nachfolgenden Zusammenstellung handelt es sich naturgemäß nur um eine grobe Orientierung ohne Vollständigkeitsanspruch, außerdem kann ohne genaue ärztliche Untersuchung selbstverständlich keine Diagnose gestellt werden. Anhand dieser Übersicht können Sie sich aber zumindest ein ungefähres Bild machen, in welche Krankheitsrichtung die Beschwerden zielen könnten.

Bamstigkeit, Taubheit, Ameisenlaufen in einem Fußteil oder im ganzen Fuß
Gutartiger Nerventumor in einem der Zwischenräume der Mittelfußköpfchen (Morton-Neurom), Tarsaltunnelsyndrom, Bandscheibenvorfall, Durchblutungsstörung, Diabetes mellitus.

Bewegungseinschränkung oder Blockade in einem Fußgelenk
Arthrose, evtl. aktiviert, Blockade durch freie Gelenkkörper oder Schleimhautfalte oder eingeschlagenen Knorpellappen.

Blasen, Schwielen, Schleimbeutelbildung
Schuhdruck durch zu enge oder zu kleine Schuhe oder umschriebene Druck- oder Reibestelle, Bildung von „Überbeinen" oder Deformitäten wie Hallux valgus oder Hammerzehen und deswegen Schuhkonflikt.

Brennende Füße, juckende Füße
Zu enge Schuhe, Neuropathie, „burning feet" der Zuckerkrankheit (Diabetes mellitus), Durchblutungsstörung, Pilzerkrankung und andere Hauterkrankungen. Eventuell Tarsaltunnelsyndrom.

Geräusche in einem Fußgelenk
Kann eine ganz normale Flüssigkeitsverschiebung im Gelenk sein, bei Jungen meist kein Krankheitswert, bei älteren Patienten häufig Gelenkreiben, Krachen oder Knarren durch Arthrose, evtl. aktiviert, evtl. freie Gelenkkörper.

Kälte
Durchblutungsstörung, Kreislaufregulationsproblem, periphere, arterielle Verschlusskrankheit (paVK) = arterieller Gefäßverschluss.

Müde Füße

Trainingsmangel, Übergewicht, „Fußfehlform mit Überlastung", evtl. Einlagengewöhnung, beginnende Durchblutungsstörung.

Probleme mit den Zehennägeln

Verdickungen, Verfärbungen, Rissbildungen, Pilzbefall, Eiterungen, Nässen, Einwachsen und anderes.

Schmerzen

können durch fast alle Störungen im Fußbereich verursacht werden, also durch Entzündung, bedingt zum Beispiel durch eine aktivierte Arthrose oder durch „echtes", entzündliches Rheuma, Gicht oder durch sehr viele andere Entzündungsursachen , ebenso bei Überlastung, Verletzung, Deformitäten wie Spreizfuß, Plattfuß, Hallux valgus, Hammerzehen etc., Fersensporn, Durchblutungsstörungen, Ausstrahlungsschmerzen seitens eines Bandscheibenvorfalls. Auch Tumoren können – müssen aber nicht – Schmerzen verursachen.

Schwellungen

können – ebenso wie Schmerzen – mit fast allen anderen Symptomen kombiniert sein. Häufig sind sie Ausdruck von Entzündungsvorgängen.

Mögliche Ursachen:

- ausgebreitet, einseitig: Entzündung, Lymphstau, Unterschenkel mit betroffen: Thrombose,
- ausgebreitet, beidseitig: Herz, Gefäße,
- umschrieben, lokal: Ganglion, Hygrome, gutartiger oder selten bösartiger Tumor.

Überwärmung, Hitzen

Akute Gicht (z. B. im Großzehengrundgelenk) oder sonstige akute Entzündung durch Bakterien (septisch) oder ohne Bakterieneinwirkung (aseptisch, rheumatisch), aktivierte Arthrose, Insektenstich, Thrombophlebitis = Venenentzündung mit Blutgerinnsel, kann mit den meisten anderen Symptomen – am häufigsten aber mit Schmerzen und Schwellungen – kombiniert sein.

Umkippen, Einknicken, Instabilität

Bandverletzung, Bandschwäche, meist ist das äußere Seitenband im oberen Sprunggelenk betroffen, Plattfußentstehung durch allmählichen oder plötzlichen Riss der so genannten Postikussehne oder Sehnenklicken durch Peroneussehnenluxation (Verrenkung oder Verlagerung der äußeren Fußsehnen).

Verfärbte Füße

Durchblutungsstörung, Rotlauf, Hauterkrankungen, Diabetes mellitus.

Zuckende, unruhige Füße (Restless legs)

Ist eine neurologische Erkrankung.

Aufbau des Fußes (Anatomie)

Knochen und Gelenke

Der Fuß besteht aus 28 größeren und kleineren Knochen, die sein Grundgerüst und damit die tragende Struktur bilden und einigen kleinen oder sehr kleinen Zusatzknochen und -knöchelchen, so genannten Sesambeinen, das sind Schaltknochen,

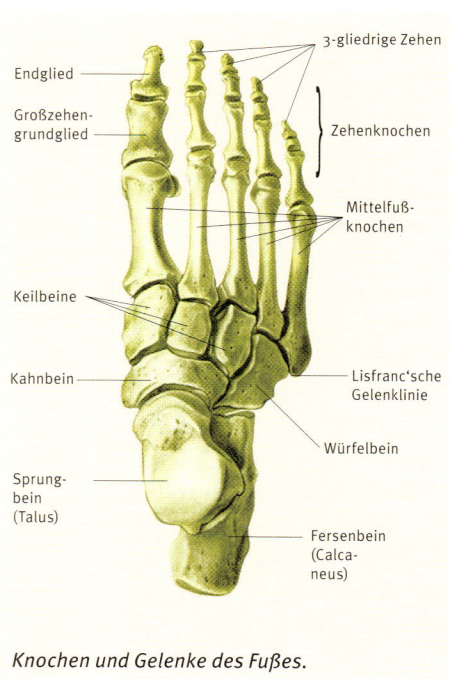

Knochen und Gelenke des Fußes.

die meist in den Verlauf einer Sehne oder eines Bandes eingebettet sind und für die Umleitung oder Verteilung von Kräften der Sehne oder des Bandes mitverantwortlich sind. Die Anzahl dieser Sesambeine und Zusatzknochen variiert stark von Fuß zu Fuß, manche Füße besitzen keine dieser Zusatzknochen.

Die Gelenke des Fußes sind – wie im übrigen Körper auch – Verbindungen von zwei oder (seltener) mehreren Knochenenden, die der Beweglichkeit des Skelettes dienen. Jedes Gelenk ist von einer Gelenkkapsel wasserdicht abgeschlossen, in diese Kapsel sind zur Verstärkung Bänder eingebettet.

Die Enden der miteinander verbundenen Knochen haben eine bestimmte Form, die gemeinsam mit der Form und Spannung der Bänder für Art und Freiheit der Bewegung verantwortlich ist. Die Knochenenden sind in Form einer festen, aber dünnen so genannten Knochengrenzlamelle ausgebildet, die ihrerseits die wasserreiche (hyaline) Knorpelschicht trägt. Diese Knorpelschicht ist ideal dafür geeignet, eine möglichst reibungsarme Bewegung der überknorpelten Gelenkpartner zu ermöglichen, die Knochenenden gleiten förmlich aufeinander.

Bildbeschriftung:
- Endglied
- Großzehengrundglied
- Keilbeine
- Kahnbein
- Sprungbein (Talus)
- 3-gliedrige Zehen
- Zehenknochen
- Mittelfußknochen
- Lisfranc'sche Gelenklinie
- Würfelbein
- Fersenbein (Calcaneus)

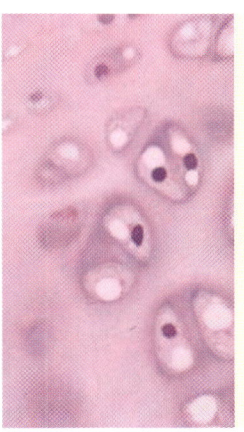

Mikroskopisches Bild eines hyalinen Knorpels: Chondrozyten (Knorpelzellen) umgeben von extrazellulärer Matrix (Struktur, die die Knorpelzellen-Zwischenräume ausfüllt), der Knorpel besitzt weder Gefäße noch Nerven.

Formen zweier verschiedener Gelenkarten mit verschiedenen Bewegungsausmaßen:

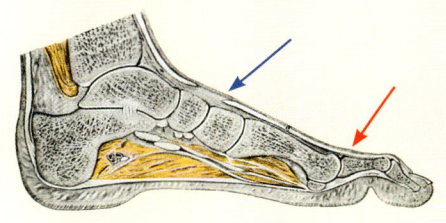

Roter Pfeil zeigt auf das Großzehengrundgelenk und blauer Pfeil auf ein Fußwurzelgelenk.

Dieser Knorpeltyp ist durch Wasserauspressen gut in der Lage Energie aufzunehmen und Stöße zu dämpfen. Die Wiederaufnahme des Wassers in den Knorpel erfolgt vorzugsweise nachts – daher ist eine ausreichende Ruhephase auch für die Gelenke wichtig.

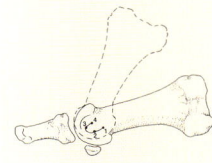

Großzehengrundgelenk: maximale Beweglichkeit, geringere Stabilität, wichtige Eigenschaften für die Fortbewegung.

Dieser Knorpeltyp ist allerdings sehr anfällig auf Scherkräfte, wie sie bei Verletzungen oder bei instabilen Bändern auftreten können. Diese Kräfte kann der hyaline Knorpel nicht verarbeiten und erleidet Risse, die später zur Degeneration des Knorpels und damit zur Arthrose (Gelenkabnützung, Gelenkdegeneration, Gelenkdeformierung) führen können.

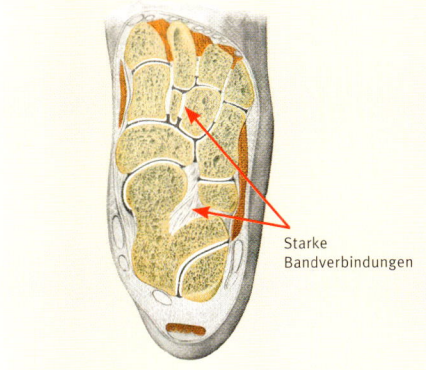

Starke Bandverbindungen

Der größte Knochen des Fußes ist das Fersenbein, der Calcaneus. Gemeinsam mit dem darüber liegenden Knochen, dem Sprungbein (Talus) bildet das Fersen-

Fußwurzelgelenke: geringe Beweglichkeit, große Stabilität, wichtig für Dämpfungs- und Haltefunktionen, beachten Sie die starken Bandverbindungen zwischen den Knochen.

bein das so genannte untere Sprunggelenk (USG). Das Sprungbein (Talus) ist der
zweitgrößte Knochen des Fußes und bildet mit dem Schienbein (Tibia) und dem
Wadenbein (Fibula) das wichtige obere
Sprunggelenk (OSG, Talocruralgelenk).
Das obere Sprunggelenk, das weiß man
schon seit den Anfängen der Medizin, ist
für das Gehen äußerst wichtig. Das untere
Sprunggelenk hingegen erlaubt nicht allzu
große Bewegungen zwischen den Gelenkpartnern Sprungbein und Fersenbein und
ist daher nicht so wichtig. Dies wurde tatsächlich lange Zeit geglaubt, bis sich ame-
rikanische wissenschaftliche Arbeiten mit
der Biomechanik des Fußes beschäftigten
und die enorme Bedeutung des USG ent-
deckten: Ein guter Teil der notwendigen
Dämpfung der Energie beim Bodenkontakt
des Fußes geschieht im unteren Sprunggelenk – diese Erkenntnisse flossen natürlich rasch in die Behandlungsstrategien
sowohl bei Operationen als auch bei der
Herstellung von biomechanisch wirksamen Schuheinlagen ein. Da seine Wichtigkeit lange nicht erkannt wurde, nennen
es die Amerikaner „overlooked joint", „das
übersehene" Gelenk.

Nach vorne bilden das Kahnbein (Os
naviculare, gibt es auch an der Hand), die
drei Keilbeine (Ossa cuneiformia) und das
Würfelbein (Os cuboideum) das Längs- und
Quergewölbe, wobei den höchsten Punkt
sowohl des Längs- als auch des Querge-
wölbes das Kahnbein darstellt.

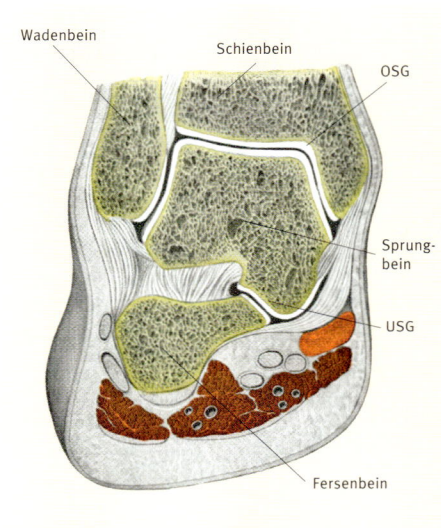

Schnitt durch den Rückfuß mit OSG und USG.

Weiter nach vorne nennt man den Fußab-
schnitt Mittelfuß und dieser Bereich ist
bereits in fünf Strahlen unterteilt.
Den Vorfuß bilden die Zehen, die genauso
wie die Knochen der Hand gestaltet sind:
Die kräftige Großzehe besitzt nur zwei
starke Glieder, das Grund- und das Endglied. Alle anderen Zehen besitzen – der
Hand entsprechend – drei Glieder, wenn
auch an der 4. Zehe und an der kleinen
Zehe die Mittel- und Endglieder oft winzig
ausgebildet sind.

Verwirrenderweise zählt man meist die
Mittelfußköpfchen wegen ihrer Funktionseinheit mit dem vorderen Teil des Fußes
zum Vorfuß.

Bänder

Bänder bestehen aus straffem, nur wenig elastischem Bindegewebe, sie geben den Gelenken Führung und Festigkeit. Der Fuß besitzt zahlreiche Gelenke, also auch sehr viele Bänder, die in ihrer Form und in ihren Aufgaben durchaus unterschiedlich sind.

So sind beispielsweise die Bänder des oberen Sprunggelenkes (OSG) oft nicht einmal einen Millimeter oder maximal zwei Millimeter dick und bei fächerförmiger Ausbreitung nur wenige Zentimeter breit, um dem OSG bei recht stabiler Führung auch leichte Drehbewegungen und ein Maximum an „Scharnierbewegung" zu gestatten.

Die Bandzüge der Fußwurzel und des Überganges zum Mittelfuß sind im Gegensatz dazu deutlich fester und erlauben den Gewölben nur federnde Minimalbewegungen. Das Längsgewölbe ist sehr von kräftigen Bändern abhängig, hingegen hält das Quergewölbe gut durch die Form seiner Bausteine – der Fußwurzelknochen – und bedarf weniger der Stütze von kräftigen Bandzügen.

Die dicksten und festesten Bänder besitzt der Fuß im Sohlenbereich. Sie verspannen einerseits das Längsgewölbe, andererseits geben sie der Fußsohle ihre Festigkeit und Widerstandfähigkeit. Diese Bänder sind regelrechte Platten, mehrere Millimeter dick und etliche Zentimeter breit.

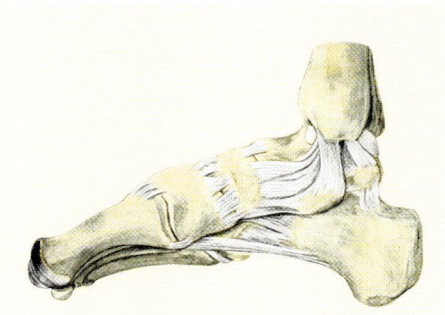

Gewölbebänder an der Fußwurzel von innen.

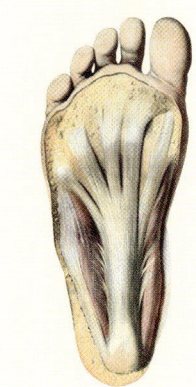

Fußsohlenplatte, Plantaraponeurose: liegt knapp unter der Fußsohlenhaut, zwischen Fettgewebe und den kurzen Fußmuskeln.

Bänder des OSG und der Fußwurzel von außen.

Muskeln und Sehnen

Der menschliche Fuß wird von insgesamt 33 Muskeln bewegt, 12 davon sind am Unterschenkel und greifen mit langen Sehnen auf den Fuß zu.

Die Muskeln stellen in der Bewegungseinheit des menschlichen Körpers den Motor dar. Sie sind das kontraktile Element, durch das Zusammenziehen ihrer Muskelfasern (Myofibrillen) entsteht Bewegung.

Diese Muskelfasern bilden in ihrer Gesamtheit den kompletten Muskel(bauch). Sie finden ihre Fortsetzung in festen bindegewebigen, nicht kontraktilen (nicht zusammenziehenden) und nahezu unelastischen Faserzügen, den Sehnen.

Die Sehnen übertragen die Kraft auf die zu bewegenden Knochenteile – wie eine Art Zügel, die das Ruder in die eine oder andere Richtung ziehen, je nachdem auf welcher Seite der Zug erfolgt.

Auf Grund der Bauweise des Fußes – alle langen Muskeln befinden sich am Unterschenkel – muss die Richtung der meisten Muskeln umgelenkt werden, lediglich die Wadenmuskeln münden gerade in die Achillessehne, sie dient dem Anheben der Ferse, ein für das Gehen und Springen unerlässlicher Vorgang.

Die Umlenkung der Sehnen der langen Fußmuskeln, die vom Schienbein (Tibia), vom Wadenbein (Fibula) und von der dazwischen liegenden festen Membran (Membrana interossea) ausgehen, erfolgt teils in Knochenkanälen und teils in bindegewebigen Tunnels unter dem Innen- und Außenknöchel.

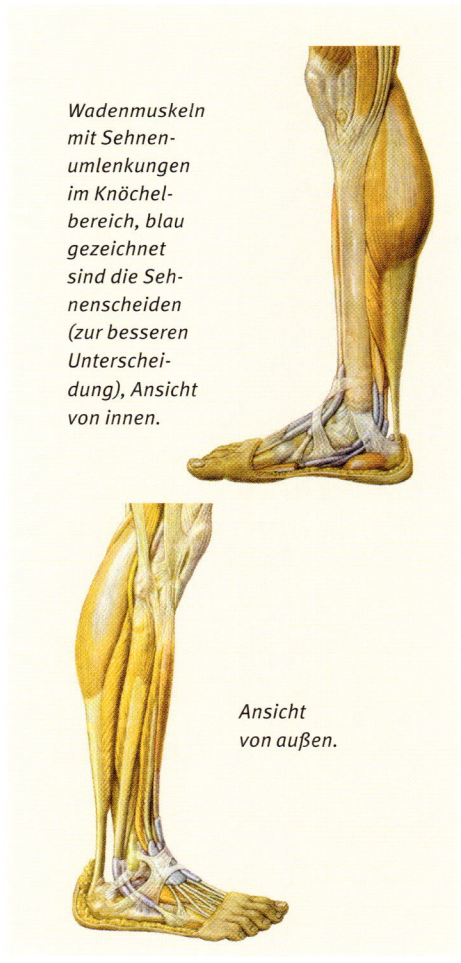

Wadenmuskeln mit Sehnenumlenkungen im Knöchelbereich, blau gezeichnet sind die Sehnenscheiden (zur besseren Unterscheidung), Ansicht von innen.

Ansicht von außen.

Die meisten der langen Sehnen dienen der Bewegung der Fußplatte beim Gehen, der Dämpfung von Energie beim Aufprall des Fußes auf den Boden sowie der Zehenbewegung. Einige von ihnen, insbesondere der hintere Schienbeinmuskel (Musculus tibialis posterior) hat neben anderen Aufgaben die Hauptaufgabe in der Erhaltung des Längsgewölbes, ist er geschädigt oder gar gerissen, „fällt" dieses unweigerlich zusammen – es entsteht ein Plattfuß.

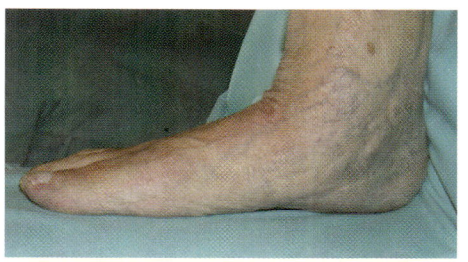

Plattfuß

Die so genannten kurzen Fußmuskeln beginnen am Fersenbein, an den Knochen der Fußwurzel und des Mittelfußes oder sogar an den langen Beugesehnen (die Regenwurmmuskeln, Musculi lumbricales). Sie ziehen mit ihren zum Teil äußerst dünnen Sehnen zu den Zehen und dienen neben der Zehenbewegung auch der Stellungskorrektur des Fußes.

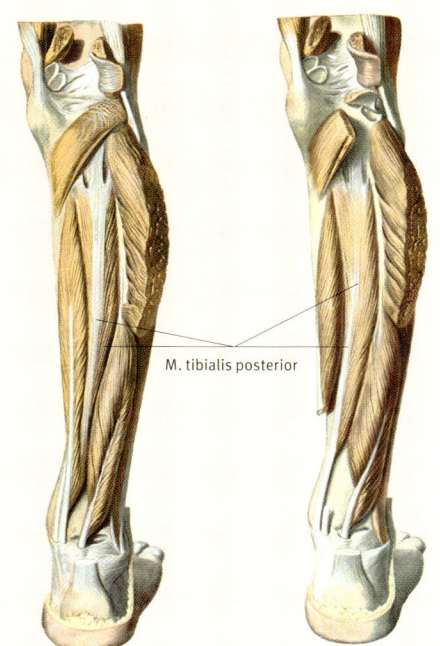

M. tibialis posterior

M. tibialis posterior, die oberflächliche Muskelschicht wurde zur besseren Darstellung wegpräpariert.

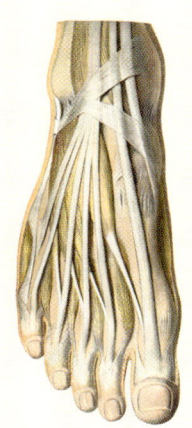

Kurze Fußmuskeln des Fußrückens mit den Sehnen der langen Zehenstrecker.

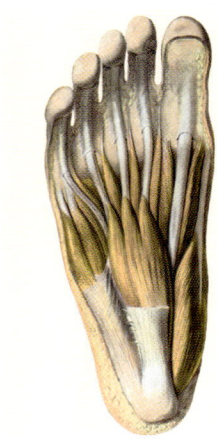

Kurze Fußmuskeln der Fußsohle mit den Sehnen der langen Zehenbeuger.

Abschließend noch eine Besonderheit des Sprungbeines: Vom Talus gehen keine Sehnen oder Muskeln aus und keine Sehnen oder Muskeln setzen an diesem Knochen an – das ist eine einmalige Eigenschaft, die sonst kein anderer großer Knochen des Fußes aufweist. Der Talus wirkt also wie ein großer Schaltknochen.

Gefäße und Nerven

Wie alle anderen Körperteile benötigt auch der Fuß eine ausreichende Versorgung mit Sauerstoff und Nährstoffen (die zuführenden Gefäße heißen Arterien), einen ausreichenden Abtransport der angefallenen „Abfallprodukte" (die wegführenden Gefäße heißen Venen) sowie eine aus-

reichende Nervenversorgung der Haut (für die Sensibilität) und der Muskulatur (für die Motorik). Selbstverständlich besitzt auch der Fuß ein dichtes Netz an Lymphgefäßen.

Der erste Hauptleitungsweg führt von der Kniekehle über die Tiefen der Wade zum Innenknöchel. Unter diesem werden nebst den Sehnenumleitungen auch die Gefäße und der Hauptnerv (Arteria tibialis posterior und der Nervus tibialis) geführt, um nach etlichen Aufzweigungen hauptsächlich den Fußsohlenbereich bis zur Zehenunterseite zu versorgen.

Der zweite Hauptleitungsweg führt von der vorderen Wade seitlich des Schienbeines zur Sprunggelenkmitte und von dort weiter zum Fußrücken und zur Zehenoberseite (Arteria tibialis anterior wird zur Arteria dorsalis pedis und Nervus peroneus profundus und Nervus peroneus superficialis).

Zwischen diesen beiden Hauptleitungsnetzen gibt es sowohl im Bereich der Arterien und Nerven als auch erst recht im Bereich der Venen zahlreiche Verbindungen, die den Zweck haben, etwaige Ausfälle zumindest teilweise zu kompensieren.

Wie auch die Hand – aber durch die ständige Tiefposition und massive Gewichtsbelastung noch deutlich erschwert – ist der Fuß in einer äußerst exponierten Lage und bedarf einer sehr guten Blutversorgung, die er jedoch häufig nicht in ausreichender

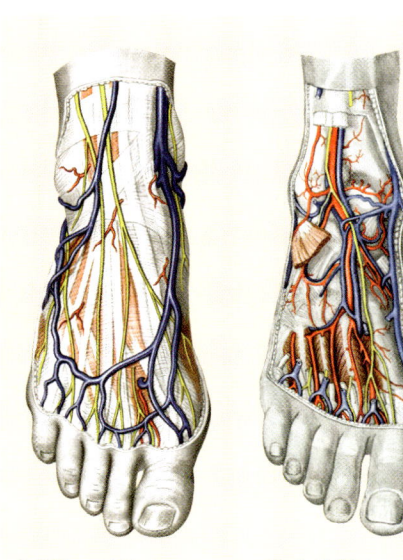

*Gefäß- und Nervenver-
sorgung des Fußes, ober-
flächliche Venen (blau)
und Nerven (gelb).*

*Tiefe Schicht
mit den Arterien
(rot).*

Haut

Die Haut ist die Hülle des „Organs" Fuß, ohne sie könnte er nicht funktionieren.

Näher betrachtet ist aber auch die Haut ein Organ, in ihrer Gesamtheit sogar das größte Organ des menschlichen Körpers.

Die Haut ist die Schutzhülle des Körpers gegen mechanische und thermische Einflüsse, sie schützt gegen UV-, Infrarot- und Röntgenstrahlen, sie ist Wärmeregulator, Sinnesorgan, Speicher und Absonderungsorgan, muss also sehr vielfältige Aufgaben bewältigen.

Die Haut ist aus drei Schichten aufgebaut: der Oberhaut (Epidermis), darunter der Lederhaut (Dermis oder auch Korium) und das Unterhautfettgewebe (Subcutis) zählt auch noch zur Haut.

Menge bekommt. Er liegt weit weg vom Herzen, so dass andere Organe das Blut früher „wegnehmen", er wird häufig durch enge Schuhe und Socken oder langes Sitzen mit abgeknickten Knien unterversorgt und liegt noch dazu am Ende der „Steigleitung", so dass er häufig mit Stauungen und schlechtem venösem Abtransport rechnen muss.

Abhilfe schafft da nur – neben einer allgemeinen Gesundheit und guter Pumpleistung des Herzens – tägliches Gefäßtraining, das Gehen und Bewegungsübungen.

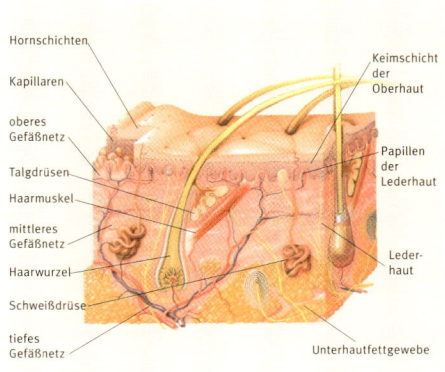

Aufbau der Haut.

Die Epidermis besteht ihrerseits wieder aus einer Hornschicht, die sich je nach Belastung durch Dickenzunahme anpassen kann, die viel Wasser speichert und bei Austrocknung Risse bildet.

Die darunter befindliche Leuchtschicht schützt vor UV-Strahlung und noch weiter darunter besitzt die Oberhaut weitere 3 Schichten, deren unterste, das Stratum basale (die Keimschicht) den Zellnachwuchs liefert.

Die Lederhaut besteht aus der Papillenschicht, der „Versorgungszone" für die Oberhaut, die mit ihren Gefäßen die Oberhaut mit Blut ausstattet. Darunter liegt das – nicht nur aus kosmetischen Gründen – sehr interessante Stratum reticulare, eine Schicht, die hauptsächlich aus scherengitterartig angeordneten kollagenen Fasern besteht, die für die Straffheit, Elastizität und hohe Reißfestigkeit der Haut verantwortlich sind.

Werden diese Fasern durch anhaltende Zugspannung überdehnt (Übergewicht) oder durch hormonelle Faktoren in ihrer Struktur geschädigt (Schwangerschaft), verliert die Haut ihre natürliche Straffheit. Zusätzlich befinden sich in der Lederhaut Muskeln, deren Funktion es ist die Haare der Haut aufzurichten, entwicklungsgeschichtlich eine Drohgebärde. Bei Kälte ziehen sich Muskeln und die Haut um die feinen Körperhärchen zusammen, es bildet sich die „Gänsehaut".

Die dritte große Schicht der Haut, die Subcutis oder das Unterhautfettgewebe hat zwei Funktionen:

1. Sie ist die Verschiebeschicht zur Muskulatur (zu den Faszien, Muskelhüllen) oder zu den Knochen (zum Periost, Beinhaut) und Fettspeicher. Es gibt das so genannte Baufett zum Schutz und zur Formgebung an der Fußsohle und an der Handfläche und das Speicherfett am Bauch und an den Hüften, wo Energiereserven angelegt werden.

2. Die Haut besitzt Blutgefäße, in denen ein Viertel der gesamten Blutmenge zirkuliert. Die Haut ist auch reichlich mit Nerven ausgestattet, die je nach ihrer Funktion als hochspezialisierte Tast-, Wärme-, Kälte- und Druckrezeptoren auftreten. Außerdem hat die Haut noch weitere Anhangsgebilde wie Haare, Talg- und Schweißdrüsen.

An den Knöcheln ist die Haut dünn und gut verschiebbar. Auch bei dicken Menschen sammelt sich hier nur sehr wenig Unterhautfettgewebe, so dass Stauungen (Ödeme) und Schwellungen an den Knöcheln besonders gut erkennbar sind.

Ebenfalls dünn und verschiebbar ist die Haut am Fußrücken, sie besitzt schon etwas mehr an Unterhautfett, wie man besonders bei übergewichtigen Individuen sieht. Besonders dick und fest ist die Haut an den meist belasteten Stellen der Fußsohle, nämlich an der Ferse, wo die meiste Energie abgedämpft werden muss, dann auch unter den Mittelfußköpfchen und unter der Großzehe – hier ist sie 4- bis 6-mal dicker als am Fußrücken, besonders ausgeprägt und dick ist dabei die Hornschicht der Haut.

Die Haut und das Fußsohlenfett haben besondere Aufgaben bei der Dämpfung, Druckaufnahme, Druckverteilung und beim Schutz des ganzen Fußes und deshalb verfügt das Fußsohlenfett über eine ganz besondere Bauweise:

Die Fettzellen sind unter Druck in einem Kammersystem untergebracht – einer Konstruktion aus Bindegewebekammern, die dieses „Baufett" auch bei stärkster Abmagerung nicht schmelzen lassen. Diese Kammern platten bei Belastung ab, um bei Entlastung wieder in ihre Ausgangsform zurückzukehren.

1: OSG
2: USG
3: Vorderes Sprunggelenk

Querschnitt durch den Fuß mit Knochen, Gelenken, Muskeln und der Fußsohlenhaut mit den Baufettkammern.

Jeder Chirurg weiß, wie heftig dieses Fett bei Verletzungen oder bei Operationen herausquillt.

Die Fußsohlenhaut besitzt keine Haare, nur wenige Talgdrüsen, aber – wie wir aus täglicher schmerzvoller Praxis berichten können – reichlich Schweißdrüsen.

Die Haut des Fußes wird meist sehr beansprucht und strapaziert. Ihre Durchblutung wird häufig durch enge Schuhe und Socken beeinträchtigt. Durch die exponierte Lage des Fußes wird auch seine Haut verstärkt Umwelteinflüssen wie Hitze und Kälte, Kontakten mit potentiellen Infektionsherden (z. B. öffentliches Schwimmbad) sowie auch mechanischen Verletzungsmöglichkeiten ausgesetzt.
Krankheiten der Haut, aber auch andere Erkrankungen können dadurch leicht entstehen. Das häufig in den Schuhen vorhandene „feucht-warme Privatklima" gibt ebenfalls Anlass zur Sorge, da es Hauterkrankungen anbahnen und verstärken kann.

Gründliche und nicht zu seltene Pflege der Füße ist jedenfalls eine Notwendigkeit, um die Haut und die Nägel vor unnötigen Krankheiten und vorschnellem Altern zu schützen.

Nägel

Last but not least gehören zur äußeren Hülle des Fußes auch die Fußnägel, die zum Schutz, zur Versteifung und Verfestigung der Zehen dienen. Leider werden sie von sehr vielen Zeitgenossen arg unterschätzt und dementsprechend (nicht) gepflegt.

Aber auch die Nägel können Anlass zu mannigfaltigen Problemen wie Verdickungen, Rissen, Pilzbefall, „Einwachsen" und anderem geben. Der Zehennagel besteht aus einer Nagelplatte aus hartem Keratin. Gegenüber dem Keratin, das auch in der oberen Schicht der Haut vorhanden ist, besitzt das Nagelkeratin eine regelmäßigere Anordnung der Filamente (Bauelemente) und mehr Schwefeldoppelbindungen, wodurch es deutlich fester ist.

Unter der Nagelplatte liegt das Nagelbett, dessen Papillen (wellenartige Strukturen) aus Gründen der Festigkeit und der Oberflächenvergrößerung (Gefäßversorgung) mit der Nagelplatte verzahnt sind (siehe Bild Nagelaufbau). Durch die Papillen des Nagelbettes entsteht auch die Riffelung des Nagels selbst, also die Nagelplatte.

Die Matrix (Nagelwurzel) ist die eigentliche „Nagelbildungsstruktur", obwohl ein Drittel des Keratins der Nagelplatte vom Nagelbett gebildet wird. Die hufeisenförmige Umgebungshaut des Nagels heißt Nagelwall (Perionychium). Die Furche zwischen Nagelwall und Nagelplatte heißt Nagelfalz (Paronychium). Der Nagelmond (Lunula) ist bei Zehennägeln meist vom Nagelwall verdeckt. Als Infektionsschutz für die Nagelmatrix wächst vom Querteil des Nagelwalles (Eponychium) das Nageloberhäutchen (Kutikula) auf den Nagel auf. Entfernt man es aus kosmetischen Gründen, besteht die Gefahr von Entzündungen des Nagelwalls (Paronychie). Es darf bestenfalls der abgestorbene freie Rand der Kutikula von der Nagelplatte entfernt werden.

Die Nägel sind wie die Haut Schutz- und Tastorgane, durch die Versteifung der Zehenendglieder wird die Tastempfindung der Zehenbeere verstärkt. Letztlich sind die Nägel, besonders an der Hand, entwicklungsgeschichtlich auch als Werkzeuge und sogar als Waffen des Menschen anzusehen.

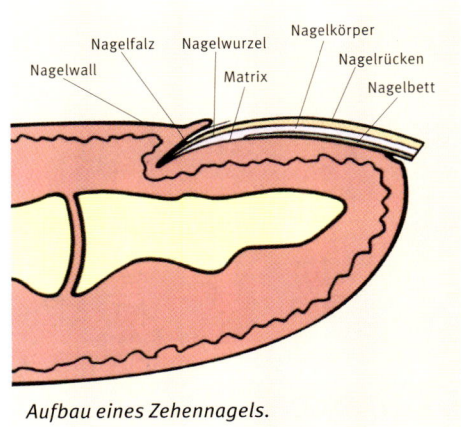

Aufbau eines Zehennagels.

Normale Funktion des Fußes

Biomechanik des Fußes

Unlängst hörte ich bei einem Vortrag über Biomechanik des Fußes aus dem Mund eines der renommiertesten deutschen Biotechnikers und Biomechanikers, dass es auf Grund der extrem komplizierten Vorgänge im Organ Fuß – hervorgerufen durch das Zusammenspiel der 28 Knochen (variable Zusatzknochen nicht mitgerechnet) mit den 33 Muskeln, von denen jeder noch dazu eine bis vier Sehnen zieht – auch mit noch so ausgeklügelten Computern und Rechenmodellen noch immer vollkommen unmöglich ist, alle Drücke und Kräfte im Fuß, die beim Gehen und erst recht beim Laufen oder Springen oder gar bei Fußverdrehungen (z. B. beim Squash) entstehen, auch nur annähernd berechnen zu können. Damit hätte der Vortrag auch schon wieder enden können. Zum Glück tat er dies nicht und der Biomechanikprofessor erzählte neben anderen interessanten Berechnungen von einem einfachen Vierknochenmodell, an dem vier Sehnen ziehen und das für bestimmte Bewegungen gut ist.
Wie beim menschlichen Fuß können bei dem Modell bestimmte Bewegungen nur dann durchgeführt werden, wenn andere Gelenke mittels Muskelkraft (die durch Sehnen übertragen wird) ruhig gestellt werden. Allein für die Berechnung der Kräfte und Drücke, die an diesem Modell auftraten, brauchte das Team des Professors zweieinhalb Jahre Arbeit, um dann feststellen zu müssen, nicht für alle Bewegungen exakte Berechnungen anstellen zu können. Man kann sich daher unschwer vorstellen, dass es bei 28 Knochen, 24 Gelenken und 33 Muskeln und wesentlich komplexeren Bewegungsabläufen eben derzeit (und vermutlich noch recht lange) nicht möglich ist, die Abläufe und die Kräfte im lebenden Fuß hundertprozentig zu verstehen oder auch nur einigermaßen genau zu berechnen.

Besonders unglücklich sei der Biomechaniker dann, wenn einer von uns klinisch und operativ tätigen Orthopäden von ihm verlange, eine (neue) Operationsmethode in ihrer Auswirkung auf Abläufe und Bodenreaktionskräfte auszurechnen, weil dies eben nur unzureichend möglich sei.

Was ist eigentlich die Biomechanik?

Die Lehre von den Lebewesen nennt man Biologie und die Mechanik beschäftigt sich mit der Messung von Kräften und Bewegungen.

Als Kombination dieser beiden wurde in der medizinischen Wissenschaft die Biomechanik zur Messung und Beurteilung von Aktionen und Reaktionen des menschlichen Körpers und seiner Bestandteile auf Bewegungen und Kräfte etabliert.

Die Biomechanik analysiert sowohl die Kräfte, die in Ruhe im Körper auftreten (Statik), als auch jene, die bei Bewegung aktiv durch die Muskelkraft verursacht werden und passiv als Bodenreaktionskräfte auftreten (Dynamik).

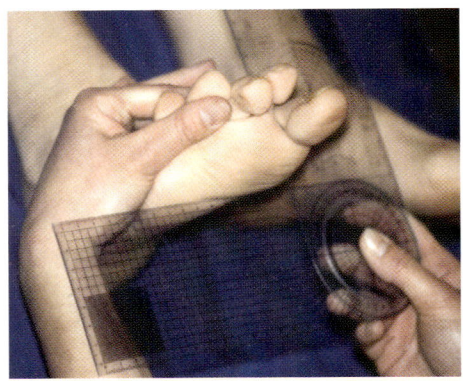

Vermessung der Vorfußwinkel

Um die Erkrankungen des Fußes zu verstehen ist es nützlich, die Grundzüge der Biomechanik des Beines und des Fußes kennen zu lernen und in diesem Rahmen auch über die Vorgänge während des Gehens, also beim so genannten Gangzyklus, Informationen zu erhalten.

Wir wollen somit nicht nur die statischen Vorgänge, also das beim Stehen auftretende Zusammenspiel der Muskeln und Sehnen mit Knochen und Bändern beim Erhalt der Fußgewölbe und bei der ausgeklügelten, aber auch „fehleranfälligen" Kraft- und Lastverteilung kennen lernen, sondern auch die vielfach größeren Kräfte und Drücke, die beim Gehen und noch mehr beim Laufen, also bei der dynamischen Fortbewegung, auftreten.

Ein Beispiel, das Ihnen vergegenwärtigen soll, welche Kräfte beim Laufen von den vergleichsweise zarten Knochen und Gelenken des Fußes im Vergleich mit anderen Gelenken bewältigt werden müssen:

Auf die Hüfte trifft bei der Spitzenbelastung während des Laufens das 3fache Körpergewicht, am Knie wird das 3,5fache Körpergewicht gemessen und der Fuß muss das 4- bis 5fache Körpergewicht aushalten.

Der Bau des Fußes ist von einem Längsgewölbe und einem (vermeintlichen) Quergewölbe gekennzeichnet.
Das Längsgewölbe ist ein Knochenbogen, der sich vom Fersenbein bis zu den Mittelfußköpfchen spannt.
Das Quergewölbe ist am besten im Bereich der Fußwurzel an den Keilbeinen erkennbar, weiter vorne, im Niveau der Mittelfußköpfchen gibt es kein Quergewölbe mehr, denn – obwohl das vordere Quergewölbe fallweise noch immer hartnäckig in der

medizinischen Literatur geistert – liegen bei Belastung normalerweise alle Mittelfußköpfchen gleichmäßig am Boden auf.

Die Fußgewölbe halten natürlich nicht von selbst, sondern brauchen mechanische „Verspannungen" aus Bändern und dynamische Unterstützung von Sehnen und Muskeln.

Das Längsgewölbe wird zum Teil von der so genannten Plantarfaszie verspannt, einem plattenförmigen Band, das vom Fersenbein ausgehend und zu den Mittelfußköpfchen zieht und wie eine Bogensehne wirkt.

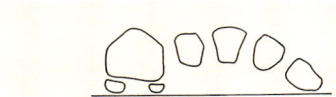

Das vordere Quergewölbe der Mittelfußköpfchen gibt es nur noch in alten Büchern.

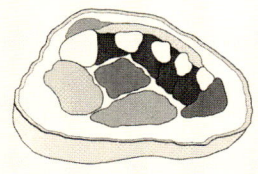

Das Quergewölbe existiert im Bereich der Basen der Mittelfußknochen.

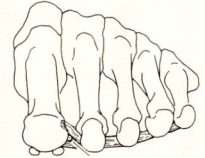

Alle Köpfchen liegen bei Belastung auf einer Ebene.

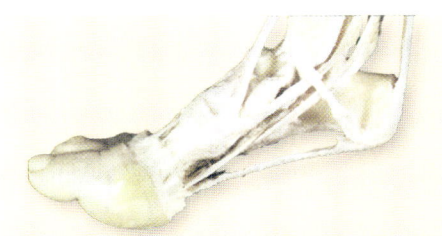

Hauptsehnen und Bandzüge: Achillessehne, Fußsohlenband, Sehnen der Wadenmuskeln beeinflussen die Form und Funktion des Fußes.

Dynamische Unterstützung findet die Plantarfaszie (das Fußsohlenband) in den Sehnen der folgenden Muskeln: M. Tibialis posterior, M. peroneus longus, der um den Außenrand des Fußes herum zum inneren (medialen) Anteil des Fußes verläuft und M. Tibialis anterior.

Statik des Fußes

Beim Stehen wird die Last des Körpers auf die lasttragenden Anteile der Fußsohle übertragen: Hauptbelastete Fußanteile sind die Ferse und der Fußballen mit den Mittelfußköpfchen. Beim Normalfuß wird beim Stehen die Innenseite der Fußmitte kaum und die Außenseite auch nur wenig belastet. Der Bodendruck beträgt am Vorfuß 60 % und an der Ferse 40 %, die Kippgefahr ist also nach vorne größer als nach hinten.

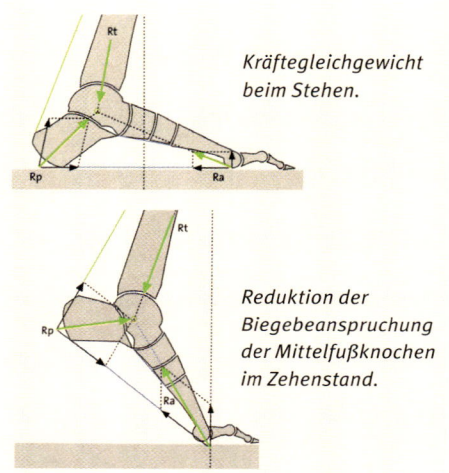

Kräftegleichgewicht beim Stehen.

Reduktion der Biegebeanspruchung der Mittelfußknochen im Zehenstand.

Kinetik des Fußes und Gangzyklus

Das Gehen ist ein sehr komplizierter Vorgang. Die statischen Kräfte werden zu bewegten, also zu kinetischen Kräften, indem aus der Lastwirklinie eine resultierende Kraft aus Gewicht, Trägheit und Beschleunigung wird. Der Gangzyklus lässt sich in eine Standphase und in eine Schwungphase unterteilen. Die Standphase wieder kann man – vereinfacht gesehen – in drei Abschnitte (Phasen) mit sehr unterschiedlichen Aufgaben einteilen.

1. Auftreffphase

In der Auftreffphase kommt es zum Fersenkontakt mit dem Boden, die Ferse und der Rückfuß übernehmen innerhalb von Millisekunden ein Mehrfaches des Körpergewichtes. Zusätzlich muss der Fuß innerhalb von Sekundenbruchteilen feststellen, ob der Boden gerade oder schief ist, ob er glatt oder uneben, rau oder rutschig ist, also blitzartig die zu erwartenden Bedingungen auf der „Landebahn" erkunden (Propriozeption = Eigenwahrnehmung).

Der Rückfuß ist für die Dämpfung der enormen Kräfte verantwortlich, die während des Aufpralls der Ferse beim Gehen auftreten und die sich beim Laufen noch einmal potenzieren.

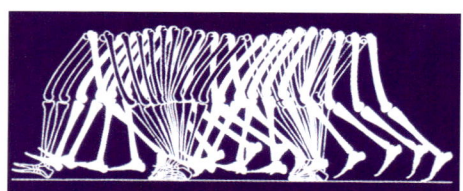

Gangzyklus; Standphase: die Bewegung des Fußes vom ersten Fersenkontakt bis zum letzten Zehenabstoß. Danach wird das Bein nach vorne geschwungen: Schwungphase.

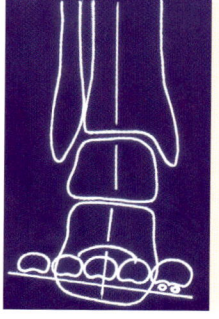

Belastung der Sprunggelenke in der Auftreffphase (Kontaktphase). Die Ferse wird im unteren Sprunggelenk 4 bis 6 Grad nach außen gedreht, der Fuß ist entriegelt, die Fußwurzel wird „geöffnet".

Das schafft er zu einem geringeren Teil mit seinem Baufett in der Ferse, das bis zu einem gewissen Grad in der Lage ist, kinetische Energie aufzunehmen. Zum größeren Teil wird die kinetische Energie aber durch eine rasche Auswärtsdrehung des Fersenbeines im unteren Sprunggelenk (Eversion oder Pronation) in der Auftreffphase abgeleitet.

Damit wird der ganze Körper, vor allem aber das empfindliche Rückenmark und das noch empfindlichere Gehirn vor Schäden bewahrt.

Nach dem Bodenkontakt der Ferse und der völligen Auswärtsdrehung des Fersenbeines im unteren Sprunggelenk gleicht der Fuß einem losen „Sack mit Knochen", denn die Gelenke der Fußwurzel haben ihre Verbindungen maximal gelockert (entriegelt), um für die Dämpfung bereit zu sein.

2. Mittlere Standphase

Während der mittleren Standphase, wenn der Fuß von der Ferse her beginnt vollflächig am Boden aufzuliegen, werden durch Drehung der Ferse im unteren Sprunggelenk nach innen (zur so genannten Mittelstellung) die Gelenke der Fußwurzel fester und beginnen starrer und unbeweglicher zu werden (teilweise Verriegelung). In der mittleren Standphase bewegt sich der Körper über den Fuß hinweg und die Ferse dreht noch weiter nach innen, um die Fußwurzelgelenke noch weiter zu verriegeln und um dem Körper eine stabile Plattform, aber mit gewisser Restelastizität bieten zu können.

3. Abstoßphase

Die Ferse hebt nun zum nächsten Schritt ab und dreht dabei maximal nach innen. Dadurch werden die Fußwurzelgelenke vollständig verriegelt und beim Zehenabstoß ist der Fuß ein absolut starrer Hebel ohne jede Elastizität, aber sehr gut geeignet, um dem massigen Körper den Impuls mitzugeben, den er zum Weiterbewegen braucht.

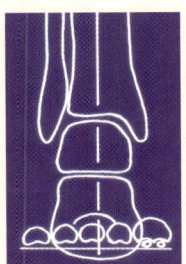 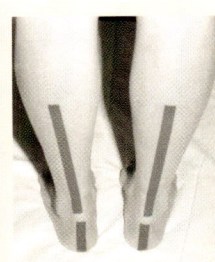

Standphasenaktion des unteren Sprunggelenkes. Alle Achsen sind gerade, der Fuß ist hart elastisch.

Darstellung der Rückfußachse im Verhältnis zum Unterschenkel während der Standphase.

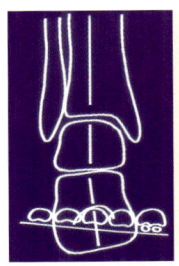

Belastung des Fußes in der Abstoßphase. Über Innendrehung der Ferse wird der Fuß verriegelt, der Fuß ist komplett starr.

Gestörte Funktion des Fußes

Gestörte Biomechanik

Auf Grund von anatomischen Abweichungen vom vorgesehenen Bauplan (Fehlbildungen – angeborene Störung der Biomechanik) oder durch äußere oder innere Faktoren, die erst im Laufe der Lebens auftreten (erworbene Störung der Biomechanik) kann es zu Fehlfunktionen und Erkrankungen kommen, deren Beschreibungen einen großen Teil dieses Buches einnehmen.

Innere Faktoren können Entzündungen oder Abnützungen sein, die einen Knochen oder den ganzen Fuß oder auch andere Anteile des Stütz- und Bewegungsapparates betreffen, weiters Übergewicht oder Unterernährung und innere Krankheiten mit Auswirkungen auf den Fuß.

Äußere Faktoren sind Verletzungen einschließlich chronischer Mikrotraumen, Überlastungen bei schwerer Arbeit und im Sport oder im Gegenteil der Trainingsmangel bei Inaktivität, Krankheit oder im Alter, aber auch schlechtes Schuhwerk und Infektionen mit Bakterien, Viren oder Pilzen.

Symptome der gestörten Biomechanik

Die Symptome der gestörten Biomechanik finden ihren Ausdruck in Kompensationsmaßnahmen des Fußes, von denen der (zukünftige) Patient in seiner Jugend und in seinem frühen Erwachsenenalter vielleicht noch gar nichts merkt, da sein Gewebe durch die noch reiche Elastizität vieles ausgleichen kann.

Übersteigt aber die gestörte Biomechanik die Kompensationsfähigkeit des Gewebes, treten Schmerzen, Schwellungen und Entzündungen (siehe Seite 31 ff.), Blasen, Schwielen, Schuhdruckbeschwerden (siehe Seite 37) und sogar Deformitäten auf – wenn sie nicht eine andere Ursache haben (siehe unter »Häufige Krankheitsbilder des Fußes und ihre Behandlung« auf Seite 89 ff.), die auch zu Beschwerden und Störungen weiter oben befindlicher Gelenke wie Knie-, Hüften- und sogar zu Wirbelsäulen- und Bandscheibenproblemen führen können.

Was war früher da, die Deformität oder die Entzündung? Was war also früher da, die Henne oder das Ei?

Beim erkrankten Fuß gelten – je nach Entstehungsgeschichte – beide Theorien: Deformität kann zur Entzündung und zu Schmerzen führen und Entzündungen können zu Schmerzen und zu Deformitäten führen.

Störungen im Gangzyklus und im Bewegungsablauf des Fußes

Liegt eine Bewegungseinschränkung oder Fehlbildung des für den normalen Bewegungsablauf notwendigen unteren Sprunggelenkes vor, wird der Fuß – und letztlich auch alle weiter oben liegenden Körperteile – bei jedem der ca. 10.000 Schritte, die der Zivilisationsmensch trotz seiner Bewegungsarmut täglich im Durchschnitt immer noch geht, traumatisiert und überlastet. Solange die Kompensationsmechanismen funktionieren, wird der Patient möglicherweise außer einer eventuellen Leistungsschwäche, früheren Ermüdung oder fallweisen Kreuzschmerzen gar nichts spüren und keine Probleme haben. Obwohl das untere Sprunggelenk (Talocalcanealgelenk) das Schlüsselgelenk für einen ungestörten und normalen Gang- und Bewegungszyklus ist, können natürlich auch viele andere Gelenke oder Fußfunk-

tionseinheiten biomechanische Störungen des Bewegungsablaufes des Fußes beim Gehen und damit auch des Gangzyklus verursachen.

Achsenfehler zwischen der Vorfußplatte und dem Rückfuß sowie das obere Sprunggelenk, das Talonavikulargelenk (Gelenk zwischen Sprungbein und Kahnbein, hängt aber funktionell mit dem unteren Sprunggelenk zusammen) und das wichtige Großzehengrundgelenk können Bewegungseinschränkungen oder Fehlfunktionen im unteren Sprunggelenk auslösen, die in der Folge lokale Entzündungen und Schmerzen am betroffenen Fuß, fortgeleitete Beschwerden an den Kniegelenken, an der Muskulatur des Unter- und Oberschenkels und Hüft- und Kreuzdarmbeingelenkprobleme bis hin zu Wirbelsäulensyndromen und Bandscheibenvorfällen verursachen können.

Bei Beschwerden des Stütz- und Bewegungsapparates ist es stets zweckmäßig, auch die Funktion der Füße zu untersuchen und etwaige Störungen zu behandeln. Insbesondere bei Fällen, bei denen der Untersucher das Gefühl hat, dass es sich nicht um eine eindeutige Diagnose an dem einen oder anderen Teil des Stütz- und Bewegungsapparates handelt und/oder wenn bildgebende Befunde, wie Röntgen oder MRT, keine eindeutige Krankheitsinterpretation (z. B. an der Hüfte oder an den Bandscheiben) zulassen, sollte man an eine Störungsursache im Bereich der Füße denken.

Beispiel: Wenn Störungen im Sinne von Achsenfehlern zwischen der Vorfußplatte und dem Rückfuß vorliegen, manifestieren sich die folgenden Probleme des unteren Sprunggelenkes, die zu massiven Problemen in der Dämpfung der Körperaufprallenergie, bei der Plattformbildung des Fußes in der mittleren Standphase und beim Abstoß führen können (vereinfacht):

Um die nachfolgenden Skizzen verstehen zu können, muss man sich vor Augen halten, dass die Vorfußplatte und der Rückfuß in ihren Bewegungen um die Längsachse miteinander gekoppelt sind.
Dreht also der Rückfuß nach außen, nimmt er auch den Vorfuß mit und umgekehrt, egal ob dieser achsengerecht steht oder nicht.

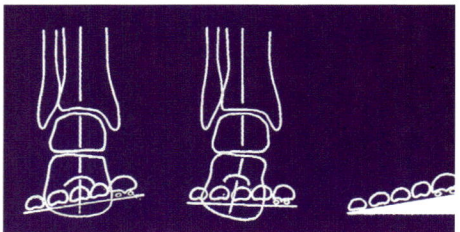

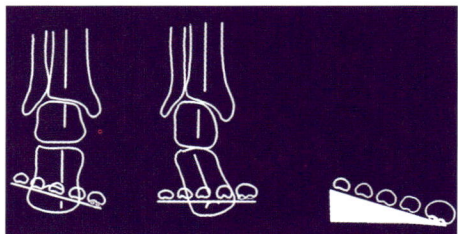

Dieses Bild zeigt schematisch eine gestörte Biomechanik des Fußes durch eine angeborene Störung im unteren Sprunggelenk.

Links: Der Vorfuß ist durch eine angeborene Fehlstellung nach innen gedreht.

Mitte: Beim Abstoß sollte zur Verriegelung der Mittelfußgelenke die Ferse nach innen gedreht werden – geht nicht, sonst würde der Vorfuß nicht vollflächig den Boden erreichen können. Die Ferse bleibt also in der Abstoßphase nach außen gedreht und der Fuß bleibt „weich", somit schädigt sich dieser Fuß beim Abstoßen, das bei jedem Schritt notwendig ist, selbst.

Rechts: Ist schon die Behandlung – Abhilfe: dem Fuß den Boden näher bringen, indem mit einer biomechanisch wirksamen funktionellen Stützeinlage die Schieflage des Vorfußes ausgeglichen wird. Die Mechanik funktioniert wieder normal, so wie auch eine Brille dem fehlsichtigen Auge eine normale Brennweite verschafft und damit die Sehfunktion zurückgibt.

Links:
Bei diesem Fuß steht die Vorfußplatte durch eine angeborene Fehlstellung nach außen gedreht (außen angehoben).

Mitte:
Steigt man auf diesen Fuß auf, dreht sich logischerweise der Rückfuß nach innen, sonst erreicht der Vorfuß den Boden nicht vollflächig. Biomechanisch richtig wäre zur Dämpfung in dieser Phase aber eine Außendrehung der Ferse, dieser Fuß wird also in der Kontaktphase bei jedem Schritt geschädigt.

Abhilfe zeigt die Abbildung rechts:
Keilförmige Unterstützung der Eversionsfehlstellung am Vorfuß. Ähnliche Fehlstellungen mit den gleichen Korrekturmöglichkeiten gibt es am Rückfuß.

Schmerzen

Eingangs einige allgemeine Betrachtungen zum Thema Schmerz

Was ist Schmerz, wie entsteht Schmerz?

Der Schmerz ist ein außerordentlich komplexer Begriff, mit dem sich in der Vergangenheit nicht nur Ärzte und Patienten, sondern auch Psychologen, Philosophen und sogar Dichter beschäftigten.

Wenn man an das Wort Schmerz denkt, fallen als erstes unangenehme und vielleicht sogar quälende Empfindungen ein. Dabei ist Schmerz – bis zu einem gewissen Grad – ein Wächter der Unversehrtheit und sogar des Überlebens.

Akuter Schmerz ist ein Alarmsymptom, der das Individuum zu irgendeiner Art Schutzreaktion zwingt. Würde dieses Alarmsymptom wegfallen, könnten äußere Einflüsse ungehindert negativ einwirken und Wunden, Schnitte, Knochenbrüche, aber auch Infektionen und andere Krankheiten bis zu Verkrüppelungen verursachen.

Akuter Schmerz kann also „relativ einfach" vermieden oder behandelt werden: Entweder vom Betroffenen selbst, indem er bestimmte Tätigkeiten oder Aktionen einfach nicht setzt oder vom Arzt, indem er den Schmerz durch Entfernung oder Behandlung seiner Ursache beseitigt: z. B. Entfernung des Stachels aus dem Fuß, Entfernung des entzündeten Blinddarmes aus dem Bauch, Ruhigstellung oder Operation des gebrochenen Knochens oder der vorgefallenen Bandscheibe, Behandlung des Herzinfarktes etc.

Ein ganz anderes Thema ist der chronische Schmerz

Chronische Schmerzen sind wie der Name schon sagt lang andauernd, immer wiederkehrend, meist dumpf und bohrend und irgendwie „aus der Tiefe kommend". Sie sind sinnlos und schädlich, denn unbehandelt entwickeln sie sich zu einer eigenständigen Schmerzkrankheit.
Chronische Schmerzen jeder Ursache muss man mit allen Mitteln der modernen Medizin behandeln und das nicht nur dann, wenn sie als unerträgliche Vernichtungsschmerzen Tumoren oder Metastasen entstammen!

> **Die Individualität des Menschen spielt nirgends eine derart große Rolle wie beim Thema Schmerz.**

Jeder Mensch geht mit Schmerzen anders um

Entscheidend für die Intensität der Schmerzempfindung ist die individuelle Schmerzschwelle, die Lokalisation der Schmerzursache (kopfnahe Schmerzen werden besonders intensiv erlebt, aber auch Füße und besonders Zehen können sehr arg wehtun) und die psychische Struktur des Betroffenen.

Schmerzentstehung und Schmerzleitung

Schmerzen entstehen entweder traumatisch (durch Unfall), nutritiv-hypoxisch (also bei zu wenig Versorgung des betroffenen Gewebes mit Nährstoffen oder Sauerstoff), entzündlich (Schmerzen bei bakterieller Entzündung oder bakterienfreier Entzündung, z. B. rheumatische Arthritis = Gelenkentzündung, bei Blinddarmentzündung , Zahnschmerzen, u. a.), spastisch (bei übermäßiger Kontraktion glatter Muskulatur innerer Organe, z. B. Gallenkolik durch Gallensteine, Nierenkolik u. a.), funktionell (durch Gefäßfehlregulation bei Migräne, Rückenschmerzen durch Fehlhaltung u. a.) und psychosomatisch (als körperliche Ausdrucksform unbewältigter psychischer Probleme).

Schädliche Reize werden von Schmerzfühlern oder Schmerzmeldern aufgenommen. Die aufnehmenden Strukturen sind freie Nervenendigungen (Nozizeptoren). Die Nozizeptoren können durch körpereigene Schmerzstoffe wie zum Beispiel durch das Prostaglandin oder auch durch physikalische Reize erregt werden. Sie befinden sich in der Haut, in Muskeln, in Gelenkkapseln, in Bändern und auch in den inneren Organen.

Die Schmerzleitung erfolgt dann über Nervenfasern zum Rückenmark. Der helle, spitze Schmerz wird durch so genannte A-Delta-Fasern, der dumpfe, tiefe und schlecht zuzuordnende Schmerz über C-Fasern geleitet.

Im Rückenmark kommt es zu einer Verbindung mit absteigenden Leitungsbahnen, so dass hier eine Schmerzmodulation durch Befehle stattfindet, die vom Gehirn „hinuntergeschickt" werden. Die Verbindung der einzelnen Nervenfasern untereinander nennt man Synapsen.
Die Schmerzreize (so genannte nozizeptive Reize) werden dann über aufsteigende Bahnen in das Gehirn weitergeleitet und über die Großhirnrinde bewusst wahrgenommen.

Schmerzen im Fuß und Schmerzen im Bein

Sie können genauso wie im übrigen Körper durch Verletzungen, Operationen, Umwelteinflüsse und vor allem durch Entzündungen entstehen, die aber nicht unbedingt direkt am Ort des Schmerzes lokalisiert sein müssen, sondern sogar von einem anderen Körperteil ausgehen können, also durch so genannte Projektionsschmerzen (referred pain – fortgeleiteter Schmerz), die auf einer „Täuschung" der Großhirnrinde beruhen. In der Großhirnrinde sind nämlich die Hautbezirke am stärksten vertreten, so dass die eintreffenden Schadensmeldungen, die gar nicht von der Haut kommen, eventuell aber den großen korrespondierenden Hautbezirken (nach einer bestimmten, segmentalen Aufteilung) zugeordnet werden.

Schmerzen im Bein und im Fuß können von fast allen am „Aufbau" beteiligten Strukturen – von manchen häufiger, von anderen seltener – ausgehen.

Sind Muskeln oder deren Hüllen, die Faszien, als Ursache ausgemacht, spricht man von myofaszialen Funktionsketten. Der lädierte Muskel oder die geschädigte Faszie können weit weg vom Fuß liegen und Fehlfunktionen entlang der zusammenhängenden Funktionseinheit verursachen. Myofasziale Funktionsstörungen sind deswegen häufig, da eine Bewegung in einem Muskel durch Verbindung und „Verschränkung" der Muskel- und Fasziengruppen untereinander, eine bestimmte Mitbewegung in einem anderen Körperteil veranlasst.

Beispiel: Setzen Sie sich bequem auf einen Stuhl und strecken Sie aus dem Sitzen ein Knie vollkommen aus. Sie werden merken, dass der Fuß gleichzeitig im Sprunggelenk gestreckt wird. Dies geschieht durch den Wadenmuskel (M. gastrocnemius), der zwei Gelenke überspannt. (Man kann dem willentlich entgegenwirken und den Fuß aktiv zum Körper beugen, dann verspürt man – besonders bei ungedehnter Muskulatur – ein Ziehen in der Wade.)

Ein fortgeleiteter Schmerz kann aber auch von Schäden an Gelenken (z. B. Hüftgelenk, Wirbelgelenke), Sehnen, Nerven und sogar von inneren Organen ausgehen. Die Punkte am Körper, die besonders schmerzhaft sind, nennt man Triggerpunkte, sie haben bei vielen medizinischen und paramedizinischen Behandlungstechniken eine besondere Bedeutung.

Entzündungen können (selten) durch bakterielle Infektionen oder (häufiger) ohne Bakterien – durch Gicht, echten Rheumatismus, abnützungsbedingte Gelenkschäden (aktivierte Arthrose) oder andere „interne" Ursachen – hervorgerufen werden.

Häufig sind auch Fuß- und Wadenschmerzen, die gar nicht ihre Ursachen im Fußbereich selbst haben, sondern Ausstrahlungen bandscheibenbedingter Nervenwurzelkompressionen sind. In diesen Fällen drückt Bandscheibengewebe eines Bandscheibenvorfalls (oder selten auch mehrerer Bandscheibenvorfälle) eine oder mehrere, aus dem Rückenmarkskanal herausströmende Nervenwurzel ab, so dass der Patient empfindet, als käme der Schmerz von der Wade und/oder von Teilen des Fußes.

Durch die spezielle Funktion des Fußes als Lastträger und Fortbewegungsorgan, seine exponierte Lage und sein häufiges „Eingesperrtsein" in Schuhen kommen noch andere „fußtypische" Möglichkeiten zur Schmerzentstehung hinzu:

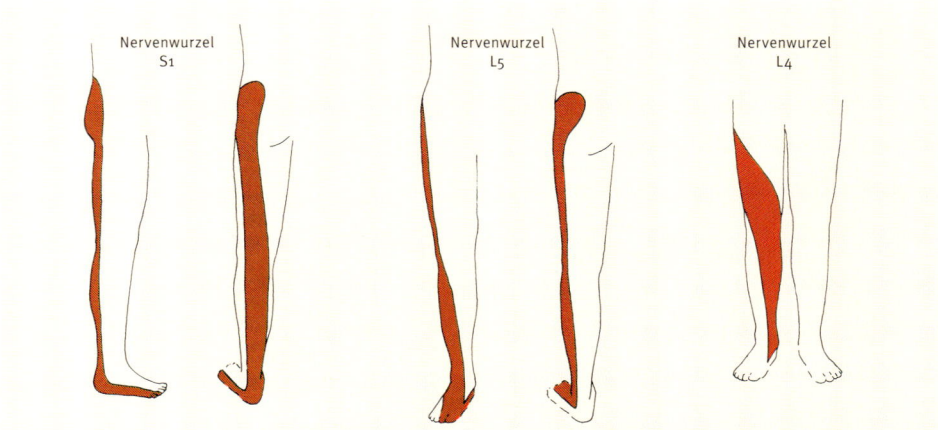

Fuß- und Wadenschmerzen verursacht durch Bandscheibenvorfälle, Gebiete der Schmerzausstrahlung.

Füße, die irgendeine Deformität aufweisen, die von den normalen und von der Natur „vorgesehenen" biomechanischen Eigenschaften mehr oder weniger weit entfernt ist, „traumatisieren" sich bei jedem Schritt selbst (siehe oben). Irgendwann – früher oder später im Leben – kann die Eigenheilung und Eigenkompensation nicht mehr über die dann auftretende „Materialschwäche" und „Materialüberlastung" hinweghelfen, so dass Entzündungen und Schmerzen entstehen können.

Weitere Schmerzursachen sind Überlastungen der relativ zarten Strukturen des Fußes bei massiven Anstrengungen, die sogar bis zu Brüchen von Mittelfußknochen führen können (Marschfraktur bei Rekruten oder bei älteren Frauen mit Osteo-

porose) oder bei Personen mit massivem Übergewicht – bei ihnen sind Schmerzen durch Überlastung schon bei kurzer Gehstrecke möglich.

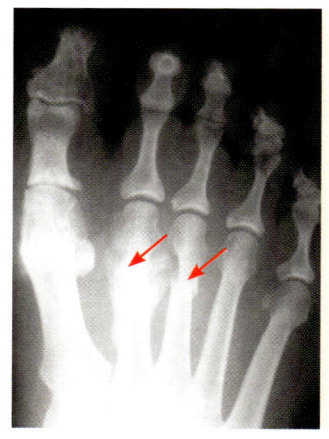

Marschfrakturen.

Immer wieder wird der Mechanismus der Schmerzentstehung mit dem Wort Entzündung in Zusammenhang gebracht. Was also ist die Entzündung (Inflammation) und warum führt sie zu Schmerzen?

Entzündung

Die Entzündung bedeutet eine Abwehrreaktion des Körpers auf einen schädigenden Reiz mit dem Ziel, diesen Reiz und seine Folgen zu beseitigen.
Die Ursachen für eine Entzündung können mechanisch (Reibung, Druck oder Fremdkörper), physikalisch (Temperatur oder Strahlen), chemisch (Säuren oder Laugen), infektiös (Bakterien, Viren oder andere Mikroorganismen) oder autogen sein (vom Körper selbst ausgehende Reize durch Zellzerfall, Tumoren und andere).

Wenn bei massiven und akuten Entzündungen auch immunologische Reaktionen des Körpers mit ausgelöst werden, können sogar schwere Allgemeinsymptome wie Allergie oder sogar Schock auftreten.

Schon die alten Medizinschulen lehrten die Kardinalsymptome der Entzündung: Dolor (Schmerz), Calor (Wärme), Tumor (Schwellung), Rubor (Rötung) und Functio laesa (gestörte Funktion).
Bei einer Entzündung laufen folgende Vorgänge im Körper ab:

Schmerzen

Sie werden ausgelöst durch die Ausschüttung von Prostaglandinen (hormonähnliche Substanzen, die zu Entzündung, Schmerz und Fieber führen), Kininen (Gewebehormone im Blutplasma, erhöhen die Durchlässigkeit der Gefäßwände, erzeugen Schmerz und haben viele andere Entzündungseigenschaften) und slow reacting substances (langsam reagierende Substanzen aus Mastzellen und Monozyten, die als Entzündungsmediatoren später zu Histamin werden und neben Schmerzen vieles andere bewirken können).
Schließlich muss auch der Neurotransmitter (Botenstoff) Serotonin erwähnt werden, der im Zentralnervensystem neben dem Schlaf-Wach-Rhythmus, der Regelung der Körpertemperatur und anderem auch die Wahrnehmung von Schmerzen bewirkt. Übrigens soll Serotoninmangel für die Auslösung von Depressionen verantwortlich sein.

Hitzen

Durch die vermehrte Blutfülle und die ablaufenden hormonellen und zellulären Reaktionen kommt es zur lokalen Temperatursteigerung im entzündeten Gewebe.

Schwellung

Durch verschiedene Mediatoren werden die kleinsten blutabführenden Gefäße

(Venolen) verengt, wodurch sich das Blut im Gewebe staut und zerfällt. Schwellungen und auch Blutgerinnsel (Thrombosen) können die Folge sein.

Durchblutungsstörung

Durch direkte Schädigung der Gewebe kommt es nach einer sehr kurzen Phase einer Minderdurchblutung (Blässe) zu einer Steigerung der Durchblutung (Rötung). Die Wände der Blutgefäße werden für Blutplasma (Transsudation) und für Blutzellen (Exsudation) durchlässig.

Allgemeine Symptome

Die gesteigerte Stoffwechsellage kann – muss aber nicht – zur Erhöhung der Körpertemperatur (Fieber) führen.

Im Blutbild treten charakteristische Zeichen auf wie die so genannte Linksverschiebung (vermehrtes Auftreten junger Granulozyten).
Verschiedene Plasmaeiweiße wie das CRP werden vermehrt im Blut gebildet. (So genanntes C-reaktives Protein ist charakteristisch im Blutbild bei Entzündungen durch Bakterien und Pilze, bei rheumatischen Krankheiten, nach Operationen; bei Viren aber nur geringer Anstieg.)

Subjektiv empfindet der Patient neben dem Fieber auch ein Krankheitsgefühl mit Müdigkeit, Abgeschlagenheit und eventuellem Herzjagen.

Zusätzlich kommt es naturgemäß auch im betroffenen Körperteil zu Störungen der Funktion.

Im klinischen Erscheinungsbild kann eine Entzündung außerordentlich unterschiedlich auftreten:

Sie kann akut (rasch, frisch, schnell ablaufend), chronisch (langsam, lang andauernd) oder subakut (dazwischen) verlaufen.

Sie kann eitrig oder schleimbildend, blutig oder gewebezerstörend, gewebebildend oder agressiv-vernarbend sein.

Die Prognose einer Entzündung hängt von ihrer Ursache, Dauer, Art und Stärke sowie von der Reaktion des Körpers ab.

Der Ausgang einer Entzündung hängt natürlich auch von der Schnelligkeit und Qualität ihrer Behandlung ab und kann zur

- vollkommenen Ausheilung von Gestalt und Funktion (restitutio ad integrum)

- chronischen Entzündung und möglicher Streuung von Keimen

- Narbenbildung

führen.

Blasen, Schwielen, Schuhdruckbeschwerden

Schuhdruck durch zu enge Schuhe oder lokale Druckstellen können zu Blasen, Schwielen und im Falle der ständigen Wiederholung – also wenn aus modischen, finanziellen oder sonstigen Gründen die engen Schuhe trotz Beschwerden weiter getragen werden – zur Bildung richtiger Schleimbeutel und zu Entzündungen bis zur Eiterbildung führen. Blasen, Schwielen und erst recht die Schleimbeutel entstehen dort, wo Druck und Reibung des Schuhleders auf eine empfindliche Hautstelle des Fußes einwirken, die wenig oder kein Unterhautfettgewebe besitzt und wo Gegendruck durch Knochenteile besteht, also an den Zehengelenken, an den Mittelfußköpfchen II, III und IV und am Fußballen, weiters an der Ferse und am Fußrücken. Aus einem lang andauernden Druck entsteht zuerst eine Blase, dann eine Schwiele und dann wieder die Entzündung.

Diese Probleme können auch zur Entstehung von Deformitäten wie Hallux valgus, Hammerzehen, Tailor's bunion, Fußrückenhöcker, oberem Fersenbeinhöcker, durchgetretenem Spreizfuß, erworbenem Plattfuß und vielen anderen führen.

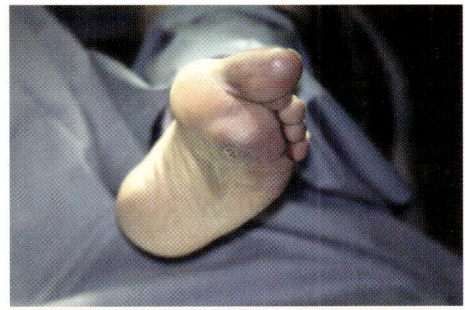

Typische Schwielen an den Mittelfußköpfchen (beim Spreizfuß).

Der Weg zur Diagnose – Untersuchungsmethoden

Anamnese (Befragung zur Krankengeschichte)

Jede ärztliche Untersuchung beginnt (oder sollte beginnen) mit einer genauen Anamnese, also mit der Befragung des Patienten. Dies kann bei kleinen Kindern unter Umständen schwierig sein, die Eltern sind dabei oft auch keine rechte Hilfe.

Auch und gerade in Zeiten medizinischer Hochtechnologie mit genauesten Mess- und Bildapparaten haben die Befragung des Patienten nach seinem Leiden und das Angreifen und Befühlen (Palpieren) des erkrankten oder verletzten Fußes für Arzt und Patient größte Bedeutung.

Bei Unfällen sind folgende Fragen wichtig:

Wann? Ist das Geschehen akut oder schon länger zurückliegend und chronisch?
Was und wie? Aus der Art des Verletzungsmechanismus kann der Arzt bereits auf mögliche verletzte Strukturen schließen.
War beim Unfall irgendein Geräusch zu hören? Es könnte ein Knochenbruch oder Bänderriss sein.

Auf welche Seite sind Sie umgekippt, war es nach außen (häufig, Verletzung der Außenbänder und eventuell des inneren Gelenkknorpels) oder nach innen (selten, eventuell Verletzung der inneren Bänder und des äußeren Gelenkknorpels)?

Konnte der verletzte Fuß nach dem Unfall belastet werden? War der Fuß gleich geschwollen oder erst später? Wo genau hat es wehgetan? Wo tut es jetzt weh? Ist es die gleiche Stelle oder hat sich der Schmerz verlagert?

Bei Erkrankungen ohne Unfall wird der Arzt folgende Fragen stellen:

Sind die Schmerzen plötzlich entstanden oder allmählich gekommen? Haben Sie etwas Außergewöhnliches unternommen, die Füße überlastet oder haben die Schmerzen während der Ruhe oder gar in der Nacht eingesetzt?
Sind Sie auf einen Berg gewandert oder sehr lange gegangen oder gestanden? (Spricht eventuell für Aktivierung einer Arthrose oder Überlastung eines Spreizfußes.) Treten Ihre Schmerzen bei Belas-

tung (Belastungsschmerz ist eher mechanisch) oder in Ruhe auf (Ruheschmerz ist eher entzündlich)?

Außerdem ist es erheblich, ob der Patient Schuheinlagen getragen hat, und wie alt diese Einlagen sind (alte Einlagen verlieren ihre Funktion, an ganz neue Einlagen muss sich der Fuß erst gewöhnen).

Der Arzt muss die genaue Stelle oder möglichst genau das Gebiet des Schmerzes erfahren – obwohl die schmerzhafte Stelle nicht unbedingt auch den Ort der Läsion (Schädigung, Erkrankung) bedeuten muss. Aus all diesen Fragen kann sich der Arzt ein vorläufiges Bild über die vorliegende Fußerkrankung machen – und vor allem die richtigen, weiterführenden Untersuchungsmethoden veranlassen.

Jede Information ist ein wichtiges Mosaiksteinchen im Diagnosepuzzle.

Nach Erhebung der Anamnese folgt die Begutachtung der Füße und des Gangbildes.

Manche Patienten sind erstaunt und meinen, es müsse doch genügen, dem Arzt den erkrankten Fußteil zu zeigen. Die flatternde Hose wird nur etwas hochgezogen und die mehr oder weniger durchsichtigen Strümpfe werden nicht ausgezogen beziehungsweise hängen die Socken ziehharmonikaartig an der Fußspitze – so kann weder der Fuß noch das Bein ordentlich untersucht noch die Durchblutung der Haut des Beines beurteilt werden.

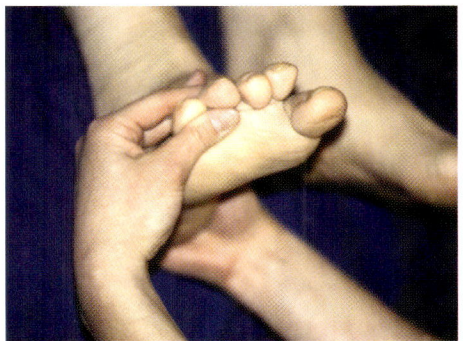

Klinische Untersuchung der Füße.

Klinische (körperliche) Untersuchung

Es ist wichtig bei der Beurteilung eines erkrankten oder verletzten Fußes beide Füße zumindest vom Kniegelenk abwärts, besser noch bis zur Leiste und selbstverständlich ohne Socken oder Strümpfe untersuchen und angreifen zu können.

Es ist wichtig festzustellen, ob Schwellungen in einem Fußteil oder gar am ganzen Fuß und am Sprunggelenk und eventuell sogar am Unterschenkel vorliegen, wie das Bein und der Fuß durchblutet sind, ob Krampfadern oder Besenreiser vorliegen, wie die Haut des Fußes und des übrigen Beines aussieht und ob sie irgendwelche Verfärbungen oder Hauterkrankungen aufweist. Dies alles und auch noch übrige klinische Untersuchungen müssen im Vergleich mit dem anderen Fuß durchgeführt werden.

Vor der Untersuchung der Beweglichkeit der einzelnen Fußgelenke bittet der Arzt den Patienten seine Muskulatur nicht anzuspannen, sich in eine bequeme Rückenlage zu begeben und möglichst „locker" zu lassen.

Vorsichtig und niemals gegen Schmerzen untersucht der Arzt nun alle Gelenke des Fußes auf ihre Beweglichkeit und Bandstabilität und dokumentiert dies nach der Neutral-Null-Methode beziehungsweise nach dem Grad der „Aufklappbarkeit" des Gelenkes.

Schmerzpunkte (Triggerpunkte) werden getastet (palpiert), geschwollene Bänder und andere Fußstrukturen befühlt.
Zu einer vollständigen Fußuntersuchung gehört auch die Beurteilung der Funktion des Knies, Hüftgelenks und manchmal auch der Wirbelsäule, denn sie können wesentlich das „Wohlbefinden" des Fußes beeinträchtigen. Nur so lassen sich die häufig Schmerz auslösenden gestörten Funktionsketten aufspüren.

Anschließend erfolgt noch die Ganganalyse, bei der der Arzt das Gangbild des Patienten überprüft:

Schon bei der Inspektion, also beim bloßen Betrachten des Fußes und bei der Bewegungsprüfung fallen diverse Erkrankungen und Deformitäten des Fußes wie Spreizfuß, Plattfuß, Hallux valgus, Hammerzehen und viele andere auf.

Beim Gehen sieht man aber erst, wie sich der Fuß bei seiner eigentlichen Aufgabe „benimmt", ob er vielleicht – trotz der Deformität – gut funktioniert oder welche Defizite vorhanden sind, und ob ein eventuell unbelastet normaler Fuß bei der Belastung „dekompensiert", sich also in

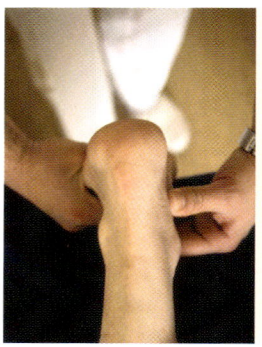

Untersuchung der Ferse und der Beweglichkeit der Rückfußgelenke.

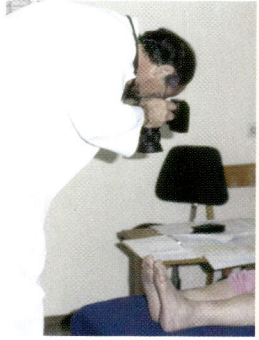

Zur Dokumentation und zu wissenschaftlichen Zwecken werden die Füße vom Arzt fotografiert.

eine Deformität, wie Plattfuß oder Spreiz-fuß, verwandelt. So eine Deformität ist nicht fixiert, wir nennen sie also „flexibel" zum Unterschied von ständig vorhandenen „starren" Deformierungen.

Bei der Gangprüfung sieht man also:

Ist das Gangbild harmonisch oder hinkt der Patient?

Warum hinkt er? Hat ein Bein zu wenig Kraft, können manche wichtige Muskeln nicht aktiviert werden?

Ist es ein Schmerzhinken, weil etwas am Fuß starke Schmerzen verursacht?

Funktionieren wichtige Fußgelenke nicht, so dass der Fuß nicht normal abrollen kann, ist ein Bein etwa zu kurz?

Besteht ein O- oder X-Knie und gibt Anlass zur kompensatorischen Verbildung des Fußes?

Diese und andere Fragen können bei der Untersuchung des Gangbildes auftau-chen – und damit die Grundlage weiterfüh-render Untersuchungen bilden.

Ist beispielsweise das obere Sprunggelenk stark geschwollen, kann die Bewegungs-prüfung nicht stattfinden und der Arzt wird es „punktieren", also mit einer Nadel und eventuell Spritze den Erguss ablassen.

Auch die Beschaffenheit der punktierten Flüssigkeit kann weiteren Aufschluss auf die vorliegende Erkrankung geben:

Ein gelbliches fadenziehendes Punktat ist verdächtig auf einen Reizerguss (bei aktivierter Arthrose), ein gelbliches nicht fadenziehendes Punktat ist meist entzünd-lichen rheumatischen Ursprungs.

Wird Blut oder eine blutige Flüssigkeit gewonnen, liegt der Verdacht auf eine Band- oder Gelenkkapselverletzung vor. Schwimmen auf dem Blut Fettaugen, liegt ein Knochenbruch vor, welcher in das punktierte Gelenk hineinreicht.

Bei Verdacht auf Knochenbruch oder aku-tem Bänderriss wird die ganze Untersu-chungsprozedur natürlich beschleunigt, keine Bandprüfung, Bewegungs- und Ganganalyse gemacht, sondern der Pati-ent wird rasch röntgenisiert und anschlie-ßend behandelt, damit die Schmerzphase möglichst kurz ist.

Röntgen

Eine Röntgenaufnahme beider Füße gehört zum Minimalstandard bei der Beurteilung jedes Fußleidens.
Röntgenstrahlen sind in der Lage Knochen sehr gut, Weichteile (Knorpel, Bänder, Muskeln etc.) jedoch – wenn überhaupt – nur als Schatten darzustellen.
Im ersten Untersuchungsgang werden drei so genannte Standardaufnahmen durch-geführt:

Von Ausnahmen abgesehen werden immer beide Füße röntgenisiert und zwar zunächst im Strahlengang vom Fußrücken zur Fußsohle beim stehenden Patienten (d/p, dorsal/posterior) und seitlich sowie schräg seitlich beim sitzenden Patienten.

Mit diesen drei als Standardaufnahmen bezeichneten Röntgenbildern lassen sich bereits wesentliche Aussagen zur Knochenkontur und zur Knochenstruktur treffen und damit bereits viele Deformitäten und Erkrankungen feststellen.

Gefährdung durch Röntgenstrahlen:

Die Strahlenbelastung durch moderne Geräte ist sehr gering. Von Zeit zu Zeit durchgeführte Röntgenuntersuchungen gelten als vollkommen unbedenklich.

Bei Verdacht auf einen Bandriss können Sprunggelenke mit Bandbelastung als so genannte „aufgeklappte" Aufnahmen dargestellt werden.

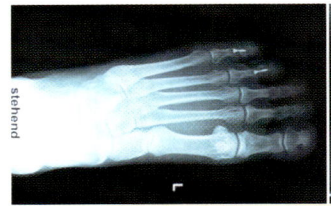
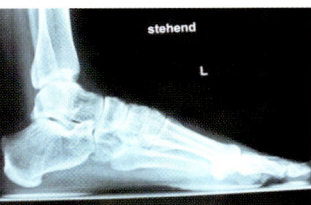
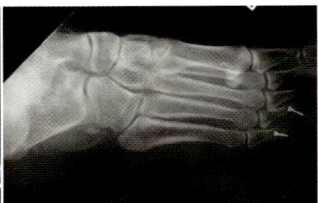

Röntgen eines normalen Fußes, die Zehen 4 und 5 wurden mit kleinen Schräubchen stabilisiert.

seitlich stehend

schräg seitlich

Das sind die 3 Standardaufnahmen, mit denen sich die meisten Erkrankungen erkennen lassen.

Bei besonderem Verdacht können noch Spezialaufnahmen durchgeführt werden – einige Beispiele:
Etwa die Mittelfußtangentialaufnahme, die zur Beurteilung der Mittelfußköpfchenreihe mit und ohne Belastung angefertigt wird.

Fersenbeine kann man bei Verdacht auf oberen Höcker in einer Tangentialaufnahme darstellen. Besteht der Verdacht auf eine unterschiedliche Beinlänge, und soll der Unterschied genau ausgemessen werden, wird eine Beckenübersichtsaufnahme a/p im Stehen angefertigt.

Übersicht häufiger Bezeichnungen in einem Röntgenbefund des Fußes und ihre Erklärung

Arthrose
Abnützung, Degeneration

Hallux
Großzehe

Calcaneus
Fersenbein

Caput metatarsale
Mittelfußköpfchen

Chondrokalzinose
Pseudogicht, Einlagerung im Gelenkknorpel

Fersensporn
Knochenzacke als Ausziehung der Beinhaut an Unterfläche des Fersenbeines, muss keine Krankheitsbedeutung haben

Fraktur
Knochenbruch, meist wird der Verlauf der Bruchlinien beschrieben

Gelenkspaltverschmälerung
durch Knorpeluntergang nähern sich die gelenkbildenden Knochenteile an, Arthrosezeichen

Hammerzehenbildung/ Krallenzehenbildung
Beugung der Zehe im körpernahen (PIP) oder körperfernen (DIP) Zwischengliedgelenk

Marschfraktur
Überlastungsbruch, typisch am II. und III. Mittelfußknochen

metatarsal
im Mittelfuß

osteochondraler Körper
freies Knorpel-Knochenstück in einem Gelenk, meist wegen einer umschriebenen Durchblutungsstörung oder unfallbedingt losgelöst

Osteochondrosis dissecans (O.D.)
Knorpel-Knochen-Defekt, bedingt durch lokale Minderdurchblutung

Osteophyt
abnützungsbedingter Knochensporn oder Knochenleiste

Osteoporose
Knochenentkalkung, der Knochen wirkt leer

Pes adductus
Sichelfuß

Pes cavus
Hohlfuß

Pes metatarsus
Spreizfuß

Pes planovalgus
Plattfuß

Randzacke
seitliche Knochenleiste als Ausdruck einer mehr oder weniger ausgeprägten Arthrose (es gibt 4 Stadien)

rigidus
versteift (betrifft meist die Großzehe)

Sklerose, subchondrale
Verdichtung des Knochens unter der Knorpelschicht, beginnendes Arthrosezeichen

Synovialchondrome
verkalkte Weichteilzotten

Tuber calcanei
der hintere, untere Wulst des Fersenbeins

Usuren
(rheumatische) Knochendefekte

valgus
x-gestellt, zur Außenseite abweichend

varus
o-gestellt, zur Innenseite abweichend

Verkalkungen, paraartikuläre
Verkalkungen der Gelenkkapsel

Weichteilschatten, vermehrter
dichtere Weichteile, deuten auf Wassereinlagerung und auf Entzündung hin

Magnetresonanztomographie – MRT

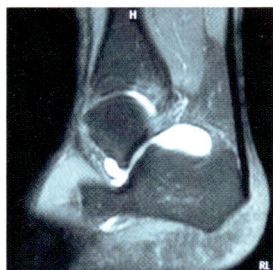

MRT des Rückfußes, die weiße Blase ist eine seltene Schwellung des unteren Sprunggelenkes.

Eine wichtige Untersuchungsmethode in der Gelenkdiagnostik ist die Magnetresonanztomografie oder Kernspintomographie (MRT oder MRI oder MR oder NMR). Diese Methode ist computerunterstützt und macht sich das Verhalten von Wasserstoffkernen (Protonen) des menschlichen Körpers in einem Magnetfeld zunutze. Da keine Röntgenstrahlen verwendet werden, ist die Methode gänzlich unschädlich.

Allerdings darf der Patient keinen Herzschrittmacher haben, diesen würde das Magnetfeld eventuell stören. Metallische Implantate im Kopfbereich oder im Bereich der großen Gefäße sowie des Herzens gelten ebenfalls als Kontraindikationen.

In den ersten drei Monaten der Schwangerschaft sollte diese Untersuchung ebenfalls unterbleiben. Sollten im untersuchten Bereich Metallimplantate (Platten, Schrauben etc.) vorhanden sein, geht zwar von ihnen keine unmittelbare Gefahr aus, sie verfälschen aber unter Umständen das Untersuchungsergebnis.

Metallgegenstände wie Uhren und Schmuck müssen vor der Untersuchung entfernt werden. Kreditkarten dürfen nicht in den Untersuchungsraum mitgenommen werden, da sie gelöscht werden würden.

Die Magnetresonanz „schneidet" den Fuß in 3 bis 4 Millimeter dicke Scheiben, die vom Computer zu Bildserien verarbeitet werden. Die Schnitte werden üblicherweise in zwei Ebenen gelegt. Besteht ein Verdacht auf einen Tumor, eine Entzündung oder Knochenmarkeiterung (Osteomyelitis), wird vor der Untersuchung ein gut verträgliches, nicht jodhaltiges und somit auch für Jodallergiker unschädliches Kontrastmittel in die Vene gespritzt.

Die Magnetresonanz stellt sowohl Knochen als auch – besonders gut – Weichteile dar. Obwohl sie am Fuß nicht zur Untersuchungsmethode der ersten Wahl zählt, liefert sie in besonderen Fällen, beispielsweise bei Knorpelerkrankungen im oberen Sprunggelenk oder zur Untermauerung und Operationsplanung von diagnostizierten Sehnenrissen an der Achillessehne, an der wichtigen Sehne des hinteren Wadenmuskels (Postikussehne), nützliche Informationen.

Somit lassen sich sowohl Prozesse im Knocheninneren als auch Schäden an der Gelenkknorpelschicht und am Bandapparat gut darstellen.

Übersicht häufiger Bezeichnungen in einem MRT-Befund des Fußes und ihre Erklärung

Bone bruise
unfallbedingte Knochenquetschung

Chondromalazie
Knorpelerweichung, eigentlich kein wesentlicher Unterschied zur Chondropathie

Chondropathia II – III
bezeichnet ein mittleres Stadium der Knorpelabnützung, es gibt 4 Stadien (siehe Seite 167); die Aussagekraft der MRT bezüglich der Knorpelschäden ist nicht sehr sicher

Gelenkflüssigkeit, vermehrte
Gelenkerguss, spricht meist für Entzündung, Reizerguss

Knochenödem
Knochenschwellung, Wassereinlagerung zwischen den Knochenbälkchen, kann durch Entlastung bzw. spontan ausheilen oder zur Osteonekrose werden

Knorpeldefekt, ulceröser
kraterförmiger, „geschwürartiger" Knorpelverlust, evtl. nach Unfällen, wie ausgestanzt

Knorpeloberfläche, konzentrisch verdünnt
nicht kraterförmige, sondern gleichmäßige Knorpelabnützung

Osteochondrosis dissecans (O. D.)
umschriebene Knochennekrose im oberen Sprunggelenk, durchläuft 4 Stadien (siehe Seite 175 f.)

Osteonekrose
Knochengewebeuntergang, Knocheninfarkt

Labor

Da Fuß- oder Beinschmerzen auch durch Rheumatismus, Gicht und andere Stoffwechselerkrankungen oder sogar durch Infektionskrankheiten wie beispielsweise die Borreliose verursacht werden können, gehört zur umfassenden Diagnostik auch die Blut- und Harnuntersuchung.

Das komplette Blutbild weist bei erhöhter Anzahl weißer Blutkörperchen (Leukozyten) auf eine Entzündung hin. Dieser Wert alleine ist allerdings nicht spezifisch, er ist also nicht einer bestimmten Entzündung oder Entzündungsart zuzuordnen. Weiter kommt man da mit bestimmten Untersuchungen der Immunologie: So weist ein erhöhter Wert von Immunglobulin IgM auf eine akute Infektion hin (Immunglobuline sind Bluteiweiße, genauer Glykoproteine, die als Antikörper Infekte beseitigen helfen), während ein erhöhtes Immunglobulin IgG hingegen auf eine schon ältere oder chronische Entzündung hinweist.

Bei Gicht ist der Harnsäure-Wert erhöht. Erhöhte Rheumafaktoren können auf eine Erkrankung aus dem rheumatischen Formenkreis oder auf sonstige Entzündungen hindeuten.

Die häufig vorkommende Arthrosekrankheit zeigt im Labor keine Auffälligkeiten!

Diabetiker (Blutzuckerkranke) mit stark erhöhten Blutzuckerwerten leiden häufig an fortgeschrittener Gefäßschädigung. Als Folge davon tritt im Verletzungs- oder Operationsfall eine erhöhte Anfälligkeit für Infektionen verbunden mit schlechterer Heilung auf. Außerdem entwickelt sich hier die Abnützungskrankheit schneller.

Bei unklaren Beschwerden kann es notwendig sein, auf (abgelaufene) Infektionen mit Borrelien, auf sexuell übertragbare Krankheiten oder auf Tropenkrankheiten zu prüfen.

Wichtige Zusatzuntersuchungen

Blaudruck, Trittschaum, Podometer, Podogramm, Computerdruckmessung

Für die Anfertigung von Maßschuhen, Schuheinlagen, eingebauten Einlagensohlen für Maßschuhe, Sporteinlagen für Laufschuhe und natürlich für die Herstellung von Bettungseinlagen für orthopädische Therapieschuhe jeder Art ist es wichtig über die Form und Größe der Fußsohle und über die Druckverhältnisse an der Fußsohle beim Stehen und erst recht beim Gehen Bescheid zu wissen.

Welche Stellen und welche Anteile der Fußsohle werden beim Gehen besonders belastet und welche Areale werden überlastet? Wo muss die Korrektur ansetzen und wo muss die Entlastung an den Einlagen angebracht werden?

Diese Fragen und ihre richtige Beantwortung sind besonders bei Problemfüßen, wie zum Beispiel bei Füßen von zuckerkranken oder rheumakranken Patienten, für den Erfolg entscheidend.

Die einfachste Methode sich über diese Fragen Klarheit zu verschaffen, ist der so genannte Blaudruck. Der Patient steigt auf ein fußgroßes „Stempelkissen", also eine Gummimembran, deren Unterseite mit (blauer) Farbe bestrichen wird.

Das darunter gelegte Papier gibt nicht nur die Sohlenform bei Belastung wieder, sondern zeigt auch die Belastungsverhältnisse sowie überlastete Stellen der Fußsohle.

Eine ähnlich einfache Methode ist der so genannte Trittschaumabdruck. Hier steigt der Patient in eine schaumgefüllte fußgroße Schachtel. Der Schaum behält dann die Form des belasteten Fußes. Das Hineinsteigen verursacht neben dem etwas eigenartigen Geräusch auch ein lustig kitzelndes Gefühl an den Füßen, die langsam in den Schaum einsinken, weshalb diese Methode bei Kindern besonders beliebt ist.

Um die Fußsohlen beim Stehen betrachten zu können, wurde das so genannte Podometer entwickelt. Das ist eine kräftige Glasscheibe auf einem Sockel, auf die der

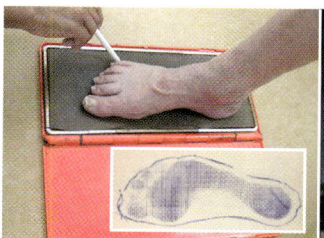 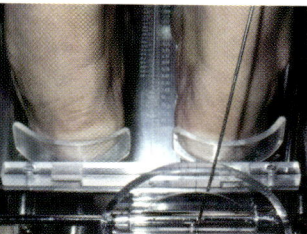 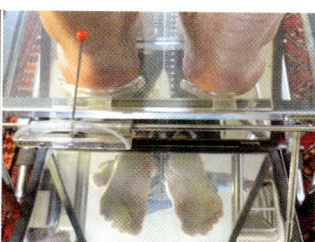

Blaudruck, der Stift zeichnet die Fußumrisse ab, das ist wichtig für die Größe der Schuheinlage und zur Darstellung der Überlastungsbezirke.

Podometer: die Winkel der Fersenbewegung und der Fußabdruck können bestimmt werden.

Fußabdruck im Spiegel des Podometers.

Patient steigt, während der Arzt die belasteten Fußsohlen betrachten kann. Die Fotografie des Sohlenbildes wird Podogramm genannt.

Im Zeitalter der Elektronik war es nahe liegend elektronische Messplatten zu entwickeln, die ihre Daten an ein Softwareprogramm liefern.

Diese Systeme werden seit über 10 Jahren angeboten und können als Druckplatten statische (im Stehen) oder als Messeinlagesohlen dynamische (beim Gehen) Daten von Druckmessungen liefern.

Die statischen Druckmessungen der Druckplatten können höchstens als Vorläufer der dynamischen Druckmessung angesehen werden und machen heute nicht mehr allzu viel Sinn. Die Messung der Fußsohlendrücke beim Gehen kann Rückschlüsse auf Veränderungen der Fuß-

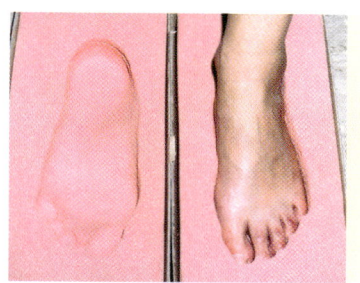

Tritt-schaum

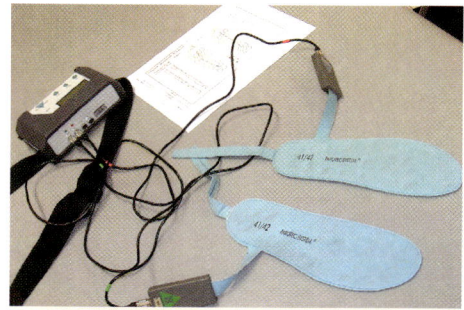

Dynamische Messeinheit mit Messeinlegesohlen, Verkabelung und Steuergerät zum Umschnallen, Messdatenausdruck.

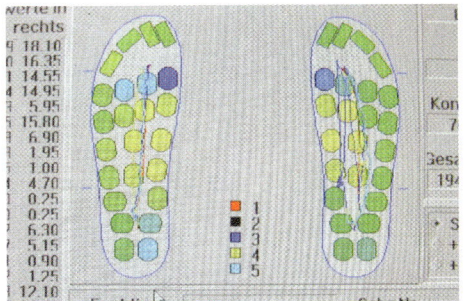

Computerdruckanalyse
Druckverteilung bei Beschwerden seitens eines Hallux rigidus, die Patientin hat
Beschwerden durch Überlastung des Großzehengrundgelenkes (blaue Farbe). Die Ganglinien zeigen ein unsicheres Gangbild, sie sind
auseinander gezogen.

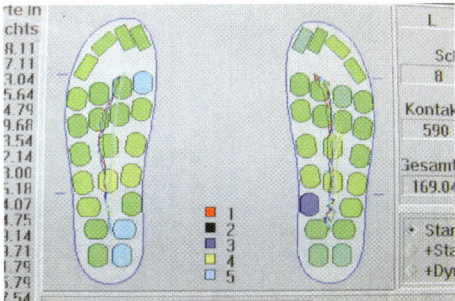

Nach einer Hallux-Operation sind die Überlastungen verschwunden und die Ganglinien
homogener.
Nach zusätzlicher Einlagenversorgung wird
das Gelenk entlastet (die Farbe wird grün),
die Belastungsdrucke werden nicht mehr am
Großzehengrundgelenk zentriert, sondern gut
über die Fußsohle verteilt und die Patientin ist
schmerzfrei. Die Ganglinie ist zentriert, das
Gangbild ist sicher.

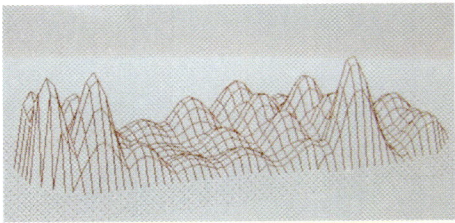

„Druckgebirge": graphische Darstellung der
Druckspitzen an der Fußsohle; der Verlauf der
Berge und Täler läuft bei der dynamischen
Messung wie ein Wellenfilm vor den Augen des
Untersuchers ab.

belastung durch Operationen, Einlagen-
versorgung oder Schuhsituationen geben.
Dadurch können bei weiter bestehenden
Überlastungen Entlastungspolster oder
Korrekturkeile oder Veränderungen an den
Einlagen angebracht werden. Durch neue
Messungen und den Vergleich mit der Vor-
messung können die Korrekturen bewer-
tet oder bei Bedarf noch einmal verändert
werden.

Die computerunterstützte dynamische
Messung eignet sich auch für Beurtei-
lungen der Einlagenversorgung Diabe-
teskranker und Rheumakranker. Manche
Computer sind direkt mit Einlagenfräs-
maschinen gekoppelt, die automatisch
Einlagen unter Berücksichtigung der
gewonnenen Daten herstellen. Es hat sich
allerdings herausgestellt, dass diese Einlagen meist den konventionellen „händisch"
hergestellten Einlagen an Funktion und
Tragekomfort deutlich unterlegen sind.

Ganganalyse, Laufanalyse

Kombiniert man die Druckmessplatten oder Druckmesseinlagesohlen mit einem Laufband, mit Videokameras mit Normal- und Hochgeschwindigkeitsbildfolge und EMG (Elektromyographie, Messung der elektrischen Muskelaktivität) spricht man von Gang- oder Laufanalyse.

Die Daten werden mit Hilfe des Computers ausgewertet und anhand von Kraftverteilungskurven und Bewegungsabläufen können Verbesserungen am Gehstil, an der Therapie, an den Einlagen und an den Schuhen vorgenommen werden. Die Laufanalyse liefert diese Daten analog für das Laufen, die möglichen Verbesserungen betreffen das Training, den Laufstil (z. B. mehr fersen- oder mehr vorfußbetont), die Einlagen und den Laufschuh.

Gang- und Laufanalysen sind zeit- und personalaufwendig und daher teuer. Bei weitem nicht alle Patienten mit Beschwerden sollen so untersucht werden, denn für die überwiegende Mehrheit genügt eine ordentliche „herkömmliche" klinische Untersuchung – und die nach den Untersuchungsergebnissen angefertigten Einlagen oder Schuhe werden beste Dienste leisten!

So unterschiedliche Gruppen wie Problempatienten, Diabetiker, Rheumapatienten, Leistungssportler oder Beinamputierte mit Bein- und Fußprothesen können von der Analyse profitieren, ein „Allheilmittel" zur Anfertigung einer Optimalversorgung ist sie aber natürlich auch nicht.

So manches Sportgeschäft bietet Gang- und Laufanalysen an, die meist im Verkauf sündteurer Laufschuhe mit Sporteinlagen enden sollen. Die technikgläubigen Kunden müssen gar nicht sehr zu diesem Kauf überredet werden, da der Computer dieses „Ergebnis" ja zweifelsfrei geliefert hat – denken sie.

Diese Tests sind mit Vorsicht zu genießen, da die Seriosität auf Grund der häufig nur kurzen und ungenügenden Ausbildung des Personals und/oder der schlechten Messgeräteausstattung (nur Video) der Shops zu wünschen übrig lässt.

Außerdem: Trotz bester Messungen und fundiertester Messergebnisse muss die daraus resultierende Einlagen- oder Schuhversorgung nicht immer gut sein, denn die klinische Erfahrung des Arztes und die technische Erfahrung des Bandagisten müssen unbedingt bei der Versorgung (zumindest) von Problemfüßen mit im Spiel sein.

Zum Thema Messen sind zwei Sprüche bekannt geworden, von denen der erste gelten sollte. Leider gilt trotz aller modernen Technik zu häufig der zweite gar nicht so lustige Spruch:

Messe, was du messen kannst.
Wer misst, misst Mist.

Computertomographie

Etwa zehn Jahre vor der Magnetresonanz, also Mitte der 70er Jahre des vorigen Jahrhunderts, wurde die Computertomographie (CT) für die Diagnostik des Stütz- und Bewegungsapparates in den klinischen Alltag eingeführt.

Die CT eignet sich hervorragend zur Darstellung von Knochen, bei der Darstellung von Weichteilen ist sie der Magnetresonanz jedoch deutlich unterlegen.

Bei der Diagnose von Fußerkrankungen spielt die CT eine untergeordnete Rolle, in speziellen Fragen wie zum Beispiel bei Knochentumoren hat sie aber durchaus ihre Berechtigung.

Nervenleitgeschwindigkeit (NLG)

Fußerkrankungen wie das Tarsaltunnelsyndrom (ähnlich dem weitaus bekannteren Karpaltunnelsyndrom an der Hand) lassen sich mit dieser Untersuchungsmethode diagnostisch gut von anderen Erkrankungen, wie zum Beispiel bandscheibenbedingten Schmerzen und Taubheit im Fußbereich, abgrenzen.
Schmerzen, deren Ursache ein Bandscheibenvorfall an der Lendenwirbelsäule ist, können die Schmerzen eines Tarsaltunnelsyndroms durchaus imitieren.

Durchblutungsmessung

Teilweise oder vollständige Gefäßverschlüsse der zuführenden Gefäße (Arterien) können ebenfalls zu Schmerzen führen, die Ähnlichkeit mit anderen Beschwerden im Fußbereich haben können.

Daher ist im Zweifelsfall die Durchblutung der Beine zu untersuchen:

Für eine erste Orientierung genügt es, am Fußrücken beziehungsweise hinter dem Innenknöchel den Puls zu fühlen.

Genauere Auskunft über die Durchblutungsverhältnisse des Beines ist durch eine Ultraschalluntersuchung (Doppler Sonographie) möglich.

Eine ganz genaue Gefäßdarstellung ermöglicht eine Untersuchung mit Kontrastmitteln – genannt Angiographie für die Arterien oder Phlebographie zur Venendarstellung bei Verdacht auf eine Beinvenenthrombose (Blutgerinnsel).

Welche Behandlungen kommen am Fuß zur Anwendung?

Konservative (nicht operative) Behandlungen von Störungen und Deformitäten

Schuhzurichtungen

Schuhzurichtungen sind nachträgliche Veränderungen eines (möglichst) bereits getragenen Konfektionsschuhs wegen Beschwerden des Trägers, die eine Anfertigung von Maßschuhen aus Kostengründen

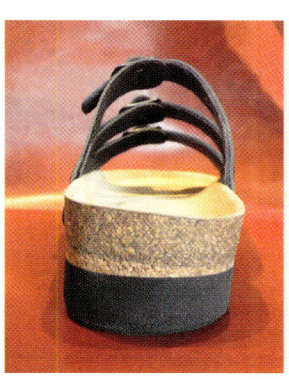

Keilförmige Erhöhung des Fersenaußenrandes (bei Fersenvalgus).

nicht rechtfertigen. Schuhzurichtungen werden vom Facharzt für Orthopädie verordnet und vom Orthopädieschuhmachermeister umgesetzt. Sie können alle Teile des Schuhs betreffen und richten sich natürlich nach den Fußfehlern, die sie behandeln sollen.

Sie können am Absatz, an der Sohle, an der Brandsohle, an der Hinterkappe oder am Schaft vorgenommen werden.

Absatz

Ein dämpfender Pufferabsatz aus Moosgummi oder anderen weichen Materialien hilft Patienten mit Problemen im unteren Sprunggelenk oder bei Hüft-, Knie- und Wirbelsäulenleiden.

Ein Flügelabsatz mit Verlängerung des inneren oder äußeren Teiles des Absatzes nach vorne richtet sich gegen Torsionsfehlstellungen (Drehfehler der Beinachse) und wird meist bei Kindern eingesetzt.

Beinlängenunterschiede bis etwa 3 cm können mit Absatzerhöhungen behandelt werden, indem eine Schuheinlage um etwa 0,5 cm bis 0,7 cm erhöht wird (darüber würde der Patient hinten aus dem Schuh schlüpfen) und der Rest wird am Absatz erhöht.

Außerdem kann der Schuhabsatz bei massiven Beinachsenfehlstellungen, die nicht operiert werden, seitlich abgeschliffen und damit der Fehlstellung entgegengewirkt werden. Oder um das Abrollen zu erleichtern, kann er hinten rund gestaltet werden.

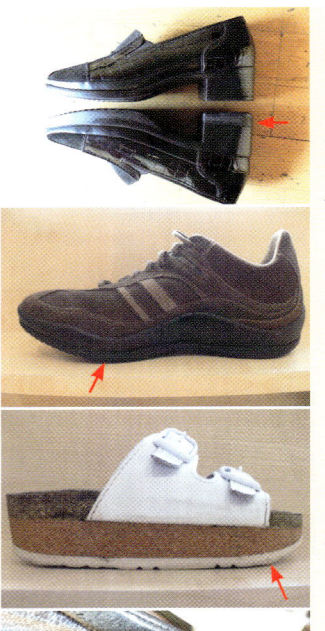

Laufsohlen und Absatzerhöhung am rechten Schuh zum Längenausgleich.

Nachträglich eingebaute Ballenrolle.

Nachträglich eingebaute Zehenrolle.

Weiche Fersenkappe, Polsterung an der Hinterkappe.

Sohle

Bei Fehlstellungen oder um einen Kippfuß (Kippgefahr bei Bandschwäche oder starker Fehlstellung) zu entschärfen, können an der Sohle ebenfalls Erhöhungen am Innen- oder Außenrand angebracht werden.

Die so genannte Ballenrolle erleichtert bei Versteifungen oder Entzündungen der Zehengrundgelenke das Abrollen des Fußes, weil die Bewegungen in den Zehengrundgelenken vermindert werden.

Die Ballenrolle gibt es in den verschiedensten Varianten, nämlich als asymmetrische Richtungsrolle zur Lenkung der Abrollrichtung, weiters als eine „zurückgesetzte Abrollwiege" oder Mittelrolle, sie entlastet die Sprunggelenke und die Achillessehne sowie die Wadenmuskulatur. Die so genannte Zehenrolle streckt das Knie und spannt die Achillessehne – sie wird manchmal zur Stärkung des vorderen Oberschenkelmuskels (M. quadriceps) eingesetzt.

Brandsohle

Die Zurichtungen an der Brandsohle (Innensohle im Schuh) sind aufwändig und teuer. Aus diesen Gründen wird sie fast ausschließlich durch Schuheinlagen ersetzt.

Hinterkappe

Diverse Auskleidungen und Polsterungen können an die Hinterkappe eingeklebt werden und bei Auswüchsen (Haglund-Ferse, Calcaneus altus, siehe Seite 152 f.) oder mangelhaftem Halt im Schuh Abhilfe schaffen.

Schaft

Manchmal erhöht man den Halbschuhschaft, wenn der Fuß hartnäckig aus dem Schuh schlüpft. Bei Patienten mit Fußrückenhöcker (dorsale Fußgeschwulst, siehe Seite 143) ist es bei nicht operativer Behandlung manchmal notwendig, den Schaft im Bereich des Auswuchses zu erweitern oder einen breiten Entlastungspolster einzukleben.

1. Korrektureinlagen, mit denen die Fehlstellung des wachsenden Fußes beim Kind behandelt und in die richtige Richtung gelenkt wird.

2. Kopieeinlagen unterstützen den erwachsenen Fuß in einem kosmetisch ansprechenden Schuh.

3. Bettungseinlagen entlasten und stützen den problematischen Fuß (z. B. des Diabetikers), benötigen aber breitere Schuhe oder Maßschuhe.

4. Funktionelle Stützeinlagen nehmen auf biomechanische Erfordernisse des jeweiligen Fußes Rücksicht und verbessern nicht nur die Funktion des Fußes, sondern auch des ganzen Stütz- und Bewegungsapparates.

Schuheinlagen

Schuheinlagen sind ein bereits altes, aber noch immer sehr wirksames Mittel der konservativen Fußorthopädie. Im Laufe der Entwicklung der Schuheinlagen wurden mannigfaltigste Formen beschrieben, die naturgemäß nicht alle in diesem Buch Platz finden können.

Bis heute hat sich die traditionelle Einteilung der Einlagentypen bewährt:
Sie unterscheidet 3 verschiedene Typen, denen ich noch einen vierten Typ hinzugefügt habe, weil die alte Einteilung neue, in den USA entwickelte Einlagen, die sehr sinnvoll sind, nicht wiedergibt:

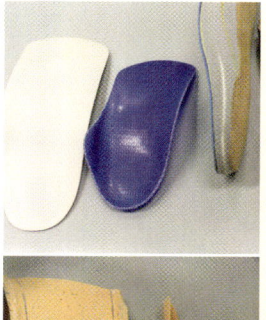

Werkstoffbeispiele zur Einlagenerzeugung
Von links: Polyesterspritzguss, Glasfaser gegossen in Acryl, Sandwichbauweise mit Polyethylenweichschaum.
Unten links: Ethylenkork.
Unten rechts: Niederdruckpolyethylen.

Herstellung verschiedener Einlagentypen:

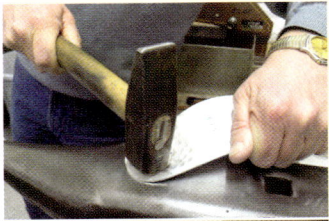

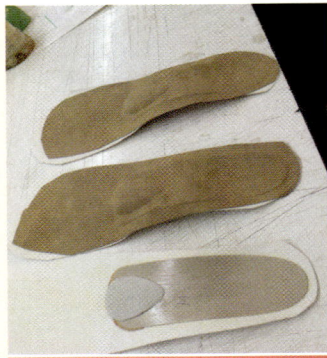

Das Aluminium wird mit dem Hammer getrieben.

Eine andere Ausführung: Unten wird ein Antirutschbelag und oben Alcantara aufgeklebt.

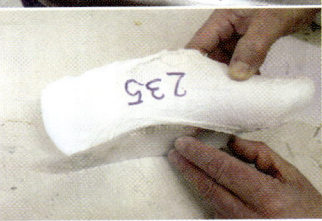

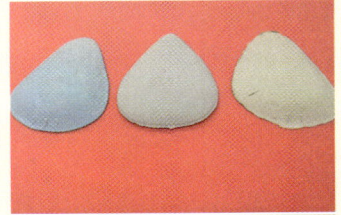

... bis es an das Modell passt.

Verschieden hohe und verschieden harte Mittelfußstützen (Metatarsalpolster).

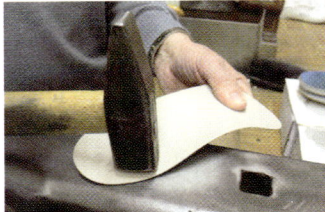

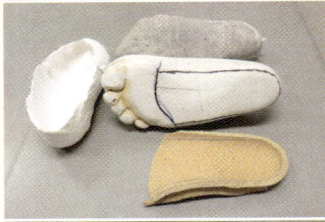

Auch der Spritzgussrohling wird getrieben.

Negativ- und Positivmodell mit unfertiger Korkeinlage.

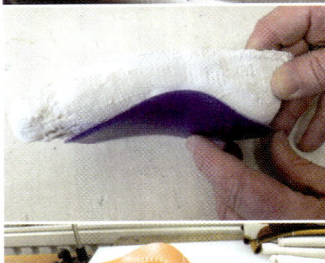

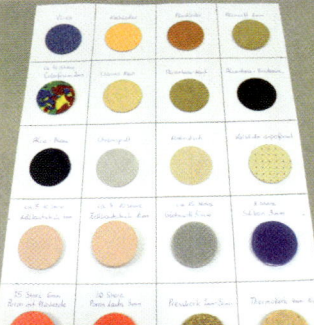

... passt!

Mannigfaltige Polster und Obermaterialien für Einlagen.

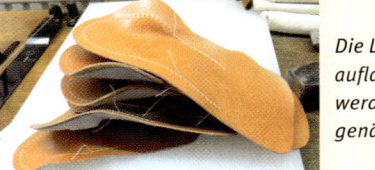

Die Lederauflagen werden aufgenäht.

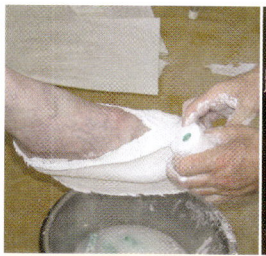
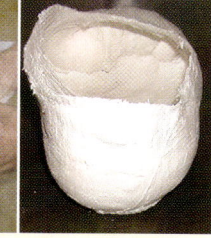

Anfertigung der Gipspatscherln.   *Fertiges Modell.*

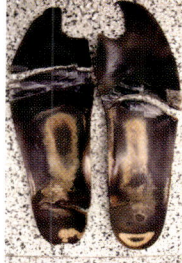

Diese Einlage sollte erneuert werden, ihre Wirkung muss schon etwas bezweifelt werden.

Korrektureinlagen

Korrektureinlagen müssen durch (sanften) Druck auf bestimmte Stellen des kindlichen Fußes wachstumslenkend einwirken und den Fuß in die richtige Richtung umformen. Da sie im Kindes- und Jugendalter wachstumslenkend wirken sollen, müssen diese Einlagen rascher als die anderen gewechselt werden und dem Wachstum sowie der neuen Fußform Rechnung tragen. Korrektureinlagen werden je nach ihrem Einsatzzweck aus Aluminium, glasfaserverstärktem Kunststoff, Gießharz, Kork-Leder-Kombinationen oder Silikon gefertigt.

Sie werden bei kindlichem Knicksenkfuß, Knickplattfuß und bei angeborenem Plattfuß, beim Klumpfuß nach Operationen, beim Hohlfuß und beim Sichelfuß eingesetzt.

Beispiele von Korrektureinlagen:

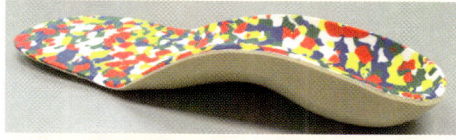

Schachteleinlage aus Silikon zur sanften Korrektur des massiven Knickplattfußes beim Kleinkind.

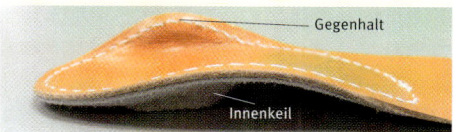

Innenkeil-Gegenhalt-Einlage zur Korrektur des Knickplattfußes beim Jugendlichen.

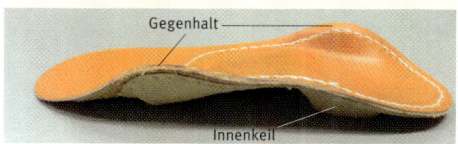

Zusätzlicher vorderer medialer Backen zur Korrektur des Sichelfußes.

Kopieeinlagen

Kopieeinlagen „kopieren" die Fußform. Sie werden beim unbelasteten Fuß abgeformt und sollen bei der Belastung die Wölbungen simulieren und stützen, die der Fuß ohne Belastung hätte. Sie eignen sich besonders für den erwachsenen Fuß und werden aus sehr verschiedenen Materialien wie Gießharz, Aluminium mit Leder, Plexidur, Kork mit Leder oder Stoffbezug gefertigt.

Kopieeinlagen können für Damen, die hauptsächlich schicke, schmale Schuhe tragen wollen, auch „fersenfrei", also mit hauchdünnem Fersenmaterial und kurz (mit „kurzer Sohle"), oder für Patienten mit Hallux rigidus mit „langer Sohle" gestaltet werden. Und als Unterstützung können diese eine so genannte einfache oder doppelte Rigidusfeder eingebaut bekommen. Grundsätzlich sollten lange Sohlen nur bei zusätzlicher Funktion (wie der Rigidusfeder) verwendet werden und nicht zum Verhindern des Vorrutschens der Einlage dienen, denn die Zehen haben im Schuh ohnehin meist zu wenig Platz, den sie aber dringend für ihr „Spiel" brauchen. Nur so erhält der Fuß seine Muskulatur, die er dringend für seine Funktion und seinen Formerhalt braucht. Eine gut angepasste Einlage rutscht ohnehin nicht.

Indikationen für Kopieeinlagen sind der Knicksenkfuß des Erwachsenen, der Spreizfuß mit oder ohne Hallux valgus, Hammerzehen oder Hallux rigidus. Kopieeinlagen können auch bei Knie- und Hüftproblemen eingesetzt werden – besser sind da aber die funktionellen Stützeinlagen. Kopieeinlagen können auch als so genannte Sporteinlagen aus weichem

Polyethylenschaum-Material hergestellt und in Sportschuhen für jede sportliche Betätigung eingesetzt werden. Die Einlagen aus Stahl, Aluminium oder Gießharz würden beim Sport bald brechen.

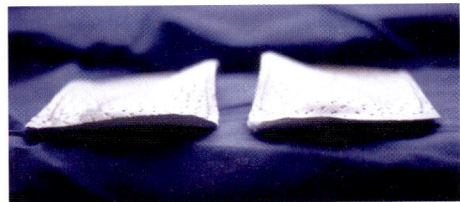

Kopieeinlage von vorne. Keine Achsenkorrekturen notwendig, sowohl der Vor- als auch der Rückfuß werden gerade unterstützt.

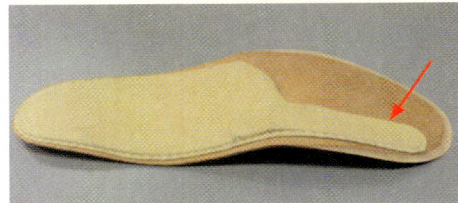

Umgedrehte Kopieeinlage mit Abstützung der Großzehe mit einer Rigidusfeder.

Bettungseinlagen

Bettungseinlagen sollen dem kranken Fuß eine weiche Unterlage bieten und besonders schmerzhafte oder wunde Stellen zusätzlich entlasten. Früher wurden sie fast ausschließlich aus Kork gefertigt und mit Leder überzogen und obwohl diese Technik auch heute noch durchaus üblich ist, werden Bettungseinlagen derzeit häufig aus Polyethylenschaum in Sandwichbauweise mit einem Kern aus Polyesterspritzguss gefertigt.

Anwendungsgebiete der Bettungseinlagen sind der kontrakte Plattfuß, der Ballenhohlfuß, Hallux rigidus, der rheumatische Fuß, besonders in späteren Stadien und die Entlastung bei Fersensporn.

Eine besondere Domäne der Bettungseinlagen ist die Entlastung beim diabetischen Fußsyndrom und bei schwerer Durchblutungsstörung.

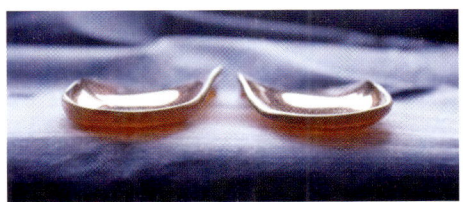

Plexiglaseinlage, funktionell gearbeitet. Die Außenseiten der Fersenteile sind höher, daher wird eine Valgusstellung der Ferse (X-Stellung) gestützt.

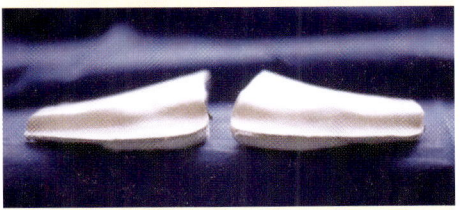

Im Gegensatz dazu unterstützt diese Einlage einen Rückfuß varus (O-Stellung). Ansicht von vorne.

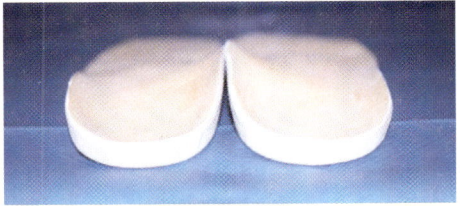

Bettungseinlage für eine neutrale Beinachse (in der Standphase steht die Ferse gerade).

Funktionelle Stützeinlagen

Diese Einlagen brauchen ein festes Material, um die Fehlstellung genügend abstützen zu können. Sie werden aus Glasfaser, Plexi oder Aluminium gefertigt, die Keile sind entweder aus gleichem Material oder meist aus Presskork.

Einsatzgebiet dieses aus den USA stammenden und nach biomechanischen Gesichtspunkten entwickelten Einlagentyps ist in meinen Händen die Torsion (Drehung) des Fußes. (Siehe Biomechanik Seite 23 f.) Wenn die Vorfußplatte zum Rückfuß nicht im Lot steht, sondern in den Varus (nach innen) oder in den Valgus (nach außen) verdreht ist, kann der Bewegungszyklus des Fußes beim Gehen nicht normal funktionieren. Es müssen dann Kompensationsmaßnahmen Platz greifen und sowohl der Fuß selbst als auch alle höher liegenden Körperteile werden bei jedem Schritt traumatisiert.

Fußtorsionen kommen häufig auch kombiniert mit Spreizfußbeschwerden, mit

Hallux valgus und Hammerzehen, deren Ursache sie sein können, vor. Bei Hohlfüßen sind Torsionen häufig und bei Knickplattfüßen und Plattfüßen nahezu obligat anzutreffen.

Abschließend noch eine Kuriosität aus früheren Zeiten und ein Versorgungsbeispiel bei Teilamputation:

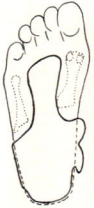 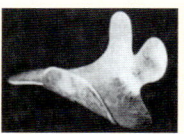

Volkmann'sche Flügeleinlage.

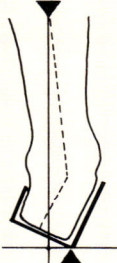

Prinzip der historischen Flügeleinlage nach Volkmann, durch die kantige Form soll ein Knickplattfuß (siehe Seite 194 ff.) nach außen kippen.

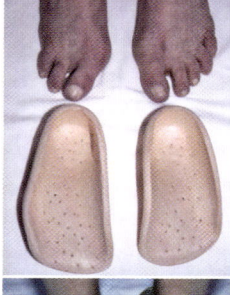

Versorgungsbeispiel: weich gepolsterte Hartschaleneinlagen bei Teilamputation bei diabetischem Fußsyndrom.

Die Abformungstechnik, also die Methode zur Gewinnung des Fußabdruckes, beeinflusst ganz entscheidend die Form und die Funktion der Einlage. Die Abformung kann am hängenden Fuß, bei liegendem Patienten unter manueller Korrektur des Fußes durch den Arzt oder (am einfachsten) durch den Trittschaum vorgenommen werden.

Wir haben untersucht, wie unterschiedlich die Modelle der verschiedenen Abformungsverfahren desselben Fußes sind und mussten uns sehr wundern:

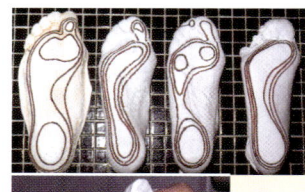

Gipsabdrücke nach 4 verschiedenen Abformungsverfahren.

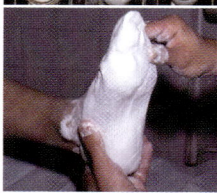

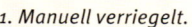

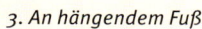

1. Manuell verriegelt.
2. Manuell korrigiert (Längsgewölbe herausgearbeitet).

3. An hängendem Fuß.

4. Trittschaumausguss.

Die Messungen ergaben maximale Unterschiede in der Länge der Modelle von ein und demselben Fuß von 2 cm und in der Breite von 1,2 cm.

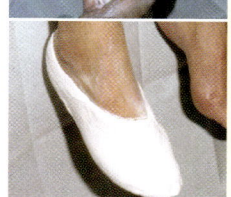

Zuletzt sollen noch die so genannten **propriozeptiven Einlagen** (auch podoorthesiologische, sensomotorische oder neurophysiologische Einlagen genannt) Erwähnung finden.

Sie unterstützen bestimmte Muskeln und sollen durch einfache Keile den Fuß zum Lernen des richtigen Bewegungsablaufes bringen und dadurch alle möglichen Störungen und Krankheiten am Bewegungsapparat heilen können. Sie passen in (fast) alle Schuhe und werden ohne Arzt und Bandagist von den Physiotherapeuten/-innen in nahezu monomanischer Art propagiert, während sie neuerdings alle anderen Einlagen in gleicher Weise verteufeln.

Wenngleich der Ansatz durch Druckeinwirkung auf Rezeptoren die Muskelketten zu stimulieren möglicherweise nicht schlecht ist, sollte man sich nicht zu viel von diesen Einlagen versprechen, die mit sehr ausgeklügelten Verkaufsargumenten – die vermutlich besser als die Einlagen selbst sind – an den anspruchsvollen und zahlungskräftigen Konsumenten abgegeben werden sollen.

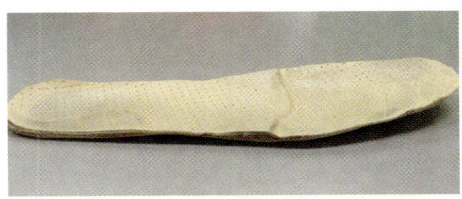

Propriozeptive Einlage.

Orthopädische Schuhe

Mit orthopädischen Schuhen lassen sich auch Füße mit gröberen Deformitäten behandeln, die mit Einlagen oder Schuhzurichtungen unbehandelbar wären.

Orthopädische Schuhe werden immer nach Maß gefertigt. Sie werden vom Facharzt für Orthopädie verschrieben und vom Orthopädieschuhmachermeister von Hand nach den Vorgaben des Arztes angefertigt. Deshalb sind orthopädische Schuhe teuer. In der Regel zahlen die Kassen bei entsprechender Indikation einen großen Beitrag dazu, in Österreich können die Patienten normalerweise ein Paar orthopädischer Schuhe pro Jahr mit Kassenunterstützung beziehen. In aller Regel sind solche Schuhe qualitativ sehr hochwertig und – bei entsprechender Pflege – viele Jahre haltbar. Wir unterscheiden orthopädische Schuhe, die einen Schaft bis über den Knöchel haben und orthopädische Halbschuhe sowie Spezialversorgungen, wie Schuhe, die mit einem so genannten Schienen-Schellenapparat (z. B. nach Polio mit massiver Beinschwäche) verbunden sind.

Genauso wie der Orthopädietechnikermeister oder Bandagist nimmt auch der Orthopädieschuhmachermeister vor Beginn der Schuhherstellung genaue Maße des Fußes ab, wobei er mehr Maße nehmen muss, da der Schuh zum Unterschied von der Einlage neben der Sohle auch den ganzen übrigen Fuß mitberücksichtigen muss.

Zuerst wird ebenfalls eine Trittspur angefertigt, danach wird der Fuß an 5 bis 7 Stellen, beginnend vom Ballen über den Rist zur Fußwurzel und am Knöchelumfang abgemessen. Anschließend zeichnet der Meister mit Papier und Bleistift die Seitenprofile des Fußes und des unteren Teiles des Unterschenkels ab (nur bei Schuhen, die über den Knöchel hinausreichen).

Jeder Schuh besteht grundsätzlich aus Schaft und Boden (Sohle). Zumindest beim Maßschuh werden beide über einen Leisten geformt.

Der Leisten wird vom Schuhmacher aus einem größenmäßig entsprechenden Rohling durch Wegraspeln und Aufmodellieren angepasst.

Die Schuhe bekommen durch die so genannte vordere Steifkappe und die hintere Kappe ihre Festigkeit und die Form für die Zehen und für die Ferse. Beide Kappen bestehen aus festem geformtem Leder und sitzen zwischen dem Oberleder und dem Futter.

Sie sind miteinander durch die so genannte Überstemme (ein ebenfalls festes Lederstück) verbunden, wodurch auch der Mittelteil des Schuhs verfestigt wird.

Die Sohle oder der Boden muss fest mit dem Schaft, also dem ganzen übrigen Teil des Schuhs verbunden werden, damit die enormen Kräfte beim Gehen diese Verbindung nicht aufreißen können.

Die Verbindung zwischen dem Schaft einerseits und der Brandsohle und der Laufsohle andererseits kann geklebt, holzgenagelt oder rahmengenäht sein.

Beim Klebeverfahren werden sowohl die Brandsohle als auch die Laufsohle und der Absatz aufgeklebt, bei der Rahmennaht wird die Sohle mit einer besonderen maschinellen Technik genäht und holzgenagelte Sohlen werden mit kleinen Holznägeln an der Brandsohle befestigt. Allerdings sind holzgenagelte Schuhe eher schwer und steif und eignen sich am besten für schwer arbeitende Männer.

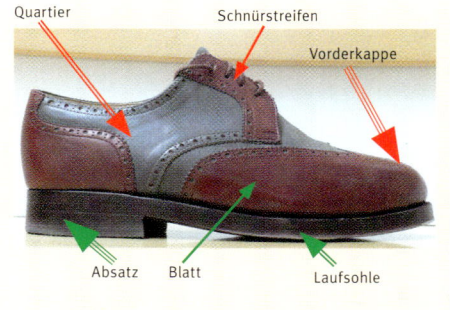

Aufbau eines orthopädischen Schuhs.

Der orthopädische Schuh erhält dann eine Innenauskleidung aus möglichst atmungsaktivem Leder und ein Kork-Leder-Fußbett, das nach genauen Vorgaben des verordnenden Facharztes angefertigt sein soll und die Aufgaben einer guten Kopie- oder Bettungseinlage erfüllen muss.

Herstellung orthopädischer Schuhe

von oben nach unten

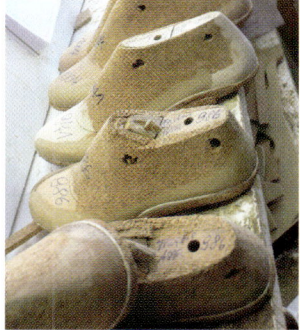

1. Leisten mit angebrachter, noch unfertiger Schuheinlage.

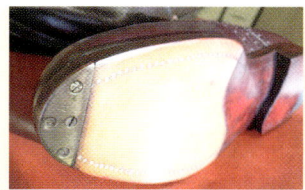

Holzgenagelter Schuh oder alternativ ...

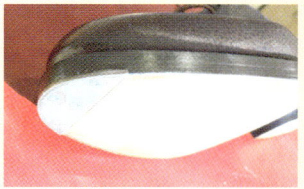

... rahmengenähter Schuh, die Naht ist in einer Rille versenkt.

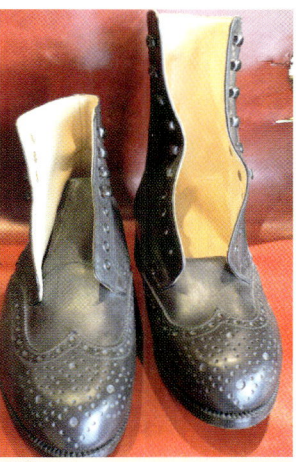

Schaftversteifung rechts für eine Klumpfußversorgung.

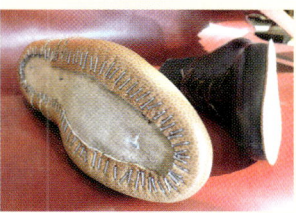

2. Das Oberleder wird auf den Leisten aufgespannt (aufgezwickt); die Nägel werden nach Trocknung entfernt.

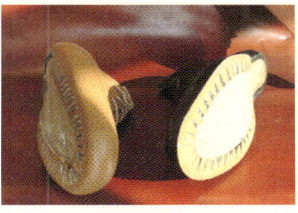

3. Anschließend wird der Rahmen aufgeklebt.

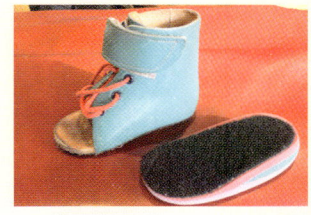

Innenschuh bei einem Kleinkind mit sehr unterschiedlicher Fußgröße, zu Hause kann eine Sohle mittels Klettverschluss befestigt werden.

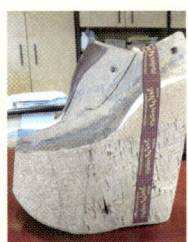

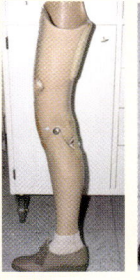
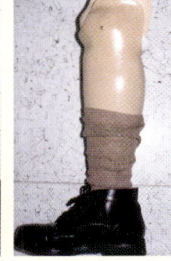

Auch die Füße solcher Beine brauchen Schuhe, die Passform ist nicht wichtig, die Beinlänge muss passen, der Schuh muss sich gut abrollen lassen und in der Standphase stabil sein.

Kein Modegag, sondern Beinlängenausgleich von 14 cm für einen nicht operationswilligen Patienten.

Das Korkbett (heute zunehmend aus Kunststoff) gleicht im Bedarfsfalle auch die Formunterschiede zwischen Brandsohle und einem beispielsweise nicht operablen Klumpfuß bei einem alten Patienten aus.

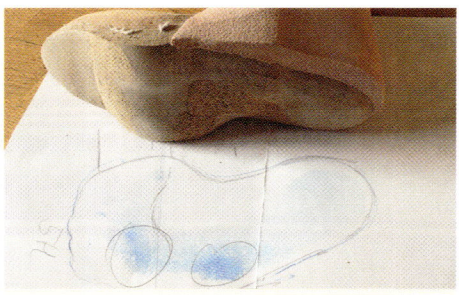

Korkbett für spezielle Versorgungen. Blaudruck eines Klumpfußes mit Überlastungsstellen und dazugehöriger Einlage (Fußbett) noch auf dem Leisten.

Bei besonders heiklen Füßen mit verletzlicher Haut oder Vorsprüngen kann es besser sein, einen Innenschuh zu bauen, an dem die Weichbettungen und Aussparungen leichter anzubringen sind als am echten, schwereren und festeren Schuh selbst.

Hohe Schuhe mit etwa 15 cm Schafthöhe und höher werden bei instabilen oder gelähmten Füßen mit so genannten Schaftversteifungen versehen, das sind Metall- oder Kunststoffspangen, die den Schaft mit der Sohle verbinden und das obere Sprunggelenk dadurch stabilisieren.

Spezialversorgungen werden beispielsweise nach Amputationen oder Teilamputationen des Fußes oder bei Amputationen von mehreren Zehen notwendig.

Neueste orthopädietechnische Entwicklungen gehen in Richtung des computergescannten Fußes und des robotergefrästen Leistens. Zusatzpolsterungen und Korrekturkeile können gleich am Bildschirm angebracht werden. Ob orthopädische Schuhe in Zukunft tatsächlich mit Benefit für den Orthopädieschuhmachermeister und vor allem für den Patienten vom Computer teilweise oder ganz angefertigt werden können, sei aus heutiger Sicht dahingestellt.

Physikalische Therapie

Bei dieser Behandlungsmethode werden äußere Reize mit dem Ziel eingesetzt, günstige Wirkungen auf bestimmte Organe oder Gewebe zu erreichen. Die physikalische Medizin umfasst eine große Bandbreite verschiedener Behandlungsmöglichkeiten.

Folgende Behandlungen werden an den Füßen eingesetzt:

Strom

Schon 1791 fand Galvani heraus, dass ein Muskel auf Reiz durch Gleichstrom mit einer

Kontraktion (Anspannung) antwortet. Die Reizstromtherapie wurde nach ihm Galvanisation genannt. Sie hat eine schmerzlindernde Wirkung auf sensible Nerven und wirkt gefäßerweiternd. Die Anwendung erfolgt über Plattenelektroden.

Als Variante gibt es auch die Möglichkeit, die Galvanisation unter Wasser anzuwenden:
Beim Vierzellenbad befinden sich Hände und Füße in vier nichtleitenden Wasserbehältern, an denen je ein Plus- und ein Minus-Pol angeschlossen sind.

Beim Zweizellenbad werden entweder nur die Füße oder nur die Hände behandelt.
Beim „Stangerbad" liegt der Patient in einer stromdurchfluteten Badewanne. Diese Behandlungen werden besonders bei rheumatischen und degenerativen Beschwerden angewendet. Wird der Strom als kurz andauernder Gleichstromimpuls an- und abschwellender Intensität verabreicht, nennt man die Behandlung Impulsgalvanisation, die heute – besonders bei ihrer Anwendung an den Füßen – sehr beliebt und verbreitet ist.
Schwellstrom (oder bei völligen Lähmungen Exponentialstrom) dient der Muskelkräftigung, z. B. nach Operationen oder bei Muskelschwäche als Folge von beispielsweise bandscheibenbedingten Lähmungen.

Hochfrequente Ströme (Dezimeterwelle, Mikrowelle) eignen sich besonders gut für die Schmerzbehandlung. Sie erwärmen das Gewebe in der Tiefe. Da die subjektive Wärmeempfindung bei diesen Strömen kein ausreichendes Warnsignal ist, muss die Dosiseinstellung besonders genau erfolgen.
Die Dosis betreffend gilt allgemein: Bei akuten Prozessen wird kurz und niedrig, bei chronischen länger und höher dosiert. Bei Patienten mit Metallimplantaten (Platten, Marknägeln, Endoprothesen etc.) darf nur Wechselstrom verwendet werden, da sich das Metall sonst sehr stark erhitzen könnte. Bei Trägern eines Herzschrittmachers ist ebenfalls Vorsicht geboten.

Ultraschall

Ein Schallgeber (Schallkopf) löst mechanische Schwingungen aus, die jenseits der Hörgrenze liegen und insbesondere Grenzschichten – Knochen, Weichteile, Gefäße, Bindegewebe – stark erwärmen.

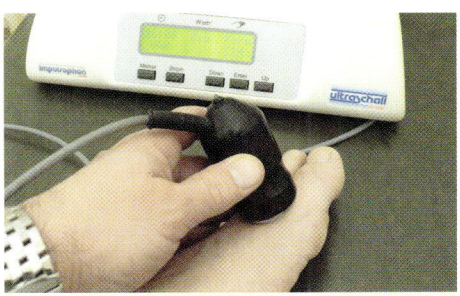

Ultraschallbehandlung des Großzehengrundgelenkes.

Ultraschall wirkt außerdem krampflösend und führt eine Mikromassage des Gewebes durch. Auch hier gilt die Regel: Im akuten Stadium wird kurz und nieder dosiert, im chronischen Stadium, in dem stärkere Reize gesetzt werden sollen, wird länger und höher dosiert.

Magnetfeld

Diese vielerorts als neue Wunderbehandlung gepriesene Therapie ist eine relativ alte Methode, die schon seit langem, zum Beispiel bei der Behandlung schlecht heilender Knochenbrüche oder bei Knochenoperationen eingesetzt wird.

Seit einiger Zeit wird diese Methode aber vom Kurzentrum bis zum Friseurgeschäft für jede nur erdenkliche Krankheit und Befindlichkeitsstörung angeboten.

Die gegen Arthrose und andere Leiden eingesetzten Matten, Kissen und Spulen basieren (natürlich auch) auf dem reflextherapeutischen Prinzip:

Das Magnetfeld setzt Reize, welche gestörte Regelkreise normalisieren sollen.

Manche Patienten reagieren durchaus positiv, andere spüren keine Veränderung, bei manchen tritt sogar eine Verschlechterung ihrer Beschwerden ein.

Mein Tipp: Vor dem geplanten Kauf das Gerät mehrfach ausprobieren! Die Geräte kosten zwischen 1.000 und 2.500 Euro

(wobei die billigeren Heimgeräte von manchen Experten als unwirksam erachtet werden!). Keine Kostenübernahme seitens der Krankenkassen.

PST, Pulsierende Signaltherapie (pulsierendes Magnetfeld)

Diese Behandlung beruht ebenfalls auf elektromagnetischen Wellen, die in ihrer Intensität auf- und abschwellen und das natürliche Signalmuster des Gelenkknorpels nachahmen sollen.

Die Therapie verspricht eine Regeneration des Knorpels in den großen Gelenken und in der Wirbelsäule, manchmal wird sie auch am oberen Sprunggelenk oder an anderen Fußgelenken angewendet.

Die Theorie hinter dieser Behandlungsmethode geht davon aus, dass jedes Gelenk von einem bioelektrischen Feld umgeben ist.

Sie nimmt an, dass bei Arthrosepatienten dieses bioelektrische Feld gestört ist.

Dadurch sei die Knorpelneubildung in ihrer Funktion gestört und der Verschleiß des Gelenkes schreite fort. Die PST unterstütze die körpereigenen Reparaturmechanismen.

Die Arthrosetheorie geht davon aus, dass erkranktes Knorpelgewebe bei fortschreitender Arthrose die Fähigkeit verliert, ausreichend Wasser zu binden. Dadurch fehle der Knorpelzelle die notwendige Information über den momentanen Belastungs- und Beanspruchungszustand.

Die pulsierende Signaltherapie behandelt das Knorpelgewebe mit gepulsten elektromagnetischen Feldern, welche die biologischen Signale imitieren sollen. Dadurch soll die Regeneration und die Wasserbindungsfähigkeit des Knorpels gesteigert werden.

Die Behandlungsdauer beträgt pro Sitzung eine Stunde und wird an neun bis zwölf aufeinander folgenden Werktagen verabreicht.

Die PST hat in der Fußbehandlung eine eher ungewisse Erfolgsrate.

Die Kosten für diese Behandlung werden von den Krankenkassen ebenfalls nicht übernommen und betragen etwa 600 bis 700 Euro für 9 Sitzungen.

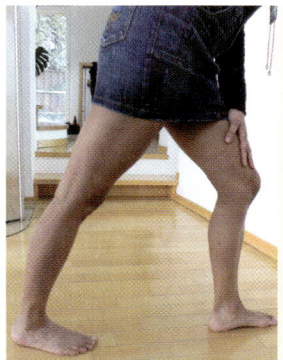

Heilgymnastische Übung (Dehnung) für die Bein- und Beckenmuskulatur: Dehnung der langen Muskulatur an der Ober- und Unterschenkelrückseite, die zur Verkürzung neigt.

Je nach Art und Stadium der Fußerkrankung werden verschiedene Formen der Heilgymnastik eingesetzt. Sie reichen von Dehnungsübungen, bei denen geschrumpfte Gelenkkapseln an den Zehen mobilisiert werden bis zu postoperativem Muskelaufbau der Bein- und Fußmuskulatur.

Heilgymnastik

Die Anleitung zur aktiven Bewegung und Kräftigung sowie zur passiven Muskel- und Gelenkdehnung ist auch für die Rehabilitation erkrankter oder operierter Füße wichtig, wobei genau genommen auch die gesamte Beinmuskulatur mitbehandelt werden sollte.

Nachdem der Grundsatz gilt: Leben ist Bewegung, sind wenig bewegte oder zu einseitig belastete Füße zur Krankheit verdammt.

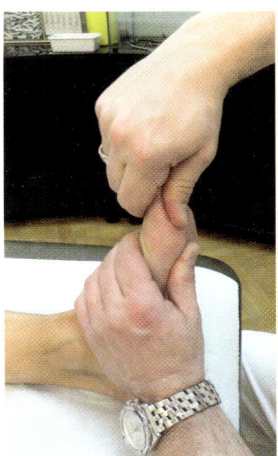

Passive Dehnungsübung des Großzehengrundgelenkes nach Hallux-valgus-Operation.

Licht und Laser

Die Lichttherapie ist eine der ältesten Behandlungen überhaupt. Die Ägypter nahmen bereits Sonnenbäder und schon Hippokrates beschrieb die heilende Wirkung der Sonne. Im alten Rom waren Solarien weit verbreitet. Die moderne Medizin verwendet bei der Lichttherapie langwelliges, unsichtbares Infrarotlicht, das das Gewebe erwärmt. Die Indikation beschränkt sich allerdings auf kurz dauernde Bestrahlung (fünf bis zehn Minuten) bei chronisch degenerativen Fußerkrankungen.

Eine relativ neue Behandlungsform ist die Lasertherapie. Die theoretischen Grundlagen des Lasers erforschte Albert Einstein 1917. Erst 1960 gelang es aber, ein Lasergerät zu bauen. Medizinisch wurde der Laser bereits 1961 auf dem Gebiet der Augenheilkunde eingesetzt. In der Orthopädie wird der Laser erst seit den 80er Jahren eingesetzt.

Das Laserlicht zeichnet sich durch drei Eigenschaften aus:

1. Die Lichtstrahlen verlaufen absolut parallel, so dass auch auf große Entfernungen der Durchmesser des Strahls nicht zunimmt (Kollimation).

2. Die Lichtwellen sind räumlich und zeitlich exakt im gleichen Takt (Kohärenz).

3. Alle Wellen-Züge haben exakt die gleiche Wellenlänge, Frequenz und Energie (Monochromasie).

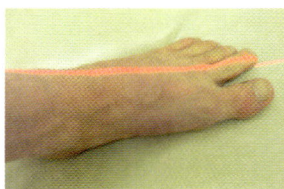

Der unsichtbare Infrarot- und der sichtbare Helium-Neon-Laser scannen den Fuß.

Je nach Art und Intensität der Strahlung gibt es Geräte, die entweder als Operationsinstrument (Powerlaser) oder zur Bestrahlung eingesetzt werden (Soft- und Midlaser). Zur orthopädisch-physikalischen Punkt- oder Flächenbestrahlung werden Infrarotlaser in Verbindung mit Helium-Neon-Lasern eingesetzt.
Sie wirken durch Biostimulation: Laser aktiviert den Stoffwechsel der Zelle, stimuliert die Immunabwehr, hemmt Entzündungsvorgänge und beschleunigt die Heilung. Dadurch wirkt er auch schmerzstillend. Die Bestrahlungsdauer variiert zwischen 10 und 20 Minuten.

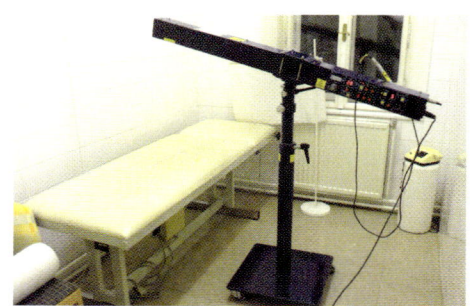

Kabine für die Lasertherapie. Augenschutz ist wichtig.

Hydrotherapie (Unterwasser-Behandlung), Thermotherapie (Kälte-Wärme), Peloide (Packungen), Balneotherapie (Kurort-Behandlung), Rehabilitation

Durch den Auftrieb beträgt das Gewicht des Menschen im Süßwasser etwa nur ein Zehntel, in 3%igem Salzwasser ist der Mensch nahezu gewichtslos. In Abhängigkeit von der Eintauchtiefe führt Wasser zur Änderung des Gewebeinnendruckes.

Die Temperatur des Wassers beeinflusst die Gewebedurchblutung. Zusätzliche Reize können mit Wellenbädern, Wirbelbädern, Güssen und Strahl-Behandlungen gesetzt werden.

Im Wasser können Bewegungsabläufe trainiert werden, die aufgrund des Schwerpunktes und der Schwerkraft an der Luft nicht möglich wären.

Packungen aus Moor, Schlamm, Torf, Fango und Ähnlichem haben als Wärme- und Wirkstoffträger positive Wirkungen auf die Durchblutung der Beinmuskulatur. Sie dürfen ausschließlich als unterstützende Therapie bei chronischen Fuß- und Beinleiden eingesetzt werden, bei akuten Entzündungen sind sie kontraindiziert (nicht erlaubt).

Kältepackungen wirken entzündungshemmend und können bei akuten Entzündungen unterstützend eingesetzt werden. Nasskalte Wickel und Alkoholdunstumschläge wirken durch Verdunstung kühlend, entzündungshemmend und dadurch auch schmerzstillend.

Nach schweren Fuß- und Beinverletzungen oder großen Fußoperationen ist ein nahtloser Übergang ins alltägliche Leben manchmal schwierig, so dass hier einem Rehabilitations- oder Kuraufenthalt große Bedeutung zukommt.

Aus psychologischer Sicht ist es wichtig, die Kur mit einem Ortswechsel zu verbinden. Neben der Fortsetzung und Verfeinerung der erlernten heilgymnastischen Maßnahmen gelingt es gerade im Kurort leichter eine Diät einzuhalten und an Gewicht abzunehmen.

Massage

Die Massage ist eine Form der Reiz- oder Reflextherapie. Durch Streichen, Reiben, Klopfen, Kneten und Schütteln werden Reize auf Rezeptoren (das sind reizaufnehmende Zellen) in der Haut, in den Sehnen, den Gelenkkapseln und Muskeln ausgeübt und von dort über die Nerven zum Rückenmark und zum Gehirn transportiert.

Dort, in der Zentrale des Organismus, werden diese Informationen zu Befehlen verarbeitet und über die Nervenbahnen in Gegenrichtung wieder an die Peripherie geschickt. Diese Befehle verändern die Hautdurchblutung, die Spannung der Sehnen und Gelenkkapseln sowie den Muskeltonus und die Stellung der Wirbelsäule.

Die Massage macht sich, wie jede Reflextherapie, diese Zustandsänderung zunutze und versucht von der Oberfläche aus auf tiefer liegende Strukturen positiv einzuwirken.

Die Massage wird in der Rehabilitation nach größeren Fußoperationen oder Verletzungen hauptsächlich an der Fuß- und Wadenmuskulatur eingesetzt, leistet aber auch bei Sportlern sehr gute Dienste.

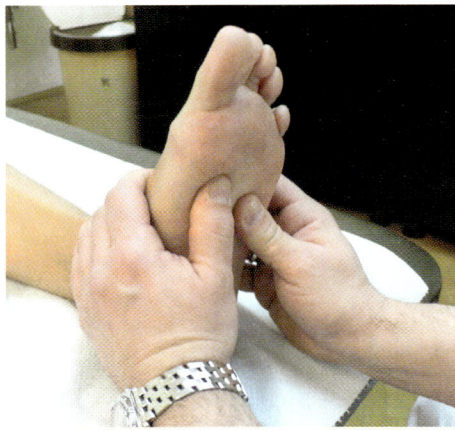

Patientin in Rückenlage, Behandler sitzt davor, Handhaltung bei Fußmassage.

Akupunktur

Diese alte chinesische Heilmethode hat längst Eingang in die moderne westliche Medizin gefunden. Durch Stimulation von Lokal- und auf Meridianen liegenden Fernpunkten sollen gestörte Muskel- und Gelenkfunktionen wieder normalisiert werden.

Die Stimulation erfolgt durch Nadeln, Laser oder durch Fingerdruck (Akupressur).

Die Akupunktur eignet sich zur Normalisierung von Funktionsstörungen, sie ist bei schweren Strukturstörungen als Alleintherapie überfordert und kann höchstens als Zusatzbehandlung zur Schmerzstillung und Muskelentkrampfung verwendet werden.

Salben, Gele, Einreibungen, Eis, Topfen (Quark), Umschläge

Durch das Aufbringen von Wirkstoffen oder Medikamenten, die in einer Trägermasse gelöst, emulgiert oder dieser beigemischt sind, wird versucht, positive Effekte an schmerzhaften und/oder entzündeten Stellen zu erreichen. Die Salben wirken durch Wasserverdunstung kühlend oder durch Erweiterung der Hautgefäße wärmend.

Den meisten Salben und Gelen sind zusätzlich entzündungshemmende oder antirheumatische Medikamente beigesetzt, die eine gewisse Tiefenwirkung haben.

Salben und Hausmittel sind vielen Patienten leicht zugänglich und deswegen bei Fußschmerzen oder Verletzungen jeder Art die Behandlung der ersten Wahl.

Außer Salbe in eine Wunde hineinzuschmieren, kann man hier wenig falsch machen, aber es sollten doch folgende Regeln beachtet werden:

Akute, also kurz dauernde und heftige Schmerzen sollten mit Eis, kaltem Topfen oder kühlenden Salben, Gelen oder Pasten behandelt werden, während chronische (lang dauernde, immer wiederkehrende) Schmerzen auf folgende Anwendungen positiv reagieren können:

Milde Wärmepackungen oder Einreibemittel (Lotionen, Rubrimente) oder Gele, die Menthol und andere ätherische Öle enthalten und dadurch auf die Haut stark gefäßerweiternd (durchblutungsfördernd), also wärmend wirken.

Medikamente

Medikamente verfolgen bei der Behandlung von Fußerkrankungen in der Regel folgende Ziele:

1. Entzündungshemmung
2. Schmerzbekämpfung
3. Durchblutungsverbesserung
4. Antibiose (Bekämpfung von Mikroorganismen bei Infektionen)

NSAR – nichtsteroidale (nicht kortisonhaltige) Antirheumatika (Medikamente gegen Rheumatismus)

Da rheumatische und vor allem degenerative Erkrankungen sehr viele Menschen betreffen, werden von pharmazeutischen Firmen große Anstrengungen unternommen, Medikamente zu finden, die bei bestmöglicher Wirkung möglichst wenige Nebenwirkungen aufweisen. NSAR basieren, wie der Name schon sagt, nicht auf Kortison.

Medikamente der älteren Generation wie Rheutrop®, Voltaren®, Brufen®, Parkemed® (und viele andere) aber auch das gute alte Aspirin®, und Seractil® und Xefo® (und viele andere) als neuere Entwicklungen verlangsamen die gesteigerten Stoffwechselvorgänge in der Zelle, dichten kleinste Gefäße ab und verhindern die Freisetzung von zellgiftigen Fermenten.
Sie wirken dadurch (jedes einzelne Medikament in unterschiedlichem Ausmaß) schmerzstillend, fiebersenkend und entzündungshemmend.

Leider weisen alle diese Medikamente auch unerwünschte Wirkungen auf. Besonders bei hoch dosierten und lang dauernden Therapien können Magen-Darm-Blutungen, Magengeschwüre, Zwölffingerdarmgeschwüre, Bluthochdruck, Leberschäden, Blutbildungsstörungen und auch Asthma auftreten.

Trotzdem sind diese Medikamente – vom Arzt verordnet, vernünftig dosiert und nicht zu lange eingenommen – wichtige Maßnahmen bei der Behandlung von akuten und chronischen abnützungsbedingten, rheumatischen sowie verletzungsbedingten Fußerkrankungen.

Noch ein Wort zur Acetylsalicylsäure (Aspirin®): Neben der allgemein bekannten Wirkung gegen Grippe und Fieber ist sie stark entzündungshemmend und schmerzstillend. 500 Milligramm entsprechen in der Schmerztherapie der Wirkung von zehn Milligramm Morphin.

Aspirin® ist in vielen Haushalten verfügbar, wirkt rasch und zuverlässig und ist ein sehr wertvolles Medikament.

Übersteigt die Tagesdosis 2 Gramm nicht, ist nicht mit schlimmeren Nebenwirkungen zu rechnen. Keine längeren Einnahmen ohne den Arzt zu fragen! In geringen Dosen von 50 bis 100 Milligramm (Thrombo-ASS®) schützt Acetylsalicylsäure vor Blutgerinnseln (Thrombosen).

Einige dieser Medikamente kann man auch als Infusion (Lösung, die langsam in eine Vene einfließt) verwenden. Sie können dabei mit anderen Medikamenten (Vitaminen, Schmerzmitteln, durchblutungsfördernden Mitteln, etc.) gemischt werden. Infusionen wirken deutlich intensiver als Medikamente, die man in Tablettenform zu sich nimmt.

NSAR lassen sich auch sehr gut mit Kortison mischen. Diese Präparate sind außerordentlich gut und rasch wirksam, werden aber wegen ihren möglichen Nebenwirkungen nur bei akuten und schweren Schmerzzuständen, zum Beispiel beim akuten Gichtanfall, eingesetzt. Die rote Ambenespritze ist mit dieser Kombination gefüllt.

Kortison

Schon das Wort Kortison verursacht bei manchen Patienten starkes Unbehagen. Dabei sind Korisonpräparate pharmazeutische Imitationen des natürlichen Hormons Glukokortikoid, das in der Nebennierenrinde vorkommt.

Kortison hemmt die Aktivität des Immunsystems und verhindert die Freisetzung von Zellgiften. Dadurch wirkt es antirheumatisch, entzündungshemmend und schmerzstillend.

Kortisonpräparate können erhebliche Nebenwirkungen haben und sind daher ausschließlich auf ärztliche Anordnung einzunehmen. Sie können Blutungen und Geschwüre im Magen-Darm-Trakt auslösen, den Blutdruck steigern, Knochenschwund bewirken, Zuckerkrankheit, verminderte Infektabwehr, Gefäßschäden, verminderte Ausscheidung von Wasser und Kochsalz (Cushing-Syndrom) oder psychische Störungen auslösen.

Kortison wird in der Rheuma-Behandlung nur dann eingesetzt, wenn nichtkortisonhaltige Antirheumatika nicht wirksam sind. Bei Langzeitbehandlungen mit Kortison steigt nicht nur die Anfälligkeit für Nebenwirkungen, es hat sich auch gezeigt, dass nach jahrelanger Kortisoneinnahme die entzündungshemmende Wirkung nachlässt und das Fortschreiten der Knorpel- und Gelenkzerstörung nicht verhindert werden kann.

Im akuten Rheumaschub ist ein so genannter „Kortisonstoß" sehr wirksam:
Die Stoßbehandlung dauert maximal drei Wochen und beginnt mit 25 Milligramm Prednisolon pro Tag (oder einem ähnlichen Präparat).
Die Dosis wird dann schrittweise herabgesetzt (zum Beispiel alle drei Tage halbiert). Die systemische Gabe (Kortison in Form von Tabletten oder Injektionen in den Gesäßmuskel) steht in der Behandlung von nichtrheumatischen Fußkrankheiten weit im Hintergrund, aber als lokales Therapeutikum (Infiltration = Umspritzung bestimmter Fußstrukturen, siehe Seite 72 f.) ist es unverzichtbar. Die dabei verwendeten Lösungen enthalten Kortison in Form kleinster Kristalle, die ihre Wirkung am Ort der Injektion entfalten und den Gesamtorganismus wenig belasten.

Chondroprotektiva (Knorpelschutz- oder Knorpelaufbaumittel)

Präparate wie Glucosamine und Chondroitinsulfat haben auch an den Gelenken des Fußes, insbesondere am oberen Sprunggelenk, wo viel Knorpelgleitfläche vorhanden ist und wo relativ große Bewegungsausschläge im Gelenk stattfinden, eine arthroseverbessernde, schmerzstillende Bedeutung als Zusatzmaßnahmen.

Sie werden peroral eingenommen (geschluckt) und haben neben ihrer guten psychologischen Wirkung einen bestimmten Einfluss auf den Gelenkstoffwechsel. Diese Präparate sind aber nicht in der Lage, den Gelenkknorpel wachsen zu lassen, sie verbessern nur seine Gleiteigenschaften und werden von der Sozialversicherung auch nicht bezahlt.

Hyaluronsäure: Dieses Medikament nimmt unter den Knorpelaufbaumitteln eine Sonderstellung ein, weil in sehr vielen hochwertigen, wissenschaftlichen Arbeiten – zum Unterschied von den anderen so genannten Chondroprotektiva – ihre Wirksamkeit in der Verbesserung der Gleiteigenschaften des Gelenkknorpels und der damit verbundenen Schmerzerleichterung nachgewiesen wurde. Die aus Hahnenkämmen oder synthetisch hergestellte Hyaluronsäure macht vermutlich den Gelenkknorpel zwar auch nicht dicker, sondern stimmt das Gelenkmilieu um, verbessert den Gelenkstoffwechsel, schmiert die Knorpeloberfläche und hemmt dadurch die Schmerzen in der Regel für 6 bis 12 Monate. Bei manchen Patienten scheint das Gelenk sogar für viele Jahre „geheilt" – ist jedenfalls für lange Zeit schmerzfrei und gut funktionstüchtig.
Die Präparate Hyalgan®, Hyalubrix®, Synocrom®, Synvisc® und andere werden im Abstand von ca. 1 Woche insgesamt fünfmal in das erkrankte Gelenk gespritzt. Die Menge von 2 Milliliter ist gering und wird allgemein gut vertragen. Selten verursacht das Mittel Nebenwirkungen wie lokale Schmerzen oder Gelenkschwellungen.

Diese Präparate werden am Fuß meist am oberen Sprunggelenk, seltener am Großzehengrundgelenk oder anderen Fußgelenken angewendet. Die österreichischen Krankenkassen haben seit 2005 generell aufgehört, diese Präparate zu bezahlen. Ein medizinischer Rückschritt!

Infiltration, therapeutische Lokalanästhesie, Neuraltherapie

Diese Therapien sind in der Behandlung der schmerzhaften Fußleiden von großer Wichtigkeit. Nur bei ganz wenigen Indikationen, wie z. B. bei bakteriellen Entzündungen (septische Arthritis, Osteomyelitis) dürfen Infiltrationen nicht verabreicht werden.
Infiltrationen (Umspritzungen) werden entweder mit einem Lokalanästhetikum (Mittel zur örtlichen Betäubung, schmerzstillend – Xyloneural®, Scandicain® und viele andere) oder bei stark entzündlichen Zuständen, (die allerdings nicht infektiös sein dürfen) auch mit einem Gemisch aus Lokalanästhetikum und Kortison (entzündungshemmend) durchgeführt.
Viele Patienten fürchten sich vor derartigen Behandlungen, weil sie meinen, dass die Stiche in den Knochen erfolgen. Dies stimmt natürlich nicht!
Die Infiltration erfolgt entweder in oder knapp unter die Haut (Quaddel), in oder

um ein entzündetes oder abgenütztes Gelenk (z. B. das obere Sprunggelenk), an erkrankte und entzündete Bandansätze. Bei Störungen in bestimmten Muskelfunktionsketten empfehlen sich Infiltrationen in so genannte myofasziale Triggerpunkte, also in die maximalen Schmerzpunkte der geschädigten Muskeln und ihrer Hüllen. Wie diese Punkte, an denen der größte Schmerz auslösbar ist, von Seiten der Neurophysiologie (Lehre von der Funktion der Nerven) zu erklären sind, und warum gerade dort und nicht an einer anderen Stelle der Schmerzpunkt zu liegen kommt, ist heute noch völlig unklar.

Tiefe Infiltrationen – z. B. damit man in Leitungsanästhesie in bestimmten Bezirken des Fußes Operationen vornehmen kann, aber auch aus Therapiegründen – erfolgen an und um Nerven, aber nicht direkt in die Nerven.
Bei gekonnter Technik ist die Schmerzbelastung für den Patienten minimal (eine Ausnahme ist die Infiltration des schmerzhaften Fersensporns) und die Infektionsgefahr nahezu Null: nach dem Einstich in die Haut wird der Hautstanzzylinder unter der Haut ausgespritzt – er könnte ja trotz Hautdesinfektion mit Bakterien kontaminiert sein – und erst dann wird die Nadel rasch und sicher an den gewünschten Punkt in die Tiefe geführt. Die Nebenwirkungsrate seitens der Medikamente, mit denen infiltriert wird, ist vernachlässigbar – also sind die Gefahren im Verhältnis

zum Nutzen, den eine gute Infiltration bringen kann, geradezu winzig!

Die Theorie der therapeutischen Lokalanästhesie oder Infiltration geht von zwei Wirkungsweisen aus:

1. Lokale Wirkung:

Das Lokalanästhetikum (LA) unterbricht die Schmerzleitung, dichtet kleinste Gefäße ab, wirkt antiallergisch, entzündungshemmend (bei Kortisonzusatz wird dieser Effekt noch deutlich verstärkt) und verhindert die Ausschüttung von Entzündungs- und schmerzsteigernden Gewebehormonen. Die lokale Injektion des LA in oder an eine gestörte Struktur bewirkt unter anderem auch eine geringere Anfälligkeit der schmerzleitenden Nervenfasern für Störungen – die Nervenendigungen lassen sich weniger leicht ärgern.

2. Reflextherapeutische Wirkung:

Wie die meisten der oben vorgestellten nicht operativen Behandlungsarten nützt vor allem die therapeutische Lokalanästhesie folgendes Prinzip aus: Durch Stimulation peripher befindlicher (oberflächlicher) Organe oder Strukturen lassen sich gestörte Regelkreise positiv beeinflussen. Die Infiltration erfolgt in so genannte Triggerpunkte: das sind Orte, die bei Druck (also bei Stimulation) Ausstrahlungsschmerzen und charakteristische Muskelkontraktionen auslösen. Oft sind es die Stellen des größten Schmerzes, die aber auch Fernwirkung haben.

Mit diesen beiden Wirk-Prinzipien lassen sich durch die therapeutische Lokalanästhesie nicht nur kurzzeitige, sondern auch sehr lang andauernde Effekte erzielen.

Es handelt sich dabei eben nicht – wie einige Patienten meinen – um bloße Vereisung schmerzhafter Stellen, die dann wieder zu schmerzen beginnen, wenn das LA nach etwa zwei Stunden seine Wirkung verliert.

Mit Infiltrationen lassen sich in günstigen Fällen – und unterstützt durch andere Therapiearten – manche Fußleiden heilen.

Die Neuraltherapie geht von der Annahme aus, dass durch Segmentbehandlung und Ausschaltung von Störfeldern normale Funktionen und Schmerzfreiheit wiederherzustellen sind.

Segmente (Orte der Erkrankung – bitte nicht mit Wirbelsäulen-Segmenten verwechseln!) und Störfelder (zum Beispiel Narben und eitrige Zähne) werden durch Injektion (Unterspritzung) von Lokalanästhetika (zum Beispiel Xyloneural®) behandelt.

Ist die Behandlung sehr erfolgreich, verschwindet der Schmerz in der Sekunde der Injektion (Sekundenphänomen nach Huneke). Erfolge der Neuraltherapie können sich aber auch erst nach Stunden oder sogar wenigen Tagen einstellen.

Die Neuraltherapie versteht sich als ganzheitliche Regulationstherapie.

Einige Beispiele für Infiltrationen:

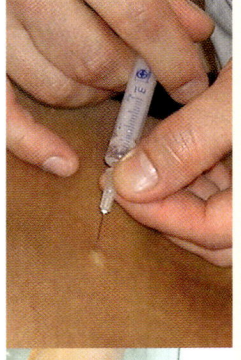

*Quaddel:
Ein kleines Depot des Lokalanästhetikums an bestimmte Punkte in oder knapp unter die Haut (geringer Aufwand – gute Wirkung).*

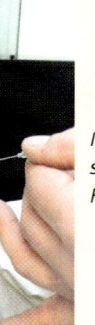

Infiltration des schmerzhaften Fersensporns.

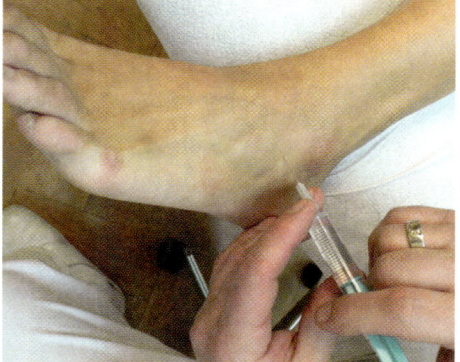

Infiltration des oberen Sprunggelenkes.

Komplikationen

In 0,03 % (also extrem wenig, so wenige Komplikationen gibt es bei fast keiner anderen semi-invasiven Therapie) kommt es bei Infiltrationen zu vorübergehenden Komplikationen wie Kopfschmerzen, Übelkeit, Blutergüssen, Infektionen, Gesichtsrötung bei Verwendung von Kortisonzusatz (Flush) und anderen.

Allergische Reaktionen treten mit den modernen Lokalanästhetika (nahezu) nicht auf.

Bandagen, Orthesen und andere Behelfe

Orthopädietechniker, Bandagistengeschäfte und sogar Drogeriemärkte, Kauf- und Versandhäuser bieten eine Fülle von mehr oder weniger guten orthopädischen Behelfen, wie vorgefertigte Schuheinlagen oder Knöchelstützen, die Fußprobleme lindern sollen, an.

Starre, fixierte Deformitäten, wie ein Hallux valgus oder fixierte Hammerzehen, können selbst durch den besten Behelf nicht erfolgreich wegbehandelt werden (wie manchmal angepriesen wird), sondern nur durch eine Operation.

Die Behelfe werden dann manchmal zum Korrekturerhalt für einige Wochen eingesetzt.

Am Vorfuß   Folgende Produkte der Firma Bauerfeind haben sich als sinnvoll erwiesen:

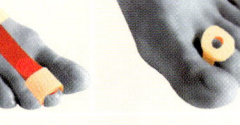 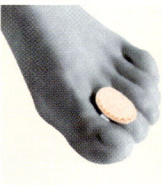 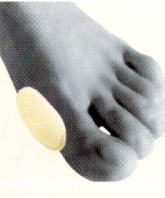 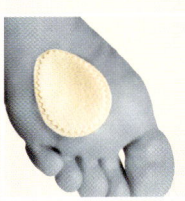

Hammerzehen-Korrekturbandage *Hühneraugen-Pflasterbinde* *Hühneraugen-Schutzpflaster* *Ballenschutz-pflaster* *Hornhautschutz-pflaster*

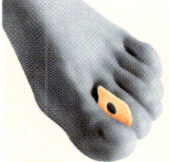 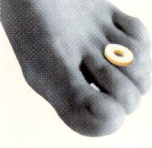 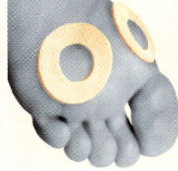 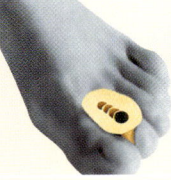 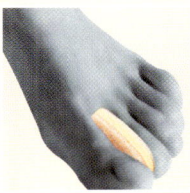

Hühneraugenring für den Zehen-zwischenraum *Hühneraugenring* *Hornhautschutz-ring* *Zehenspreizer aus weichem Paragummi* *Zehen aus Schaumgummi*

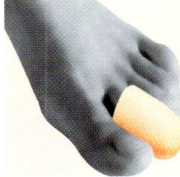 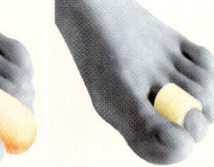 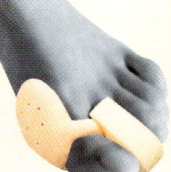 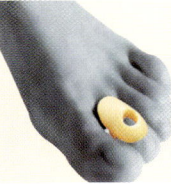 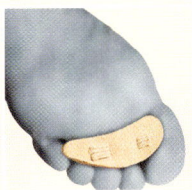

Zehenkappe aus Schaumstoff *Tubischaum* *Ballenbett* *Hammerzehen-schutz* *Zehenkissen*

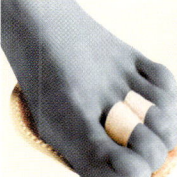 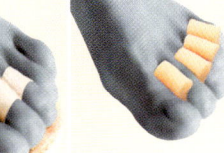 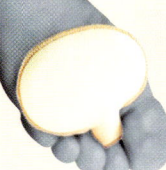 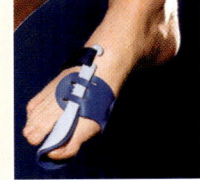

Zehenrichter *Zehenkamm* *Vorfußpolster* *Hallux-valgus-Nachtschiene:*

Für postopera-tive Behandlung nach Hallux-val-gus-Operationen, wenn der Opera-teur das Gefühl hat, dass die Kor-rektur nachbehan-delt werden muss.

Am Mittelfuß

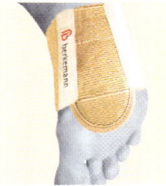 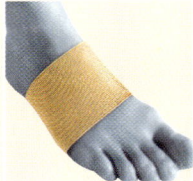

*Spreizfußbandage mit Pelotte, kann bei nicht operablen
Patienten Spreizfußbeschwerden lindern.*

Am Sprunggelenk

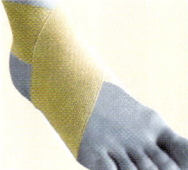 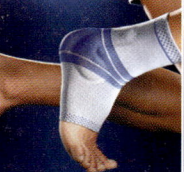 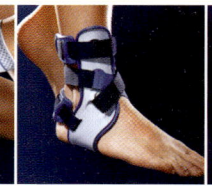 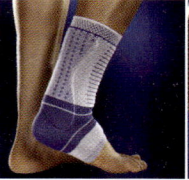 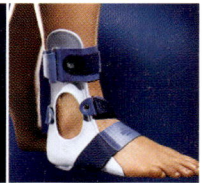

Kreuzbandage bei leichten Sprunggelenk- und Spreizfußbeschwerden.

Malleotrain für Verstauchungen (Distorsionen), Arthrose des oberen Sprunggelenkes, Bänderschwäche.

Malleoloc: Für Kapselbandschwäche, nach Bandrissen statt Operationen oder nach Operationen zur frühfunktionellen Nachbehandlung.

Achillotrain pro: nach Achillessehnenoperationen, bei Achillodynie (siehe Seite 157 f.) und Haglund-Ferse (Seite 152 f.).

Caligaloc: konservative Behandlung des Außenbandrisses, nach Operationen, sehr stabile Bandage.

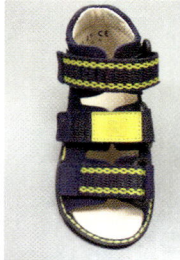 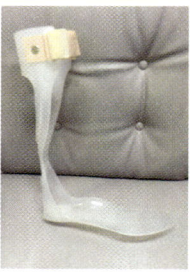

Antivarusschuhe *Peroneusschiene*

Obwohl es tatsächlich einige orthopädische Hilfsmittel gibt (wie abgebildet), die der Lage sind, Fußschmerzen und instabilitätsbedingte Probleme zu lindern, ist bei vielen vom Handel angebotenen Produkten zumindest Vorsicht am Platz. Den Facharzt fragen!

Manuelle Medizin, manuelle Therapie, Chirotherapie, Spiraldynamik, Osteopathie

Bei der manuellen Therapie legt – wie der Name schon sagt – der Behandler direkt seine Hände an den Patienten an. Im Idealfall sollte der Behandler ein speziell manuell-medizinisch ausgebildeter Arzt sein. Die manuelle Medizin wird in der Realität aber nicht nur von Ärzten, sondern auch von mehr oder weniger gut ausgebildeten Physiotherapeuten durchgeführt. Gegen gut ausgebildete manuell-medizinisch tätige Physiotherapeuten ist nichts einzuwenden, so lange sie sich auf die mit dem behandelnden Arzt abgesprochenen Mobilisationstechniken beschränken und von Manipulationen Abstand nehmen.

Mobilisation bedeutet, dass der Behandler ein bestimmtes Gelenk (dies kann auch ein Fußgelenk sein) in seine Endstellung bringt (zum Beispiel in die maximal mögliche Streckung) und dann durch kontrollierten Druck oder Zug versucht, einige Grade mehr an Bewegung zu erreichen, aber innerhalb des normalen Bewegungsausmaßes des Gelenkes zu bleiben.

Es gibt aber auch heilgymnastische Übungen, bei denen der Patient selbst in der Lage ist, seine Wirbelgelenke zu mobilisieren.

Manipulation bedeutet, das Gelenk ebenfalls in seine Endstellung zu bringen und es dann nicht mit einem kontrollierten Zug oder Druck, sondern durch eine rasche Bewegung über sein natürliches Ausmaß hinaus zu bewegen, dadurch die Gelenkkapsel zu dehnen und damit eine bessere Gelenkbeweglichkeit sowie ein normalisiertes Gelenkspiel zustande zu bringen.

Die Manipulation ist meist von einem hörbaren Knacken oder Krachen begleitet, das offenbar von der Verschiebung der Gelenkflüssigkeit von einem Kompartment (Gelenkabschnitt) in ein anderes herrührt.

Die Manipulation wird häufig im Volksmund fälschlicherweise „Einrenken" genannt. Das behandelte Gelenk ist aber weder ausgerenkt noch verrenkt (luxiert), sondern nur bewegungsblockiert.

Durch Mobilisation, also Bewegung des entspannten Gelenkes durch den Therapeuten innerhalb der normalen Gelenkbeweglichkeit (passive Gelenkbewegung an die Bewegungsgrenze, im physiologischen Bereich) und Manipulation, also kurzem Stoß mit Gelenkknacken aus völliger Entspannung in den paraphysiologischen Bereich (passive, kurzfristige Bewegung über die Bewegungsgrenze hinaus, große Vorsicht geboten!) können blockierte Fußgelenke wieder beweglich gemacht werden. Im Rahmen von akuten und chronischen Fußerkrankungen kann es aufgrund lokaler Gelenkstörungen, Schrumpfungen von Gelenkkapseln, aber auch auf Grund von reflektorischen Muskelverspannungen zu

Bewegungsstörungen und solchen Gelenkblockaden kommen, die durch manuelle Medizin positiv beeinflussbar sind. Der Stellenwert der manuellen Medizin ist am Fuß allerdings nicht sehr hoch, vielleicht auch deshalb, weil die manuelle Medizin vorwiegend an der Wirbelsäule angewendet wird – ich meine zu Unrecht, auch an den Füßen könnte durch ihren Einsatz viel Positives erreicht werden.

Abwandlungen der manuellen Medizin sind das so genannte „Unwinding" oder auch die Spiraldynamik, die vom Schweizer Arzt Christian Larsen als Therapiemethode eingeführt wurde.

Das Unwinding versucht durch „entwirrende" Bewegungen krankhafte Spannungen und Blockierungen aus erkrankten Füßen zu entfernen.

Die Spiraldynamik geht davon aus, dass Nabelschnur, DNS-Erbcode, Wasserwirbel und andere Naturerscheinungen spiralförmige Gebilde sind und dass daher auch die natürliche menschliche Bewegungsintelligenz spiralförmig ist.
Larsen hat daraus ein Bewegungs- und Therapiesystem entwickelt, das logisch klingt, gute Ansätze für das Training einer nicht krankmachenden Bewegung darstellt und das – angeblich – in der Lage ist, funktionelle Störungen an den Füßen, z. B. Spreizfußbeschwerden und Mittelfußschmerzen, erfolgreich zu behandeln. Das ist schwer belegbar, aber noch even-

tuell nachvollziehbar, allerdings können solche Störungen auch mit anderen (Bewegungs-)Therapien behandelt werden.

Die Spiraldynamik will selbst Deformitäten wie einen fortgeschrittenen Hallux valgus erfolgreich behandeln können, dies ist nicht nachvollziehbar und nicht wissenschaftlich belegt.

Osteopathische Techniken haben sich besonders auf das Lösen von „Strömungshindernissen" der drei Diaphragmen (Membranen) zwischen Kopf und Brustraum, zwischen Brust- und Bauchraum (Zwerchfell) und im Becken durch „Deblockierungen" der entsprechenden Wirbelgelenke an der Hals-, Brust- und Lendenwirbelsäule spezialisiert.
Zum Therapieerfolg gehört hier aber auch ein entsprechender Glaube des Patienten an die Methode.

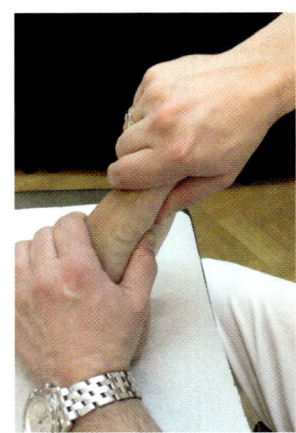

Beispiel für manuell-medizinische Technik zur Behandlung des Fußes.

Manuell-medizinische Techniken bergen aber auch gewisse Gefahren in sich: Leider hört man immer wieder von Patienten, dass sie von ihrem Masseur manuell-medizinisch behandelt wurden und danach ihre Beschwerden deutlich zunahmen.

Nicht angewendet werden darf die manuelle Therapie:

- ohne Röntgenbeurteilung (zum Ausschluss von Fehlbildungen, Abnützungen etc.)
- bei massiven Arthrosen, nach etwa dem 70. Lebensjahr – abnützungsbedingte Randzacken könnten abgerissen werden und Entzündungen verursachen, die „gnädigen" natürlichen Versteifungen könnten beschädigt werden. Daher bei betagten Patienten eher keine Manipulationen, sondern bestenfalls Mobilisationen!
- nach Fußverletzungen
- bei schweren Hauterkrankungen
- bei entzündlichem Rheumatismus und anderen schweren Entzündungskrankheiten oder Infektionen
- bei massiven Schwellungen
- bei schweren Durchblutungsstörungen (Thrombose, Arterienverschluss)
- bei instabilen Bändern

Manipulationen dürfen nicht zu oft (höchstens alle 6 Wochen) durchgeführt werden, weil sonst Instabilität entstehen kann.

Operative Behandlung des Fußes – Allgemeine Grundsätze

Operationsvorbereitung

Narkosefreigabe, Untersuchung durch den Facharzt für innere Medizin

Fußoperationen werden – je nach Größe des Eingriffs und Wunsch des Patienten – entweder unter örtlicher Betäubung oder in Allgemeinnarkose durchgeführt.

Eine örtliche Betäubung (Lokalanästhesie) ist eine sehr risikoarme und sehr schonende Methode der Schmerzausschaltung. Trotzdem benötigt man auch dafür gewisse Vorbereitungen:

Eine Blutuntersuchung zur Feststellung der normalen Gerinnungsfähigkeit des Blutes sowie der normalen Funktion der wichtigsten Organe wie der Leber, der Niere sowie des Immunsystems gehört zur Standard-Voruntersuchung.

Auch für eine relativ kleine Operation in Lokalanästhesie ist es notwendig, Medikamente, die blutverdünnend wirken (Aspirin®, Thrombo ASS®, Marcoumar®, Plavix® und ähnliche) mindestens eine Woche vor dem Eingriff abzusetzen.

Vor einer Operation in Allgemeinnarkose ist bei einem Patientenalter über 50 Jahre eine genaue Untersuchung und schriftliche Freigabe durch den Facharzt für innere Medizin notwendig, zumal viele Patienten, die sich einer Fußoperation unterziehen müssen, bereits ein hohes Lebensalter und eine umfangreiche Krankengeschichte aufweisen.

Wenn es sich nicht um eine akut notwendige Operation handelt, ist es am besten, Sie suchen den Facharzt für innere Medizin ca. zwei Wochen vor dem geplanten Eingriff auf. Er wird Ihr Herz, Ihren Blutdruck, Ihren Stoffwechsel, (Blutzucker, Cholesterin, Harnsäure, Nieren- und Leberfunktion) untersuchen und Sie, falls irgendwelche Erkrankungen vorliegen, behandeln. Jedenfalls werden Sie optimal auf die Operation vorbereitet.

Im Krankenhaus ist es die Aufgabe des Internisten, alle Maßnahmen zu setzen, dass die Operation und die postoperative Rehabilitation reibungslos und komplikationsfrei verlaufen. Falls notwendig, wird der Kreislauf mit Hilfe von Medikamenten gestützt, Ihr Magen geschützt (Operationsstress) und in jedem Fall wird das Thromboserisiko durch Injektionen minimiert (Heparin).

Zur internistischen Vorbereitung gehört es auch festzustellen, ob Infekte und Entzündungsherde vor der Operation ausgeheilt sind. Aspirin® und aspirinähnliche Medikamente (siehe Seite 79), die heute häufig zur besseren Durchblutung des Herzens und des Gehirns sowie als Thromboseprophylaxe verabreicht werden, müssen selbstverständlich auch bei Operationen in Narkose mindestens eine Woche vor der Operation abgesetzt werden, weil sie zu höherem Blutverlust führen könnten.

Die Antibabypille sollte – wenn so viel Zeit zur Verfügung steht – 4 Wochen vor der geplanten Operation abgesetzt werden, weil auch die niedrig dosierten Pillen das Thromboserisiko (Verstopfen einer Beinvene durch ein Blutgerinnsel = Thrombus) erhöhen.

Die Thromboseprophylaxe ist auch bei Fußoperationen sehr wichtig: Unbehandelt würden etwa 10 % der Patienten Thrombosen erleiden, bei der Behandlung mit Heparin-Injektionen sinkt die Rate unter ein Prozent!

Anästhesie, Narkose

Die örtliche Betäubung wird bei einem Eingriff in Lokalanästhesie meist vom Operateur selbst durchgeführt. Bei Risikopatienten (das sind Patienten mit sehr hohem Blutdruck, massivem Übergewicht, Herzproblemen, entgleister Zuckerkrankheit etc.) ist eventuell ein Anästhesist „standby", das bedeutet in Bereitschaft.

Die Lokalanästhesie wird mit einer Injektionsspritze verabreicht.

Der Operateur betäubt dabei zuerst die Haut und dann den Nerv, der das Operationsgebiet versorgt – diese Form der örtlichen Betäubung nennt man Leitungsanästhesie, weil der „Leitungsstrang" zum Operationsgebiet ausgeschaltet wird.

Der Arzt spritzt dabei das Lokalanästhetikum nicht direkt in den Nerv, sondern um ihn nicht zu verletzen, um den Nerv herum.

Ein Eingriff in Vollnarkose läuft folgendermaßen ab: Der Facharzt für Anästhesie und allgemeine Intensivmedizin (Anästhesist, Narkosearzt) sichtet im Rahmen des Narkosegespräches alle relevanten Befunde und wählt das optimale Narkoseverfahren, das Operationen ohne Schmerzempfindung ermöglicht.

Unter Allgemeinanästhesie oder Narkose wird ein schlafähnlicher Zustand verstanden. Die Patienten werden mit Medikamenten in tiefen Schlaf versetzt und bekommen zusätzlich stark schmerzstillende Substanzen verabreicht. Kreislauf und Atmung des Patienten werden vom Anästhesisten überwacht und gesteuert. Bei Eingriffen in Bauchlage, die bei den meisten Achillessehnen- und bei vielen Fersenoperationen üblich ist, wird ein Beatmungsschlauch verwendet.

Wenn Sie morgens Medikamente einnehmen müssen, sagen Sie dies bitte dem Narkosearzt im Rahmen des Anästhesiegespräches.

Bei ambulanten Eingriffen in Vollnarkose sind folgende Verhaltensregeln zur Sicherheit des Patienten einzuhalten:

Der Eingriff und die Nachwirkungen von Medikamenten und Betäubungsmitteln können vorübergehend die Reaktionsfähigkeit des Betroffenen herabsetzen.

Innerhalb von 24 Stunden nach dem Eingriff sollte der Patient nicht ohne Begleitperson am Straßenverkehr teilnehmen und keinesfalls selbst ein Fahrzeug steuern. Er darf nicht mit oder an gefährlichen Maschinen arbeiten. Es soll kein Sport betrieben werden. Bitte nur die verordneten Schmerz- oder Beruhigungsmittel nehmen und keinen Alkohol trinken!

Keine wichtigen Entscheidungen treffen (zum Beispiel Verträge abschließen oder Ähnliches)! In jedem Fall sollte der Patient nach dem Eingriff von einer erwachsenen

Achtung:

Sechs Stunden vor jeder Anästhesie darf nichts mehr gegessen und getrunken werden. Ausnahme: Die vom Arzt verabreichte Tablette zur Vorbereitung mit einem Schluck Wasser.
Am Operationstag dürfen Sie nicht rauchen, besser wäre es, auch am Tag vor der Operation nicht mehr zu rauchen!

Person abgeholt werden. Auch die Betreuung zu Hause sollte für 24 Stunden nach dem Eingriff durch einen Erwachsenen erfolgen. Im Haushalt sollte unbedingt ein Telefon vorhanden sein.

Operationstechnik

Wie geht der Arzt bei der Korrektur von Deformitäten, bei der Behandlung von Fußverletzungen oder bei der Entfernung von Weichteilgeschwülsten am Fuß vor? Was macht er mit der Haut, mit den Muskeln, den Sehnen und wie geht er bei den Knochen vor?

Weichteiloperationen und Weichteilkorrekturen (Hauteröffnungen, Hautplastiken, Tumorentfernungen, Sehnenverlängerungen, Sehnenverlagerungen)

Vor der Operation wird der Fuß dreimal mit einer desinfizierenden Lösung gewaschen, wobei auch die Zehenzwischenräume mit Tupferstreifen gereinigt werden. Manche Operateure bevorzugen die so genannte Blutleere, also ein Operationsgebiet, in das vorübergehend kein Blut gepumpt wird. Dies erreicht man durch eine Manschette am Knöchel, die mit Druckluft befüllt ist. Vor der Luftfüllung streicht man das Blut aus dem Fuß heraus oder wickelt es mit einem elastischen Band heraus.

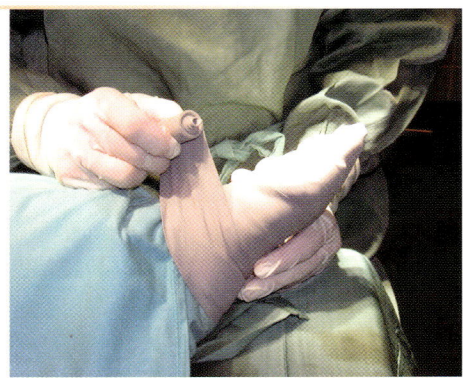

Mit der so genannten Esmarchbinde wird der Fuß für die Operation blutleer ausgewickelt und danach wird die Knöchelmanschette aufgeblasen.

Die Haut öffnet der Arzt mit einem scharfen Skalpell, wobei er bestimmte Richtlinien einhalten muss:

Der Schnitt sollte den so genannten Hautspaltlinien folgen, dies begünstigt einen glatten Wundverschluss ohne störende Narbenbildung und hilft die Gefahr der manchmal vorkommenden Narbenschrumpfung zu verhindern.

Bei Hautschnitten an den Zehen kann die Haut über den Gelenken sowohl längs als auch quer eröffnet werden.
Zehengrundgelenke der Zehen 2 bis 5 sollte man gerade passieren, denn geschwungene Schnitte können zu Narbenschrumpfungen führen, die später zu Aufbiegungen der dreigliedrigen Zehen im Zehengrundgelenk führen könnten und die Zehe könnte dann den Bodenkontakt verlieren.

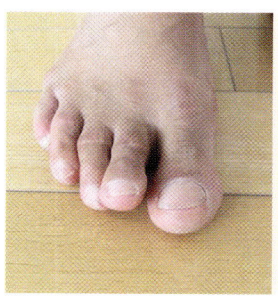

Narben-schrumpfung, Zehe hat keinen Bodenkontakt (Floating toe).

Am Großzehengrundgelenk ist diese Gefahr nicht so groß, hier kann man den Schnitt gerade oder geschwungen führen, meist wird hier die Außenseite oder die Oberseite des Gelenkes für den Hautschnitt verwendet.

Manchmal ist auch die Haut ein Teil von (meist angeborenen) Deformitäten oder Anomalien und muss plastisch-chirurgisch

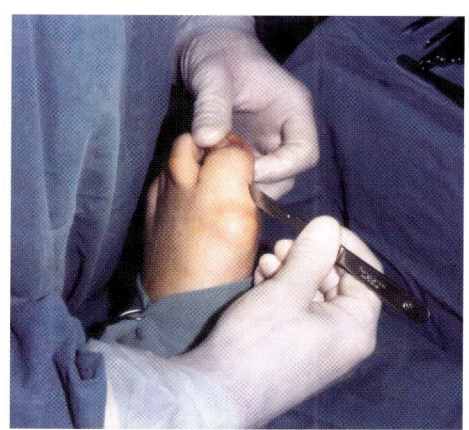

Übliche Schnittführung bei der Operation des Hallux valgus.

mitbehandelt werden. Dies geschieht durch so genannte Hautplastiken, die je nachdem, was sie erreichen sollen oder auch nach ihrer Form benannt sind. Man kann mit diesen Hautplastiken Länge gewinnen, um geschrumpfte Bezirke wieder zu normalisieren oder um zerstörte oder von Krankheiten befallene Hautbezirke mit „neuer" Haut zu bedecken.

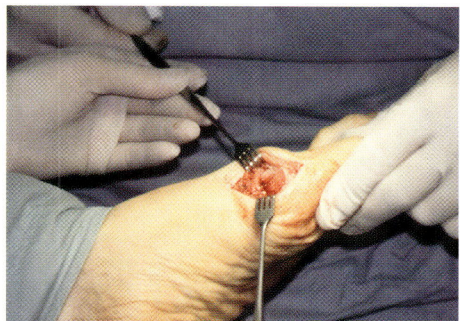

Eröffnung des Großzehengrundgelenkes. Dorsomedialer Schnitt zur Darstellung des I. Mittelfußköpfchens bei der Hallux-valgus-Operation.

Ist die Haut einmal offen, gilt es die unter der Haut befindlichen Gewebeschichten zu spalten oder zur Seite zu „präparieren". Das sind in erster Linie die im Fußbereich oft sehr dünne Fettschicht oder Muskeln, die entweder im Faserverlauf gespalten oder im Ansatz- oder Ursprungsbereich vom Knochen abgetrennt und beiseite gehalten werden.

Dazu verwendet der Arzt ein frisches Skalpell (also nicht das, mit dem er die Haut eröffnete), eine Präparierschere oder eine Präparierklemme. Damit werden die Schichten nicht geschnitten, sondern durch Spreizen des Instrumentes getrennt. Diese Methode ist sehr schonend und wird besonders dort angewendet, wo unter der Haut kleine Blutgefäße und Nerven liegen, die unbedingt geschont werden müssen. Muskeln trennt man vom Knochen entweder scharf mit dem Messer oder stumpfschabend mit dem so genannten Raspatorium (Schabeisen zum Abschieben der Knochenhaut).

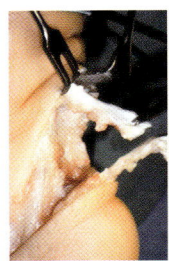

Z-Plastik der Achillessehne bei der Klumpfußoperation.

Um Deformitäten korrigieren zu können, ist es manchmal notwendig, Sehnen zu verlängern. Dies geschieht z-förmig: die zu verlängernde Sehne wird wie ein Z eingeschnitten, verlängert und entweder belassen oder vernäht.

Um eine Sehne an einer anderen Stelle des Fußes wirken zu lassen – und damit eine zu schwache, eine durch Lähmung ausgefallene oder ungenügend starke Sehne zu ersetzen, wird ein Teil einer anderen Sehne (oder die ganze Sehne) am Ansatz abgetrennt, an die gewünschte Stelle versetzt und im Knochen verankert. Diese Verankerung wird entweder mit Schrauben, Klammern, Nähten oder auch mit selbstauflösenden Ankern durchgeführt.

Knochenschnitte und Knochenverbund (Osteosynthese)

Nach Darstellung des zu schneidenden Knochens oder Knochenteiles müssen

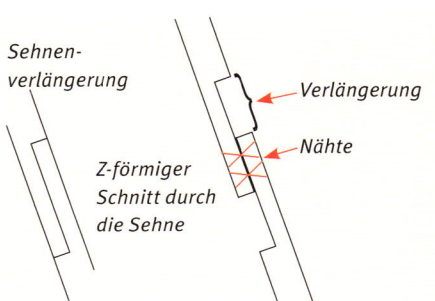

Sehnenverlängerung

Verlängerung

Nähte

Z-förmiger Schnitt durch die Sehne

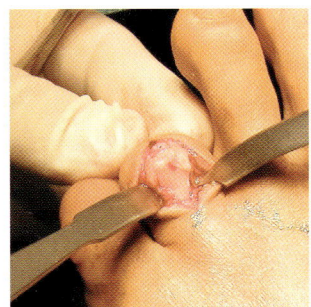

Haken schützen die Weichteile, besonders die Gefäß-Nerven-Bündel und erlauben das Arbeiten am Knochen.

vor dem Knochenschnitt die umgebenden Weichteile, also Muskeln und Sehnen, vor allem aber Nerven und Gefäße, mit speziellen Haken geschützt werden.

Der Knochenschnitt wird meist mit einer so genannten oszillierenden Säge durchgeführt. Diese Säge entwickelt beim Schneiden – besonders wenn man sie sehr schnell laufen lässt – eine große Hitze. Damit der geschnittene Knochen nicht Hitzeschäden erleidet, die die Wiedervereinigung

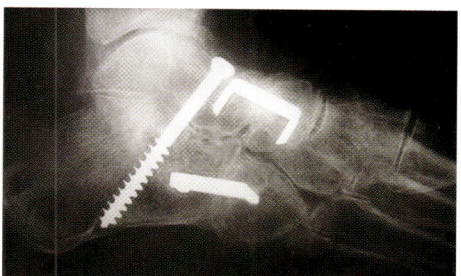

Osteosynthese, Knochenverbindung oder Knochenmontage, kann mit Platten, Schrauben, Klammern, Drähten oder anderem Material vorgenommen werden.

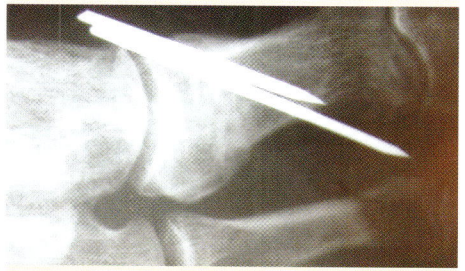

Osteosynthese mit Bohrdrähten.

der Knochenteile gefährden könnten, kühlt man beim Knochenschneiden das Sägeblatt mit sterilem Wasser.

Knochenschnitte werden meist zur Korrektur einer Fehlstellung durchgeführt. Man versetzt dabei einen Knochenteil in eine andere Lage oder entnimmt einen Keil, um die Knochenachse zu verändern.

Die Wiedervereinigung der Knochenteile erfolgt entweder mittels Schrauben, Klammern oder Drähten. Manchmal werden die Knochenteile so zugeschnitten, dass sie „tischlermäßig" aufeinander passen und ohne Fixation in ihrer korrigierten Position halten.

Nachbehandlung

Nach den meisten Zehenoperationen, sei es zur Korrektur von Hammerzehen, der des „Frostballens" mit Großzehenabweichung (Hallux valgus) oder der versteiften Großzehe mit starker Abnützung (Hallux rigidus) kann je nach angewendeter Operationstechnik der operierte Fuß meist zwar teilweise belastet werden, das Operationsgebiet selbst soll aber am besten möglichst entlastet werden.

Dies gelingt mit speziellen Vorfußentlastungsschuhen, die in der Regel zwischen 4 und 6 Wochen getragen werden.

Diese Schuhe haben einen oder zwei breite Riemen, die mit Klettverschluss zugemacht werden und dem operierten Fuß samt Verband und etwaigen Schwellungen ausreichend Platz bieten.

Man kann mit ihnen auf Grund der steifen, nach vorne aufsteigenden und etwas aufgebogenen Sohle einigermaßen gut gehen, ohne die operierte Großzehe zu überlasten, da sie das Körpergewicht auf die Ferse konzentrieren.

Manche Hallux-valgus-Operationen werden an der Mittelfußbasis durchgeführt (siehe Seite 101), sie werden wegen der langen Hebel trotz Knochenmontage (Osteosynthese) mit Schrauben oder kleinen Platten manchmal noch im Unterschenkelgips ruhig gestellt, wenn sie nicht unmittelbar belastungsstabil sind.

Weichteiloperationen wie Entfernungen gutartiger Geschwülste hingegen (Morton-Neurome, Hygrome etc.) bedürfen in der Regel keiner besonderen Entlastung, die Wunden werden meist mit einer sterilen (keimfreien) Wundauflage und einem selbstklebenden Verband versorgt.

Operationen im Rückfußbereich beinhalten meist Knochenschnitte und/oder Sehnenversetzungen, sie müssen im Gips für 6 bis 12 Wochen ruhig gestellt werden. Anschließend wird intensive Heilgymnastik zur Wiedergewinnung der Bewegung und zur Steigerung der Muskelkraft durchgeführt.

Eine besondere Nachbehandlung ist nach arthroskopischen Operationen im oberen Sprunggelenk vorzunehmen: Werden nur die Oberflächen des Gelenkes bearbeitet, genügt ein Klebepflaster und das Bein kann in wenigen Tagen voll belastet werden.

Wurde „in die Tiefe" gearbeitet, ist doch eine Entlastung für einige Wochen notwendig, verbunden mit intensiver Heilgymnastik zur Bewegungssteigerung und Wiedergewinnung der Muskelkraft.

Nicht vergessen darf man nach jeder Art von Fußoperation (die nicht mit Unterschenkelgips nachbehandelt wird), das operierte Bein – am besten bis über das Knie – zu bandagieren. Werden operierte Füße und Beine nach der Operation nicht – bis zu einer ausreichenden Mobilität und voller Belastung – bandagiert, droht Stau und Schwellung, was nicht nur die Wundheilung behindert, sondern auch die Neigung zu Thrombosen (Blutgerinnsel) in einer das Blut aus dem Bein abtransportierenden Vene (Ader) massiv steigert. Zusätzlich ist es obligat, das Bein während der Zeit der Immobilität durch ein Heparinpräparat, das täglich unter die Haut gespritzt wird, vor Blutgerinnseln zu schützen.

Die Nähte werden bei Weichteiloperationen im Mittel- und Rückfußbereich bei guter Wundheilung nach etwa 8 bis 10 Tagen entfernt, während sie nach Zehenoperationen – wegen der größeren Hautspannung – erst nach 10 bis 14 Tagen gezogen werden.

Postoperative Schmerzen und Schwellungen

Selbstverständlich unternehmen wir gegen die obligaten Schmerzen nach Operationen das Menschenmögliche:

Wir versuchen, so atraumatisch (schonend) und wenig belastend wie möglich zu operieren. Dadurch entstehen schon weniger Blutungen und weniger postoperative Schmerzen.

Jede Operation erzeugt andere Schmerzen, wobei Zehenoperationen eher schmerzhafter sind als viel größere Operationen, beispielsweise am Rückfuß.

Generell gehören aber Fußoperationen mit Ausnahme von arthroskopischen Eingriffen am oberen Sprunggelenk zu den eher von postoperativen Schmerzen belasteten Eingriffen. Dies deshalb, da alle Räume sehr klein sind und Schwellungen kaum Platz zum Ausbreiten vorfinden.

Ein weiteres Faktum ist:

Jeder Mensch hat eine andere Schmerzschwelle, das heißt, jeder empfindet einen Schmerz anders. Häufig staune ich, dass manche Patienten auch nach ausgedehnten Zehen- und Vorfußoperationen keinerlei Beschwerden äußern, während es auch vorkommen kann, dass fallweise hysterische Anfälle den ersten Verbandwechsel begleiten, wobei wir ohnehin vorsichtig den blutigen Verband ablösen, den wir vorher anfeuchten, damit er nicht an der Wunde kleben bleibt, was tatsächlich ärgere Schmerzen verursacht.

Eine weitere postoperative schmerzvermeidende Maßnahme ist das Nachspritzen eines lang wirksamen Lokalanästhetikums, unabhängig davon, ob in Lokalanästhesie oder in Vollnarkose operiert wurde. Eine weitere Maßnahme ist die Verwendung von feuchten antibiotikahaltigen Verbänden, die auf dem Weg des Kapillarzuges Blut aus der Wunde „herausziehen" und so die Schwellneigung herabsetzen.

Ist der Patient nach der Operation auf der Station angelangt, sollen rechtzeitig und in ausreichender Dosierung schmerzstillende Medikamente eingesetzt werden, also hoch wirksame Mittel spätestens dann, wenn der erste Schmerz einzusetzen beginnt.

Schwellungen treten nach fast jeder Fußoperation auf, wobei wieder die Enge der Räume, die schlechte Möglichkeit zum Ausbreiten und Abfließen von Flüssigkeit sowie die Tieflage des ganzen Fußes (und damit ein Flüssigkeitsstau beim Gehen, Stehen und Sitzen) die Schwellungen begünstigen.

Anders als beispielsweise am Knie können daher besonders bei Menschen, die zu geschwollenen Beinen neigen, Schwellungen auch nach kleineren Operationen wochen-, ja sogar manchmal monatelang bestehen.

Geeignete Maßnahmen gegen die postoperativen Schwellungen sind das strikte und gekonnte Bandagieren beider Beine bis zur Oberschenkelmitte oder das Tragen von (ebenso langen) Kompressionsstrümpfen.

Die so genannte Muskelpumpe wird mit heilgymnastischen Übungen aktiviert und hilft, das Bein und den Fuß zur Abschwellung zu bringen.

Unterstützend können Lymphdrainagen eingesetzt werden, wobei stets beide Beine behandelt werden müssen und die Therapiedauer nicht unter 30 Minuten liegen soll, 50 Minuten viermal pro Woche wären wünschenswert.

Weiters können in verzweifelten Fällen neben Kältepackungen und Beine-Hochlagern enzymatisch wirksame Medikamente eingesetzt werden, z. B. das Wobenzym®.

Häufige Krankheitsbilder des Fußes und ihre Behandlung

In diesem Teil des Buches werden die häufigsten Krankheiten des Fußes anschaulich beschrieben, leider ist es bei weitem nicht möglich und auch nicht sinnvoll, alle Erkrankungen zu erläutern. Der interessierte Leser wird aus dieser Übersicht trotzdem mit einiger Sicherheit die Erkrankung oder Deformität finden, die ihn betrifft oder über die er Auskunft erhalten möchte.

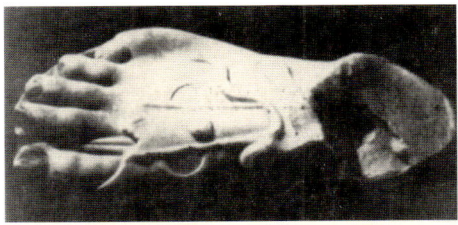

Antike Darstellung des Hallux valgus.

Hallux valgus
(Abweichung der Großzehe, „Überbein", „Frostballen")

Aus Geschichte und Kunst

Die Darstellung der Abweichung der Großzehe, Hallux valgus genannt, verbunden mit dem Hervortreten des ersten Mittelfußköpfchens (Pseudoexostose = scheinbares Überbein), im Volksmund „Frostballen" oder „Überbein" genannt (obwohl beides nicht zutrifft), tauchte in der bildenden Kunst bereits in der Antike im 7. Jahrhundert vor Christus auf.

Das Wort „hallux" kommt ursprünglich vom lateinischen „hallus", und das wiederum vom griechischen „hallesthai", was „springen" bedeutet.
Diese Erklärung gibt Kraus in seiner medizinischen Etymologie: „weil die große Zehe die zweite Zehe oft bedecke und gleichsam auf ihr springe" – also drückt das Wort „hallux" eine Fehlstellung der großen Zehe nach außen aus.

Oft kommen Patienten mit Beschwerden seitens einer abweichenden Großzehe und sagen, sie hätten einen „Hallux". Solche Patienten werden häufig von uns allzu gescheiten Ärzten belehrt, dass das Wort „Hallux" nur Großzehe heiße – und Großzehen zu haben ist ja durchaus normal.

Manchmal sagen wir dann, dass wir hoffen, der Patient hätte zwei halluces, also zwei Großzehen, und eben nicht nur eine.

Es stimmt zwar (auch), dass „hallux" Großzehe heißt, aber – wie oben schon erwähnt – im eigentlichen Sinn des Wortursprungs aus dem Griechischen „die bereits abweichende Großzehe" bedeutet. Die Patienten haben also mit ihrer Selbstdiagnose vollkommen Recht.

Griechen und später die Römer übernahmen ihr Schuhwerk (Hypodema genannt) von den Barbaren, benutzten es aber eher nur auf Reisen durch unwegsames Gelände, zur Jagd oder im Krieg, sonst gingen Römer und Griechen barfuß.

Griechische Hypodemata und römische Sandalen ähneln den heutigen Flip-Flops.

Von den Ägyptern übernommen und bis in die Spätantike verwendet, wurde bei den Hypodemata und römischen Sandalen stets die Großzehe durch einen Riemen von den übrigen Zehen getrennt. Dadurch wurde der Entstehung des Hallux valgus entgegengewirkt. Später wanderte der Riemen auch noch weiter zu den Mittelfußköpfchen, was der Entstehung des Spreizfußes entgegenwirkte – diesen „Bandageeffekt" des Schuhwerkes nützen auch heute noch gute (orthopädische) Schuhe.

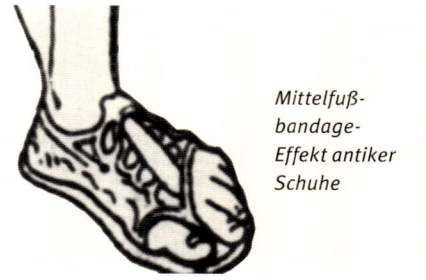

Mittelfuß-bandage-Effekt antiker Schuhe

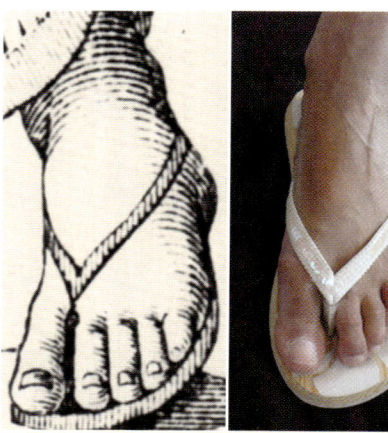

Hypodema   *Flip-Flops*

Entstehung des Hallux valgus

In der Regel ist eine Vielzahl von Faktoren für die Entstehung eines Hallux valgus verantwortlich. Wir unterscheiden „innere" und „äußere" Faktoren. Zunächst zu den inneren Faktoren:

In erster Linie scheinen Vererbungsfaktoren eine große Rolle zu spielen. Wir alle kennen die „Halluxfamilien", in denen die Großmutter, die Mutter und auch die

Töchter einen mehr oder weniger stark ausgeprägten Hallux valgus aufweisen. Der Erbgang kann aber auch rezessiv sein, das bedeutet, dass die Vererbung nicht alle Familienmitglieder betrifft, sondern manche Generationen auslässt und Sprünge macht.

Auch das weibliche Geschlecht ist ein Faktor. Wo der Erbfaktor aber sitzt, ist nicht bekannt, möglicherweise sind es Anomalien mancher Muskeln und Sehnen.

Weiters gibt es anatomische Gegebenheiten, die das Auftreten des Hallux valgus begünstigen (so genannte prädisponierende Faktoren) – beispielsweise ein so genannter ägyptischer Fuß, also ein Fuß, bei dem die Großzehe länger ist als die zweite Zehe.

Auch die generelle Bandlaxität, also das Vorhandensein von sehr weichen Bändern und Bindegewebe im ganzen Körper, begünstigt die Ausbildung von Spreizfuß und Hallux valgus.

Unter den äußeren Faktoren, die zur Entstehung des Hallux valgus führen können, sind an erster Stelle westliche Konfektionsschuhe zu nennen.

Spitze und oft zu kurze Schuhe drängen besonders eine lange Großzehe geradezu in die Valgusfehlstellung und stören durch „Einzwängen" des Fußes das notwendige ausbalancierte Sehnenspiel. Dies begünstigt die Entwicklung eines Ungleichgewichtes im Muskelzug, woraus in Verbindung mit anderen Faktoren ein Hallux valgus entstehen kann.

Zusätzlich scheint ein enger Schuh die mediale (innenliegende) Gelenkkapsel zu verletzen und damit den Zug des Musculus abductor hallucis zu schwächen (der die Großzehe wegführende Muskel – gemeint ist von der Fußmitte wegführend). Außerdem scheint sich durch den Schuhdruck auch der am inneren Teil des Mittelfußköpfchens befindliche Schleimbeutel chronisch zu entzünden. Die Entzündung schwächt die Kapselbänder, die die Großzehe dann nicht mehr in ihrer geraden Stellung halten können.

Weitere Ursachen der Entstehung des Hallux valgus können Verletzungen, Entzündungen wie Gicht, Rheumatismus etc. sowie neurologische Erkrankungen wie Poliomyelitis und Multiple Sklerose sein. Ebenso können Muskelerkrankungen zur Ausbildung eines Hallux valgus führen.

Wie geht nun die Fehlstellung anatomisch-pathologisch vonstatten, was geschieht also mit den Knochen, Bändern, Muskeln und Sehnen, wie entwickelt sich die Fehlstellung?

Dies zu wissen stellt natürlich die Grundlage für jede Wiederherstellung des Fußes dar.

Unabhängig von der Ursache kommt es zum Ungleichgewicht im Großzehengrundgelenk.

Die Abweichung der Großzehe entsteht durch eine bestimmte Form und Anordnung der Gelenke zwischen dem I. Mittelfußknochen, dem V. Mittelfußknochen und den Fußwurzelknochen, die ein Auseinanderweichen und Aufsteigen des I. und des V. Mittelfußknochens ermöglichen.

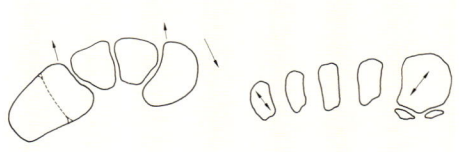

Vereinfacht gesagt entfernt sich durch Spreizfußbildung der erste Mittelfußstrahl weg von der Fußachse und das erste Mittelfußköpfchen verlässt die aus Kapsel, Sehnen und Sesambeinen gebildete „Pfanne", wodurch die Sehnen relativ gesehen zu kurz werden und die Großzehe zunehmend nach außen (weg von der Körpermitte, in den Valgus) ziehen.

Das erste Mittelfußköpfchen ragt nun durch die Zehensubluxation (teilweise Verrenkung) zur Fußmitte und wird zum „Pseudoüberbein" – Pseudoexostose.

Wenn der I. Mittelfußkopf seine Gelenkpfanne zur Mitte hin verlässt, werden die Sesambeinchen durch ein starkes Band beim II. Köpfchen gehalten und die Zehe wird durch den Sehnenzug der langen Seh-

nen und auch von kurzen Fußmuskeln zur Außenseite gezogen – der Hallux valgus entsteht.

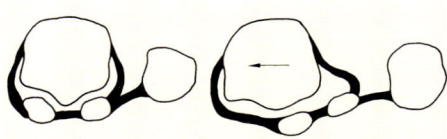

Das Köpfchen verlässt seine Pfanne. Ziel jeder Hallux-valgus-Operation ist es, das Gelenk wieder in seine ursprüngliche Stellung zu bringen.

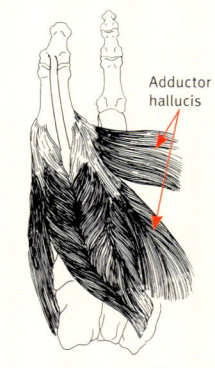

Adductor hallucis

Die Verkürzung des mächtigen Adduktor-Muskels führt zur Abweichung der Großzehe nach außen und zur Verdrehung der Zehe nach innen – abhängig davon, welcher der beiden Muskelköpfe mehr zieht.

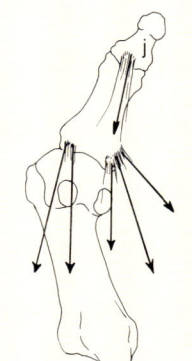

Kommt die Großzehe nur geringfügig aus ihrer Bahn, überwiegen die Muskeln, die sie nach außen ziehen.

Konservative Behandlung

Vielerlei Methoden wurden in der Vergangenheit angewendet, um die Großzehe gerade zu halten und um ihre Abweichung weg von ihrer natürlichen Bewegungsachse zu verhindern. Leider gelingt es mit keiner konservativen Behandlung, also ohne Operation, einen bereits vorliegenden Hallux valgus zu heilen oder auch nur sein Voranschreiten zu verhindern. Die Entstehung und den Fortschritt der Abweichung der Großzehe aufhalten zu können, gilt also allgemein mehr als fraglich.

Folgende Methoden können – aber kaum mit Aussicht auf Erfolg bei der Korrektur der Fehlstellung, wohl aber bei der Linderung von sekundären Beschwerden wie Schuhdruck und Gelenkschmerzen im Großzehengrundgelenk – versucht werden:

Hallux-valgus-Nachtschienen

Diese Spangen aus Kunststoff wurden 1958 von Thomsen eingeführt (Abbildung Nachtschiene siehe Seite 75). Sie eignen sich zur Stellungsverbesserung der Großzehe nach Operationen bzw. zum Halten des operativ erzielten Ergebnisses – obwohl es natürlich besser ist, wenn die Stellung der Großzehe bereits durch die Operation ideal ist, da die Nachbesserungen durch die Schienen meist nicht allzu viel helfen.
Als konservative Maßnahme bringen diese Behelfe meist nichts.

Einlagen

Schuheinlagen können die Stellung des ganzen Fußes verbessern und dadurch mittelbar die Fehlstellung der Großzehe positiv beeinflussen.

Was sie sehr gut können, ist es, die durch die Spreizung der Mittelfußknochen und durch die Fehlstellung der Großzehe sekundär, also nachfolgend entstandenen Beschwerden zu lindern.

Durch den so genannten Metatarsalpolster (in der Schnelligkeit sagen wir häufig nur Metapolster) werden überlastete und sich in den Boden und quasi durch die Fußsohlenhaut bohrende Mittelfußköpfchen aufgerichtet, angehoben und entlastet.
Schuheinlage mit Metatarsalpolster zur Stützung des Spreizfußes, der verschieden breit und hoch ausgeführt sein kann: siehe Abbildung auf Seite 54.

Um auf den betreffenden Fuß und seine Eigenheiten oder seine spezielle Erkrankung Rücksicht zu nehmen, kann eine Kopie- oder Bettungseinlage (siehe Seite 55 ff.) die Schmerzen unter den Mittelfußköpfchen, die durch den durchgetretenen Spreizfuß entstehen und der häufig Hand in Hand mit der Großzehenfehlstellung geht, lindern oder sogar gänzlich stoppen.

Ist das Großzehengrundgelenk nicht nur abgewichen oder durch eine sehr starke Abweichung teilweise verrenkt (subluxiert), sondern bereits abgenützt und entzündet (aktivierte Arthrose – Hallux valgus limitus oder rigidus), kann eine einfache oder doppelte „Rigidusfeder", die in die Einlage eingearbeitet wird, Abhilfe schaffen.

Besteht zusätzlich zum Hallux valgus eine Fehlstellung der gesamten Vorfußplatte oder des Rückfußes, kann die Einlage auch diese Gegebenheit berücksichtigen und durch Keile die entsprechende Deformität ausgleichen.

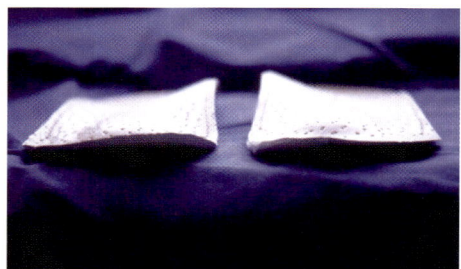

Kopieeinlagen von vorne. Das Längsgewölbe wird gestützt und die vom Spreizfuß überlasteten Mittelfußköpfchen werden entlastet.

Keile

Entsteht durch die Fehlstellung der großen Zehe ein Schuhkonflikt mit Blasen- und Schwielenbildung sowie Schmerzen, können so genannte interdigitale Schaumstoffkeile oder Zehenspreizer Erleichterung bringen.

Nimmt man diese Polster wieder weg, zieht es die Großzehe sofort in ihre Fehlstellung

hinein, so dass dauerhafte Korrekturen von diesen Behelfen nicht zu erwarten sind. Abbildung siehe Seite 75.

Polster

Ist der Knochenhöcker, nämlich die Pseudoexostose (innenliegender Anteil des ersten Mittelfußköpfchens, die auf Grund der Zehenabweichung am inneren Rand des Vorfußes entsteht) Anlass von Druckstellen und Schmerzen in Schuhen, können Abpolsterungen des Knochenvorsprunges selbst, oder – noch besser – am vorgelagerten Schaft des ersten Mittelfußknochens Abhilfe schaffen. Abbildung siehe Seite 75.

Schuhzurichtungen

Schuhzurichtungen können bei nicht operationswilligen oder nicht operationsfähigen Patienten helfen, wenn die Großzehe bereits über oder unter der zweiten Zehe zu liegen kommt, die Pseudoexostose und der Spreizfuß schon beachtliche Ausmaße angenommen haben und dadurch der Vorfuß nicht mehr in normale Schuhe hineinpasst.

Diese Patienten tragen dann ohnehin meist total ausgetretenes oder manchmal sogar selbst ausgeschnittenes Schuhwerk, in dem sich der deformierte Vorfuß seinen Platz „geschaffen" hatte. Der orthopädische Schuhmachermeister kann diesen

Raum in orthopädischen Spezialschuhen sogar recht ansehnlich und „verdeckt" herzaubern.

Bei der Arthrose im Großzehengrundgelenk helfen orthopädisch zugerichtete Schuhe mit einer verstärkten und versteiften Sohle die Bewegungen im schmerzhaften Gelenk beim Gehen zu vermeiden, indem die Abrollbewegung zusätzlich durch eine eingebaute Abrollwiege erleichtert wird.

Manche Behandler bekämpfen den Hallux valgus mit heilgymnastischen Übungen. Besonders eingehend beschäftigt sich die so genannte Spiraldynamik (siehe Seite 77) mit diesem Thema und will damit den Hallux valgus heilen, was zumindest bei fortgeschrittenen Formen weder denkbar noch dokumentiert ist.

Operative Behandlung

> **Erfolg jeder Hallux-valgus-Operation ist es, einen verschmälerten Fuß mit geraden, angepasst langen und funktionsfähigen Zehen zu erzielen.**

Natürlich ist es weder möglich noch sinnvolle, in diesem Buch die mehr als 150 bisher beschriebenen Operationsmethoden samt ihren Modifikationen zu zeigen.

Als frequenter (häufig tätiger) Operateur des Hallux valgus ist es ohnehin notwendig, nur 6 bis 7 Operationstechniken zu beherrschen, diese aber exzellent. In Abhängigkeit von der vorliegenden Deformität, dem Lebensalter, dem Aktivitätsniveau des Patienten und von der Erwartung an das zu erreichende Ergebnis muss der Operateur für jeden Fuß das optimale Verfahren oder eine Kombination aus verschiedenen Verfahren finden. Daher sollen nur die 7 wichtigsten Methoden Erwähnung finden:

Operation nach Mc Bride (und Modifikationen)

Diese Operation wurde erstmals 1928 von Mc Bride beschrieben. Er selbst hatte sie in 5 weiteren Publikationen (1935, 1952, 1954, 1963 und 1967) modifiziert und auch von anderen Autoren sind zahlreiche Weiterentwicklungen bekannt. Es handelt sich um eine reine Weichteiloperation, deren Einsatzgebiet sich auf flexible, also weiche Deformitäten mit nicht allzu großer Zehenabweichung und nicht allzu starker Auffächerung des Spreizfußes beschränkt. Allerdings werden einige der operativen Schritte, nämlich die Weichteilbalance der Sehnen und Muskeln, auch bei den meisten Knochenkorrekturoperationen angewendet – und hier liegt die eigentliche Wichtigkeit und Bedeutung dieser Methode.

Grundsätzlich erfolgt die Weichteilkorrektur der muskulären Fehlsteuerung der

Großzehe folgendermaßen (vielerlei Variationen sind möglich): Die störende Pseudoexostose (innerer Knochenüberstand) wird nach Eröffnung der medialen (innenliegenden) Gelenkkapsel entfernt. Danach wird die Kapsel lateral (außenseitig) eingeschnitten, denn dort ist sie geschrumpft – und zieht die Großzehe nach außen (laterales Release).

Danach wird die Sehne des Musculus adductor hallucis („der die Großzehe zur Fußmitte hinziehende Muskel", seine Verkürzung ist ein Hauptverursacher der Zehenabweichung) präpariert und an ihrem Ansatz an der Großzehenaußenseite abgetrennt. Dieser Ansatz wird dann am ersten Mittelfußköpfchen befestigt. Dadurch zieht dieser Muskel nicht mehr die Großzehe in die Valgusfehlstellung hinein, sondern man nützt seine Kraft dazu, den Spreizfuß zu verschmälern, was viele Vorteile hat – unter anderem auch die Verhinderung der Abweichung der Großzehe.

Die Nachteile dieser Operation sind die manchmal auftretenden Überkorrekturen – die Großzehe wird so weit korrigiert (durch einige Operationsfehler), dass sie in die andere Richtung zeigt (Hallux varus). Das ist eine schlimme Komplikation, die manchmal dazu führen kann, dass die Patienten Probleme beim Tragen von Schuhen bekommen und nochmals operiert werden müssen.

Die Operation nach Brandes (oder Keller-Brandes)

Dieses historische Vorgehen (Erstbeschreibung Keller 1904) kann immer noch nicht ganz verlassen werden. Bei dieser Operation entfernt man ein Drittel der Großzehengrundglied-Basis, sie ist also eine recht

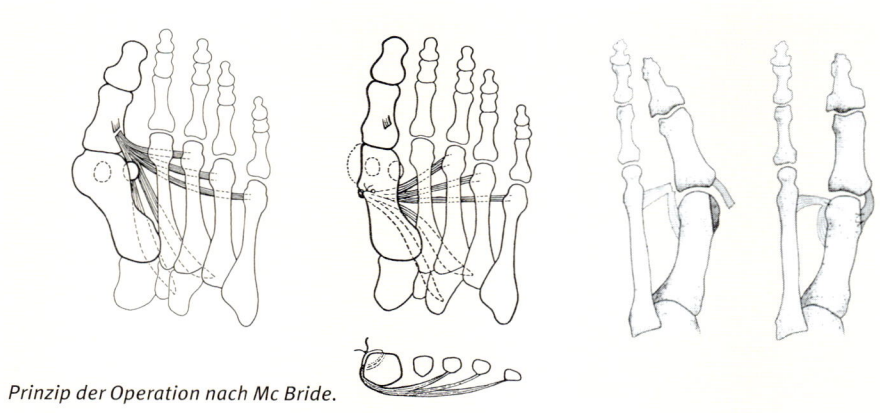

Prinzip der Operation nach Mc Bride.

destruierende (nicht schonende) Methode. Früher wurde sie jahrzehntelang als Standardmethode zur Therapie des Hallux valgus eingesetzt – auch ich habe noch ihren Großeinsatz während meiner Assistentenzeit erlebt.

Leider lieferte sie aber trotz zahlreicher Modifikationen nicht sehr zuverlässige Ergebnisse und ist heute zumindest bei noch einigermaßen intaktem Großzehengrundgelenk beim Hallux valgus weitgehend verlassen.

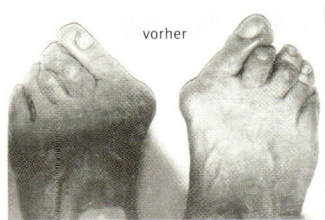

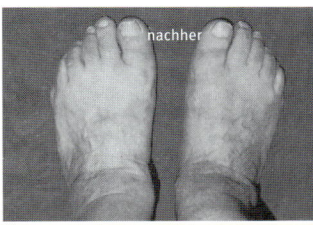

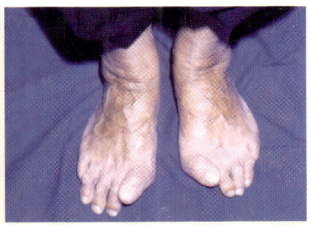

Ausgeprägter Hallux valgus, in den 1970ern mit OP nach Brandes behandelt.

Trotz aller Bedenken gibt es auch sehr gute Erfolge. Hier ein Ergebnis nach 20 Jahren.

Mit der Operation nach Brandes gelingen bei weitem nicht immer gute Ergebnisse. Diese Zehen wurden zu stark verkürzt, so dass sie keine Funktion mehr haben und wieder nach außen und nach oben stehen. Dies kommt einer funktionellen Amputation gleich. Die Brandes-Operation wird nur noch selten angewendet, andere neuere Operationen haben sie großteils ersetzt.

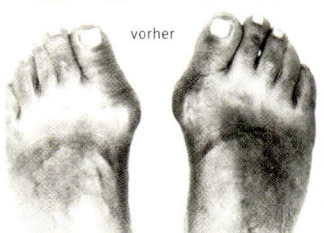

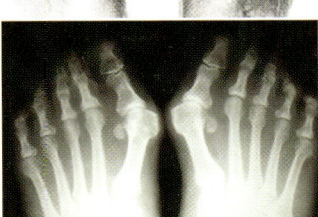

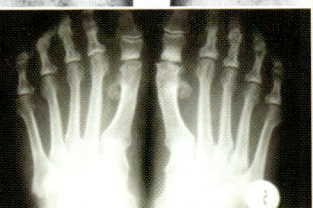

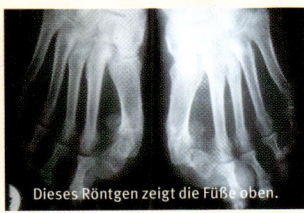

Sehr gutes 10-Jahresergebnis nach Brandes-Operation. Die Großzehe ist zwar etwas verkürzt, hat aber Bodenkontakt, ist gut beweglich und befriedigt auch kosmetisch.

Leider sind nach der Operation nach Brandes auch solche Ergebnisse keine Seltenheit.

Besteht aber eine Kombination aus Arthrose und Fehlstellung (Hallux valgus rigidus) und ist der Patient alt und wenig aktiv, ist diese Operation noch immer eine brauchbare Alternative, vorausgesetzt der Operateur bildet einen Kapsellappen und näht ihn zwischen die Knochenenden ein (Interpositionsarthroplastik), da ansonsten eine rasche Abnützung dieses Pseudogelenkes stattfindet.

Die so genannte Cerclage fibreux bringt das zur Fußmitte verrenkte I. Mittelfußköpfchen wieder in seine „Pfanne" zurück und der Vorfuß wird dadurch schmäler.
b) Die Gelenkkapsel wird außen eingeschnitten und innen gerafft.

Der Nachteil der Zehenverkürzung und der postoperativ sehr beweglichen Großzehe kann dabei sogar ein Vorteil sein: Man muss keine Knochenheilung abwarten und die vorher schlecht bewegliche Großzehe kann plötzlich frei bewegt werden.

Operation nach Austin oder Chevron (und Modifikationen)

Diese Operation ist eines der gängigsten und wichtigsten Verfahren zur Korrektur des Hallux valgus (Erstbeschreibung 1981).

Es handelt sich zunächst um die sparsame Abmeißelung des Knochenvorsprungs und danach um einen v-förmigen Knochenschnitt, der im Original 60 Grad nach

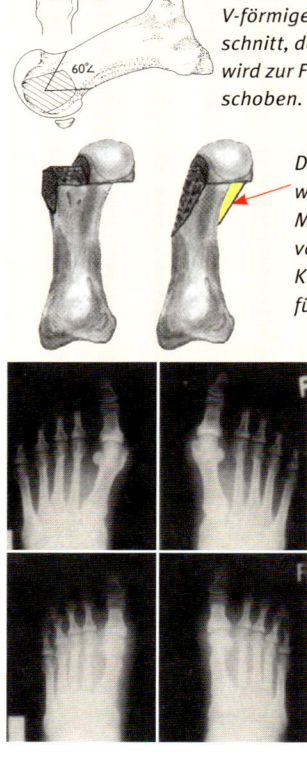

Operation nach Austin. V-förmiger Knochenschnitt, das Köpfchen wird zur Fußmitte verschoben.

Dieser Raum wird nach Monaten von vollwertigem Knochen aufgefüllt.

Röntgenbilder vor und nach einer Operation nach Austin mit sehr schöner Fußkorrektur.

Wegen eines Hallux valgus rigidus soll hier nicht nur die Abspreizung des I. Strahles korrigiert werden, sondern der I. Strahl auch mehr bodenwärts verlagert und zur besseren Beweglichkeit etwas verkürzt werden.

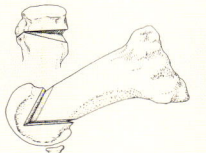 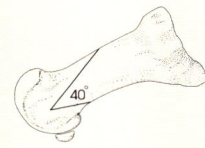

Will man das Köpfchen gleichzeitig zum Boden bringen, wird am oberen Schenkel noch ein Scheibchen entfernt.

Bei porotischem Knochen kann der obere Schnitt länger gestaltet werden.

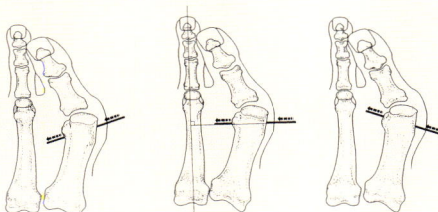

Je nachdem wie der Schnitt geneigt wird, kann verkürzt (links) oder verlängert (rechts) werden. Die mittlere Skizze zeigt einen Schnitt ohne Längenänderung.

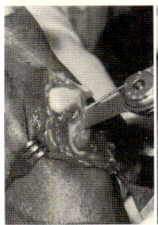 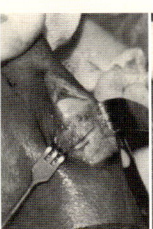 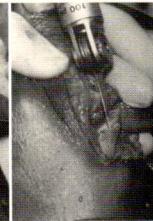

Der Knochenschnitt wird durchgeführt.

Das V ist geschnitten.

Das Köpfchen wird verschoben und der Überstand entfernt.

proximal (kopfwärts, zum Körper hin) offen ist. Das nun lose Mittelfußköpfchen wird mitsamt der Großzehe nach außen (lateral) verschoben und sowohl der Spreizfuß als auch die Zehenfehlstellung werden damit korrigiert. Das Köpfchen, das durch die Hallux-Bildung aus seiner Pfanne „herausluxiert" wurde, wird durch diese Operation reponiert (an seinen richtigen Platz zurückgesetzt).

Im Laufe der Jahre und mit der großen Verbreitung der Austin-Operation sind viele Modifikationen bekannt geworden: Der Winkel und auch die Schnittlänge können bei Bedarf zu unterschiedlichen Ergebnissen führen, es ist auch möglich, das Köpfchen mehr bodenwärts oder mehr nach oben gleiten zu lassen – je nachdem, wie die Knochenschnitte ausgeführt werden. Weiters ist es möglich, den ersten

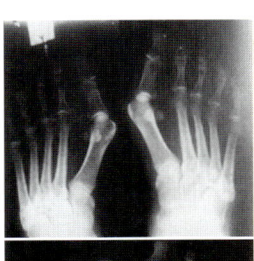

Mittelstarker Hallux valgus.

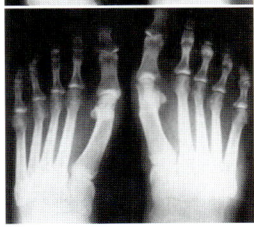

Korrekturen durch OP nach Austin.

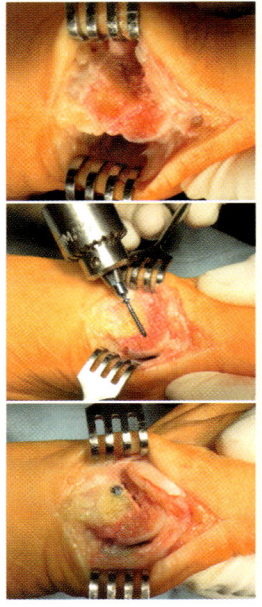

Das Scheibchen wurde entnommen und das Köpfchen 1. nach außen und 2. nach unten verlagert.

Fixationsschraube

Ergebnis

Knochenschaftbreite des 1. Mittelfußknochens verschoben und die Fixation durch „Einstauchen" erreicht.

Die Modifikationen wagen sich an sehr starke Verschiebungen – und damit auch an viel stärkere Zehenabweichungen, also an stärkere und schlimmere Deformitäten.

Diese Operationen brauchen dann eine innere Fixation. Sie wird durch Bohrdrähte oder Schrauben erreicht.

Außerdem kann die Operation nach Austin auch mit einem Weichteileingriff zur Zentrierung eines nicht kongruenten (übereinstimmenden) Gelenkes kombiniert werden.

Z-Osteotomie (nach Meyer-Scarf)

Bei diesem Verfahren wird der erste Mittelfußknochen z-förmig geschnitten.

Es ergibt sich dadurch die Möglichkeit, nicht nur den Winkel zwischen den beiden ersten Strahlen zu verringern, sondern

Strahl durch die Austin-Osteotomie – bis zu einem gewissen Grad – zu verlängern oder zu verkürzen. Im Originalverfahren wird das Köpfchen nur zu einem Drittel der

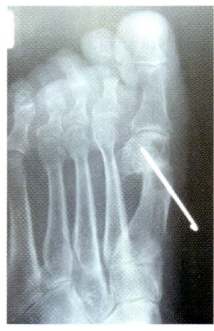

Damit es nicht zum Korrekturverlust kommt, wird bei Austin-Operationen mit größeren Korrekturen z. B. mit einem Bohrdraht fixiert.

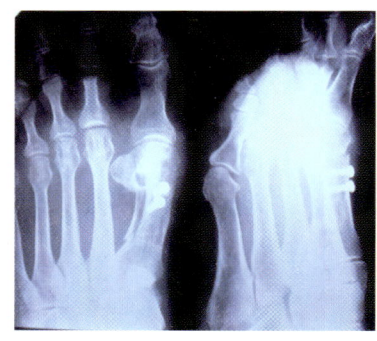

Z-Osteotomie

auch den Gelenkflächenwinkel des Groß-zehengrundgelenkes zu korrigieren. Diese Operation benötigt eine innere Fixation, meist mit zwei Schrauben.

Sie findet hier deswegen Erwähnung, da sie zurzeit recht populär geworden ist.

Ich persönlich halte sie für zu kompliziert und fehleranfällig und verwende sie des-halb nicht.

Basisosteotomie

Je länger eine Hallux-Deformität vorliegt, desto mehr wird durch Anpassungsvor-gänge der erste Strahl vom zweiten wegge-drückt.

Bei manchen Hallux-Deformitäten sind die beiden ersten Strahlen so weit voneinan-der gespreizt, dass weder eine Weichteil-operation allein, noch ein Austin oder eine Z-Osteotomie zum Erfolg führen würden.

In diesen Fällen ist es ab einem Intermeta-tarsalwinkel von 18 bis 20 Grad notwendig, die Korrektur an der Basis des ersten Mit-telfußknochens vorzunehmen.

Ziel dieser Operation, die immer mit einem Weichteileingriff am Großzehengrundge-lenk verbunden ist, ist es, die verrenkten (luxierten) Gelenkflächen wieder kon-gruent werden zu lassen und den ersten Strahl aus seiner massiven Fehlstellung nach innen (Metatarsus primus varus) wie-der zur Fußachse zurückzusetzen.

Dazu sind verschiedenste Techniken bekannt geworden:

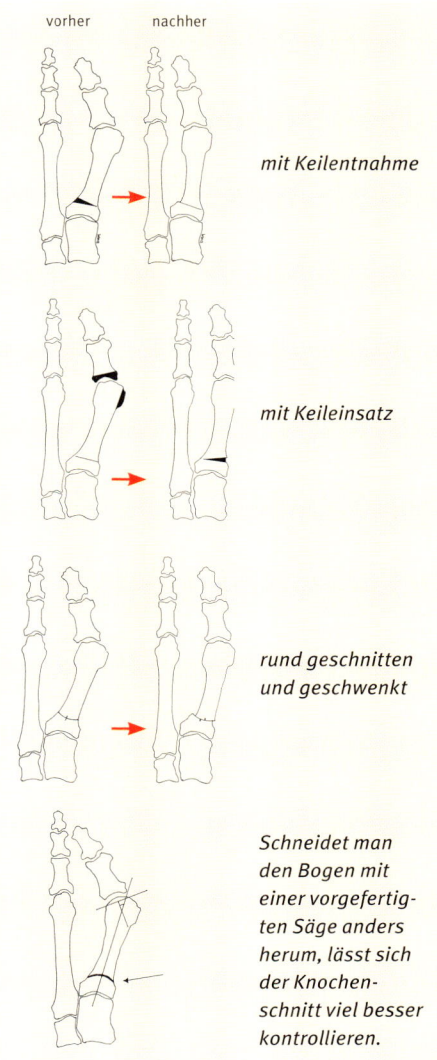

vorher   nachher

mit Keilentnahme

mit Keileinsatz

rund geschnitten und geschwenkt

Schneidet man den Bogen mit einer vorgefertig-ten Säge anders herum, lässt sich der Knochen-schnitt viel besser kontrollieren.

Ein Beispiel eines massiven Hallux valgus und seiner Korrektur:

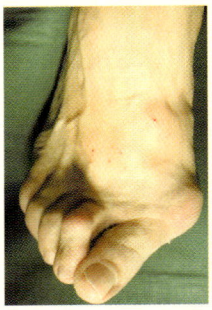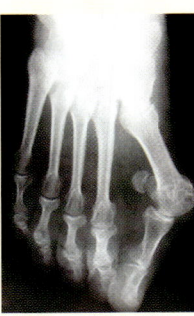

Links massiver, schmerzhafter Hallux valgus mit durchgetretenem Spreizfuß und Mittelfußschmerzen, rechts im Röntgen sieht man einen Intermetatarsalwinkel (zwischen dem I. und dem II. Strahl) von 28 (!) Grad.

Die Korrektur erfolgte mit einer Basiskeilosteotomie (Keilentfernung) und Fixation mit Bohrdrähten, zusätzlich wurde die Großzehe gerade gestellt (Akin), die Hammerzehe korrigiert und das II. Mittelfußköpfchen verkürzt.

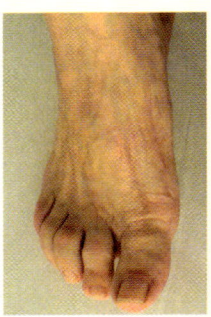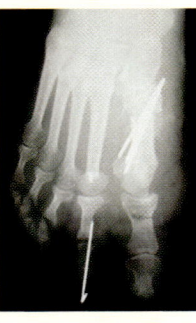

3 Monate nach dem Eingriff ist die Patientin schmerzfrei, gut gehfähig und auch das kosmetische Ergebnis ist einwandfrei.

Diese Operationen können meist nicht zugleich an beiden Füßen durchgeführt werden, da wegen der langen Hebel trotz ausreichender und fester Schrauben- oder Drahtfixation keine Belastungsstabilität vorliegt.

Die Nachbehandlung erfolgt in einer meist 6-wöchigen Entlastung, die entweder durch einen Unterschenkelgips, oder – bei gesicherter Mitarbeit des Patienten – mit einem Entlastungsschuh erzielt wird.

Arthrodese (Versteifung des Großzehengrundgelenkes)

Diese Technik steht bewusst am Ende des Operationsspektrums, sie ist eine Art „Fluchtweg der Halluxchirurgie", dennoch ist sie für besondere Fälle extrem wichtig und sollte von jedem Fußchirurgen einwandfrei beherrscht werden.

Bei der Arthrodese werden die Gelenkpartner miteinander verbunden, das bedeutet, dass das Großzehengrundgelenk versteift wird.

Dies klingt nach „nie mehr wieder ordentlich gehen können", ist aber ein Verfahren, das der Großzehe eine gute Abstoßkraft (wieder-) gibt, kosmetisch ansprechende Ergebnisse liefern kann und durch die Ausschaltung der durch die Arthrose schmerzhaften Bewegungen im Großzehengrundgelenk zuverlässig Schmerzfreiheit garantiert. Auch das Gehen und sogar Laufen ist nach dieser Operation auf Grund der guten Abstoßkraft kein Problem, es können also auch Leistungssportler mit dieser Technik operiert werden.

Man wendet diese Operation allerdings primär nur in Fällen schwerster Abweichung der Großzehe mit arthrotischer (durch Abnützung bedingter) oder rheumatischer (entzündlicher) Zerstörung des Großzehengrundgelenkes an. In diesen Fällen leistet die Arthrodese des Großzehengrundgelenkes unschätzbare Dienste, denn solche positiven Ergebnisse wären bei diesen schweren Erkrankungen mit keiner anderen Methode erreichbar.

Auch als sekundäre Rückzugs- oder Reparaturmethode – nach vorangegangenen operativen Fehlschlägen mit jeder anderen Methode – bietet diese Operation verlässliche Ergebnisse.

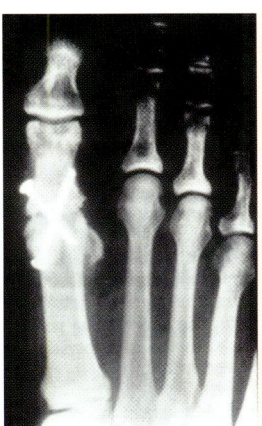

Arthrodese des Großzehengrundgelenkes mit 2 gekreuzten Schrauben.

Nachteil dieser Methode ist es naturgemäß, dass die Großzehe dauerhaft nicht mehr bewegt werden kann und dass daher die Höhe der Schuhabsätze nicht variierbar ist, man muss also immer gleich hohe Absätze tragen.

Ein weiterer Nachteil ist, dass die Großzehe in ihrem Winkel vom Operateur sehr genau eingestellt sein muss, da sonst Schuhprobleme auftreten: Die knorpeligen Gelenkflächen des Großzehengrundgelenkes werden bei dieser Operation entfernt, da sich sonst die Knochenenden des 1. Mittelfußstrahles und des Großzehengrundgliedes nicht verbinden würden – verschiedenste Techniken sind dazu möglich.

Der Chirurg sollte die Großzehe aber nur so gering wie unbedingt nötig verkürzen, außerdem muss er die Großzehe bei Männern in ca. 15 Grad und bei Frauen in ca. 20 Grad Extension oder Streckung („aufgestellt") fixieren, da Frauen generell höhere Absätze tragen und mit der aufgestellten Großzehe das Abrollen erleichtert wird.

Zur Fixation werden diverse Schrauben, Drähte und sogar Platten verwendet, ich halte sowohl 2 gekreuzte Bohrdrähte als auch 2 gekreuzte Schrauben für sinnvoll und Erfolg versprechend. Die Rate der zufriedenen Patienten beträgt bei der Arthrodese 95 %, wobei das Ergebnis möglicherweise wegen des großen Leidensdruckes vor der Versteifung so gut ist.

Operation nach Lapidus

Diese Versteifung des Gelenkes zwischen der Basis des I. Strahles und dem inneren Keilbein (Arthrodese des Cuneiforme mediale-Metatarsale I Gelenkes) ist bei Instabilität des I. Mittelfußknochens in diesem Gelenk notwendig (selten). Man muss also schon bei der Untersuchung des Fußes daran denken, dass es diese Instabilität geben kann.

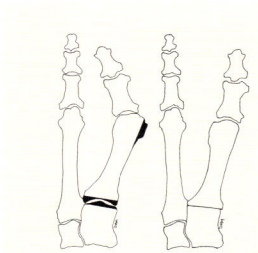

Operation nach Lapidus

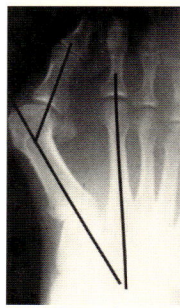

Der IM-Winkel (intermetatarsal) und in zweiter Linie der HV-Winkel (Hallux valgus) sind neben anderen Kriterien wichtige Größen um zu entscheiden, welche Operationsmethode die richtige ist.

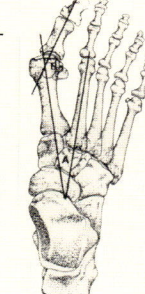

Intermetatarsalwinkel und Hallux-valgus-Winkel

Algorithmus der individuellen Hallux-valgus-Therapie

Der Hallux valgus wird am besten deformitätsgerecht operiert, wobei durchaus einige der Methoden miteinander kombiniert werden können:

■ Besteht ein inkongruentes Großzehengrundgelenk (siehe links unten), muss ein Weichteileingriff (laterales = außenseitiges Lösen der verkürzten Muskeln und der geschrumpften Kapsel, wie bei Mc Bride, und mediales = innenseitiges Raffen, Cerclage fibreux) das Grundglied wieder auf das I. Köpfchen zurücksetzen.

■ Intermetatarsaler Winkel bis 18 (max. 20) Grad: Austin.

■ Intermetatarsaler Winkel über 18 bis 20 Grad: Basisosteotomie.

■ Besteht ein verkippter Gelenkwinkel von mehr als 10 Grad: korrigieren.

■ Besteht ein hypermobiler I. Strahl (mit krankhaft gesteigerter Beweglichkeit): Lapidus.

■ Besteht ein interphalangealer Hallux valgus (Abweichung am Grundglied der Großzehe, siehe Seite 112): Akin.

■ Bei schwerer Arthrose evtl. Brandes (oder seine Modifikationen) oder Versteifung (Arthrodese).

Eigene Technik

Während der mittlerweile 22 Jahre, in denen ich Fußchirurgie betreibe (wobei man die ersten 3 – 4 Jahre der Ausbildung abziehen muss, da der echte Durchblick für das Wesentliche noch fehlte, zumindest war das bei mir so – ich will also in der Einzahl sprechen), bin ich immer mehr zu der Ansicht gelangt, dass all die gängigen Operationen zur Korrektur des Hallux valgus mich und meine Erwartungen an das Ergebnis nicht gänzlich befriedigten.

Schon allein die riesige Anzahl von mehr als 150 Operationstechniken und Modifikationen spricht dafür, dass es vielen meiner Kollegen in der Vergangenheit ähnlich ging und auch jetzt noch ähnlich geht, und dass deswegen ständige Verbesserungen stattfinden und häufig über Neuentwicklungen oder Modifikationen bestehender Techniken nachgedacht und berichtet wird.

Jedenfalls habe ich in meinem schon relativ langen Orthopädenleben so manche Einführung einer Verbesserung der Operationstechnik miterlebt und sie alle funktionierten – mehr oder weniger – nach einem bestimmten Muster: Anfängliche Skepsis der Gemeinde der Fußoperateure. Dann Euphorie und starke Verbreitung der Methode, danach irgendwann erste kritische Stimmen, dann wird die Methode verteufelt und bei jedem Kongress übertrifft man sich, ihre Nachteile aufzuzeigen, die Methode gerät in Vergessenheit. Nach

Jahren wird sie wieder ausgegraben, weil so schlecht ist sie ja doch nicht gewesen, jetzt tauchen zufriedenstellende Studien einiger Autoren auf, bei denen sie (eher inoffiziell) „überlebt" hatte – und dann wird sie später in einer Frequenz angewendet, die ihr wahrscheinlich „zusteht", weil die Methode weder hervorragend noch ganz schlecht ist – man muss eben nur herausfinden, für welchen Patienten mit welcher Deformität oder Art des Hallux valgus sie tatsächlich geeignet ist.

Über die Jahre habe auch ich fallweise über neue Operationstechniken nachgedacht und daran getüftelt – was zunächst zur Entwicklung einer sehr dicken Schraube führte, die mit einem winzigen Hautschnitt zu implantieren war (minimal invasiv) und sehr stabil die Knochen vereinigte (sofort belastbar, siehe Abb. Seite 137).

Die damit operierten Patienten waren recht zufrieden – nur ich war es nicht so wie ich es sein wollte, so dass ich diese Methode wieder einstellte und gängige Methoden verwendete.

Seit etwa 3 Jahren reifte jedoch eine Modifikation zweier bestehender Methoden unter Verwendung neuer Implantate in mir, so dass ich jetzt doch wieder – nach zahllosen schnellen, abendlichen Kritzeleien von Blitzideen, die teilweise wieder verworfen und neu überdacht wurden und wohlüberlegten und langwierigen Skizzen – ein neues Implantatsystem entwickelt habe, mit dem es möglich ist, nicht nur den Hallux valgus, sondern auch Hammerzehen und Mittelfußschmerzen zu behandeln. Den Teil des Systems, der den Hallux valgus betrifft, werde ich in diesem Kapitel vorstellen, die anderen Teile in den entsprechenden Kapiteln „Hammerzehen" und „Spreizfuß".

Den Kern meiner Überlegungen bildete die operative Korrektur des Hallux valgus, die 1928 von Mc Bride erstmals beschrieben wurde und in der orthopädischen Literatur große Beachtung fand, da sie nicht nur von Mc Bride selbst, sondern von vielen anderen Kollegen zahlreichen Modifikationen unterworfen wurde und in ausgewählten Fällen auch heute noch von einigen Fußchirurgen angewendet wird.

Diese Operationsmethode basiert darauf, dass die (geschrumpfte und verkürzte) Sehne jenes Muskels (Musculus adductor hallucis), der – in Verbindung mit anderen Faktoren – die Abweichung der Großzehe verursacht und verstärkt, an eine andere Stelle transplantiert wird, also an einen Ort versetzt wird, wo sie die Großzehe nicht nur nicht noch mehr abweichen lässt, sondern auch den Vorfuß verschmälert (also dem Spreizfuß entgegenwirkt) und dadurch zusätzlich die Zehe indirekt in die richtige Richtung zieht – nämlich an das erste Mittelfußköpfchen.

Sowohl bei der Originalmethode von Mc Bride als auch bei den vielen Modifikationen sind die Transplantation und vor allem die Befestigung der Adduktorsehne am ersten Mittelfußköpfchen schwierig und unsicher.

Nachdem dies keineswegs einfach durch-

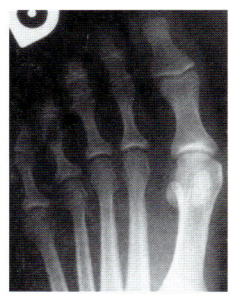

Milder, aber störender HV.

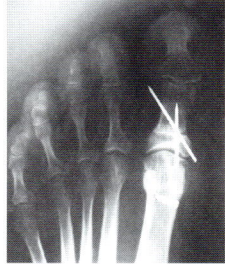

Unmittelbar nach der Korrektur mit eigener Technik, zusätzliche Bohrdrähte für Zehenkorrektur (Akin).

zuführen ist und außerdem einige Autoren über die postoperative Entwicklung eines Hallux varus (das ist die Abweichung der Großzehe in die andere Richtung, also zur Mitte – eine schlimme Komplikation – Abb. Seite 119) berichteten, bedienen sich heute nur noch wenige Operateure dieser Methode.

Nachdem es mir aber sehr logisch erscheint, den „Motor" der etwas Schlechtes verursacht, dazu zu verwenden etwas Gutes zu tun, suchte ich nach einer Möglichkeit, diese Methode zu vereinfachen:

Nach wie vor muss die Adduktorsehne an ihrem Ansatz an der Außenseite der Großzehe unter Erhaltung ihrer vollen Länge abgetrennt werden (mit etwas Übung gelingt dies jedem Operateur leicht). Danach wird in ihr ein dicker, selbstauflösender (resorbierbarer) Faden befestigt. Anstelle des schwierigen Einnähens in die mediale (innenseitige) Gelenkkapsel wird die Sehne mittels des Zugfadens in einen Kanal eingezogen, der vorher hinter das 1. Mittelfußköpfchen in den 1. Mittelfußknochen gebohrt wurde.

Bevor die Sehne im Knochenkanal mit einer eigens dafür entwickelten, 4 Millimeter starken Interferenzschraube (klemmt die Sehne fest im Kanal ein) befestigt wird, verschmälert man durch manuelle Annäherung des 1. zum 2. Mittelfußknochen den Spreizfuß.

Diese Operation kann ihrerseits – bei Bedarf und noch nicht zufriedenstellender Korrektur – mit einer gelenknah geschnittenen Austin-Operation oder mit einer Basisosteotomie und natürlich auch mit dem Akin für den Hallux valgus interphalangeus (siehe S. 112) kombiniert werden.

Nachbehandlung

Unmittelbar nach der Operation spritzen wir um die Wunde herum ein lang wirksames Lokalanästhetikum, um die post-

operativen Schmerzen möglichst hintanzuhalten. Auf die frisch verschlossene Wunde legen wir feuchte, mit Antibiotika getränkte Verbände, die erstens antiseptisch wirken und zweitens durch Kapillarwirkung Flüssigkeit aus der Wunde ziehen und damit Schwellungen entgegenwirken und die Heilung beschleunigen.

Darüber wird ein halbelastischer, selbstklebender Verband gewickelt, mit dem eine ideale, eventuell leicht überkorrigierende Stellung der Großzehe gehalten werden kann, ohne die Blutversorgung zu stören.

Postoperativ ist eine Röntgenkontrolle notwendig, das Ergebnis muss dokumentiert werden.

Bei den meisten Operationen können die Patienten bereits am Operationstag kurz aufstehen um die notwendigsten Wege – zur Toilette und ins Bad – zu erledigen. In der Regel kann der Patient am Operationstag in häusliche Pflege entlassen werden, vorausgesetzt eine adäquate Pflege ist gewährleistet.

Die Patienten benützen für die ersten 4 bis 6 Wochen einen so genannten Vorfußentlastungsschuh, der eine steife Sohle besitzt und den Fuß mehr auf der Ferse belasten lässt. Die Klettverschlüsse bieten auch dem dicksten Verband genug Platz.

Die Verbände werden am ersten oder zweiten Tag nach der Operation gewechselt, danach bei Bedarf, also wenn sie durch-

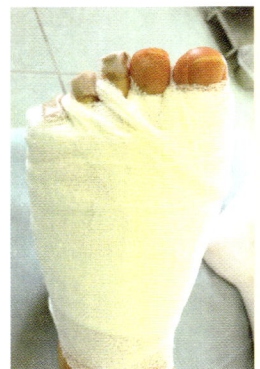

Verbandstechnik für Korrekturen des Vorfußes, jede einzelne Zehe kann in ihrer Stellung noch beeinflusst werden.

geblutet sind oder bei Beschwerden. Zwischen dem 12. und 14. Tag nach der Operation werden die Nähte entfernt und danach die Verbände nur alle 2 Wochen gewechselt. Nach 4 bis 6 Wochen können in der Regel die Verbände weggelassen werden und die Füße sind bereit für das lang ersehnte Bad. Zu dieser Zeit zeigt ein weiteres Röntgen den Fortschritt der Knochenheilung. Nach erfolgtem „Knochendurchbau" ist der Fuß belastbar. Allerdings ist frisch geheilter Knochen noch eine gewisse Zeit plastisch, deshalb sollten Knochensynthesen ohne innere Fixation (z. B. Schrauben) erst nach 3 bis 4 Monaten stark belastet werden. Selten treten noch nach etwa 2 bis manchmal sogar 6 Monaten (je nach Methode und Patientengewebe) Schwellungen im Vorfußbereich auf, die das Tagen normaler Schuhe erschweren.

In der Regel können beide Füße in einer Sitzung operiert werden, dann sollten die Patienten einige Tage im Krankenhaus bleiben. Ausnahmen sind die Basisosteotomie und die Arthrodese. Diese Verfahren brauchen nämlich auf Grund der starken Hebelkräfte, die das Ergebnis und eine einwandfreie Knochenheilung stören würden, eine vollständige Entlastung, entweder mit einem Entlastungsschuh oder mit einem Gipsverband. Während der Zeit der Entlastung ist die Thromboseprophylaxe mit einem Heparinpräparat notwendig. Dieses Mittel (Fraxiparin®, Lovenox® und andere) kommt in Fertigspritzen oder „Pens" (also „Bleistifte", die als schmerzloser „Schussapparat" eingesetzt werden) zur Anwendung und wird täglich vom Patienten selbst unter die Haut gespritzt. Diese Spritzen sind sehr einfach zu handhaben.

Arbeitsfähigkeit

Büroarbeiter können bei vorhandener Möglichkeit, den operierten Fuß im Büro hochzulagern und nicht allzu anstrengendem Transport zum Büro bereits nach wenigen Tagen arbeiten.

Umgekehrt benötigen Schwerarbeiter etwa 2 bis 3 Monate um problemlos alle Anstrengungen, eventuell mit schwerem Schuhwerk, meistern zu können.

Sportfähigkeit

Schwimmen ist bereits kurze Zeit nach Verbandabnahme möglich und fördert zudem die weitere Heilung, also etwa nach 6 bis 8 Wochen. Laufen, Springen und langes Tragen schwerer Lasten sollte für ca. 3 bis 4 Monate unterbleiben.

Erfolge

Alle gängigen Hallux-valgus-Korrekturen weisen zwischen 70 % (z. B. Brandes) und 95 % (z. B. Austin) exzellenter und guter Ergebnisse auf. Lediglich die Arthrodese zeigt in 96 % einen Erfolg, bei allerdings geringerer Erwartungshaltung (siehe Seite 102).

Die große Streuung der Erfolge ergibt sich aus der Tatsache, dass die unterschiedlichen Operationstechniken bei sehr unterschiedlichen Patiententypen angewandt werden und dass keiner der Autoren über viele Patienten mit genau dem gleichen Fußtyp und genau der gleichen Deformität verfügt – denn nur dann könnte man aussagekräftige Resultate über die eine oder andere Methode erhalten und einen wirklich schlüssigen Vergleich zwischen verschiedenen Methoden anstellen.

So aber behandeln wir (zwangsläufig) alle Patienten mit sehr unterschiedlichen Deformitäten bei unterschiedlichen Fußformen, so dass sich die Ergebnisse nur schwer vergleichen lassen und große Streuungen aufweisen. Fußchirurgie lässt sich nicht bis in das letzte Detail messen. Jeder Patient ist anders, jeder Fuß ist anders und benötigt seine besondere, individuelle Behand-

lung und Operationstechnik in Abhängigkeit von der klinischen – also körperlichen und röntgenologisch feststellbaren Deformität der Knochen in Verbindung mit dem Zustand der Sehnen und Gelenkkapseln sowie der übrigen Weichteile. Die ausgewählte Operationstechnik hängt außerdem auch entscheidend von der Erwartung des Patienten an das Ergebnis, von seinen Lebens- und Schuhgewohnheiten, seinen beruflichen und sportlichen Anforderungen sowie natürlich von Alter (eher biologischem als tatsächlichem Alter) und Geschlecht ab.

Komplikationen

Die Korrektur des Hallux valgus gehört – bei korrekter Auswahl des Verfahrens und bei einwandfreier Durchführung der Operation – zu den eher komplikationsarmen Operationen, wenngleich es eine Vielzahl an Komplikationsmöglichkeiten gibt. Die Komplikationen lassen sich aber relativ gut beherrschen und haben auf das Endergebnis meist wenig oder keine negativen Auswirkungen, die Heilungsphase können sie aber bisweilen entscheidend verlängern. Nachfolgend werden alle erdenklichen Komplikationen angeführt, auch jene, die extrem selten sind oder nur bei unerfahrenen Operateuren vorkommen:

Intraoperativ (während der Operation) können Fehler bei den Knochenschnitten auftreten, Knochenteile können brechen oder

Schrauben und anderes Material ausreißen – Umstände, die das Korrekturergebnis verschlechtern können. Der Operateur bemüht sich in diesen Fällen natürlich, den „Schaden" durch die Anwendung anderer Techniken zu beheben.

Trotz aller Vorsicht werden fallweise Blutgefäße und Nerven verletzt. Dies ist eine gar nicht so seltene Komplikation, sie führt manchmal zu Sensibilitätsstörungen an einer Seite der Großzehe, während eine Verletzung eines Blutgefäßes meist ohne Folgen bleibt. Die Blutung wird während der Operation mit Strom gestillt und meist können andere Gefäße die Versorgung des entsprechenden Gebietes übernehmen, so dass kein schlecht durchblutetes Gewebe zurückbleibt.

Postoperativ (nach der Operation) können – wenn Schrauben oder andere Implantate verwendet wurden – Materialunverträglichkeiten auftreten (bei Titanimplantaten fast unmöglich).

So genannte aseptische Knochennekrosen (bei der Operation nach Austin in 0,3 % der Fälle) können die Ergebnisse verschlechtern (Knochenuntergang durch Unterbrechung der Blutzufuhr), wenn das Köpfchen allzu forsch mobilisiert wurde und dabei seine Blutversorgung zu intensiv gestört wurde. Dieses Problem ist aber meist nur zeitlich begrenzt und die Nekrose heilt häufig verzögert aus, nachdem neue Gefäße das Köpfchen erreichen. Dazu muss der

Patient meist das Bein so lange entlasten, bis sich im Röntgen der nekrotisch gewordene Knochen wieder erholt, also mehr „Struktur" gewinnt. Fallweise ist allerdings eine nochmalige Operation notwendig, bei der die Versteifung des Großzehengrundgelenkes (eventuell mit Knochenauffüllung) angestrebt wird. Glücklicherweise ist diese Komplikation bei guter Operationstechnik bei allen Methoden zur Korrektur des Hallux valgus selten.

Manchmal vereinigen sich Knochenschnitte und Knochenmontagen (Osteosynthesen) nicht (Pseudoarthrose, bei der Operation nach Austin beträgt die Rate ca. 1 %) oder nur sehr langsam (verzögerter Knochendurchbau), so dass mit verlängerter Heilungsphase oder selten mit einer neuerlichen Operation gerechnet werden muss. Diese Komplikation bedarf jedenfalls einer längeren Entlastung.

Fallweise treten postoperativ größere Blutergüsse auf, was längere Schwellungen nach sich zieht. Diese Ergüsse werden meist aufgesaugt und verschwinden von selbst, fallweise müssen sie jedoch operativ beseitigt werden.

Weiters kann eine Hallux-Operation – wie jede andere Operation auch – zu einer Infektion führen (septische Wundheilungsstörung, z. B. nach großen Blutergüssen, da Blut ein idealer Nährboden für Bakterien ist) und erst verzögert, nach Gabe von Antibiotika und eventueller operativer

Reinigung und Abtragung von abgestorbenem Gewebe (Nekrosektomie) heilen. Die Symptome dieser Komplikation wie Fieber, Schmerzen, Schwellung, Rötung der Wunde und Überwärmung des Fußes treten typischerweise um den 5. postoperativen Tag auf. Später können serumartige oder eitrige Flüssigkeitsaustritte aus der Wunde folgen.

In einem Ausmaß von 2 bis 20 % kommt es zu einem Verlust der erwünschten Korrekturstellung oder – schlimmer – zum Auftreten einer anderen Fehlstellung wie zum Beispiel des Hallux varus (die Großzehe zeigt nach innen) oder der Transfermetatarsalgie (das 1. Mittelfußköpfchen steht nach der Operation zu hoch, so dass die anderen Mittelfußköpfchen zu stark belastet werden). Dies kann zu Schmerzen führen, bei Brandes in 20 % der Fälle, bei den anderen Operationstechniken wesentlich seltener, nämlich in ca. 2 – 6 %. Dadurch kann manchmal sogar eine neuerliche Operation notwendig werden. Auch andere Fehlstellungen sind nach dieser Operation möglich.

Der aufgestellte Hallux (Cock-up deformity) kann durch Abtrennung der kurzen Beuger bei der Operation nach Brandes auftreten.

Relativ häufig treten Bewegungseinschränkungen im Großzehengrundgelenk auf, die aber für die Funktion nur eine kleine Rolle spielen, wenn ihr Ausmaß nicht zu groß ist.

Eine sehr seltene Folge jeder Operation und auch jeder Verletzung kann der Morbus Sudeck (siehe Seite 206 f.) sein.

Ohne Thromboseprophylaxe (Thrombose = Blutgerinnsel) kommen auch nach den relativ kleinen Operationen zur Korrektur des Hallux valgus fallweise Unterschenkelthrombosen und extrem selten auch Lungenembolien vor (Embolie = Gerinnsel reißt sich los und wird in die Lunge transportiert), so dass wir routinemäßig die Beine bandagieren und Heparinpräparate für die Zeit der Entlastung und Immobilität (je nach Methode meist 10 Tage bis fallweise höchstens 8 Wochen) vom Patienten selbst spritzen lassen.

Die hier beschriebenen Komplikationen sind eine Aufzählung der möglichen Schwierigkeiten, die während oder nach einer Operation auftreten können, bei der an Knochen und an Weichteilen operiert wird. Zum Glück sind sie selten. Sie gelten in unterschiedlichem Maße auch für die nachfolgend beschriebenen Operationen an den anderen Gegenden des Fußes und werden daher dort nicht immer gesondert angeführt. Es werden nur noch die für die jeweilige Operation möglichen typischen Komplikationen beschrieben.

Hallux valgus interphalangeus

Diese Spielart der Abweichung der großen Zehe ist an der Grundphalanx lokalisiert, also am Grundglied der Großzehe – zum Unterschied vom „normalen" Hallux valgus, dessen Abweichung im Mittelfußstrahl liegt.

Die Gelenklinien des Großzehengrundgelenkes und des Interphalangealgelenkes (Gelenk zwischen Grund- und Endglied) sollten nahezu parallel verlaufen, was sie bei dieser Fehlstellung nicht tun. Das Grundglied ist – eher vorne oder eher hinten – nach außen gebogen.

Nicht selten ist erst durch diese Fehlstellung das Überkreuzen der ersten Zehe über die zweite Zehe gegeben.

Sehr häufig ist die Zehenabweichung eine Kombination zweier (oder manchmal sogar mehrerer) Deformitäten, so dass die Korrektur des Hallux valgus interphalangeus nur einen Zusatzeingriff zur Korrektur anderer Deformitäten darstellt, die meist im Bereich des ersten Mittelfußstrahles liegen.

Operative Behandlung

Operation nach Akin (und Modifikationen)

Die Operationsmethode für den Hallux valgus interphalangeus, also für eine Fehlstellung, die im Grund- oder Endglied der Großzehe liegt, wurde von Akin 1925 beschrieben und wird in zahlreichen Modifikationen seit Jahrzehnten mit Erfolg durchgeführt.

Eine Fehlstellung, die nicht nur Veränderungen der Weichteile, sondern auch Knochendeformitäten zur Ursache hat, kann naturgemäß nicht nur mit einem Weichteileingriff korrigiert werden, sie bedarf auch der Veränderung am Knochen selbst und zwar möglichst direkt am Ort der Veränderung.

Die Akin-Operation korrigiert also Fehlstellungen, die im Verlauf der Großzehe selbst vorhanden sind. Dabei kann die Valgusstellung entweder nahe der Gelenkfläche zum Großzehengrundgelenk oder mehr

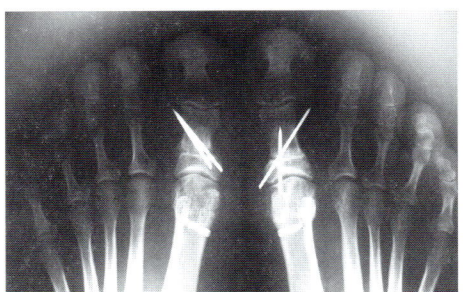

Nach der Korrektur des Hallux valgus interphalangeus. Die Drähte halten für 4 bis 6 Wochen die Korrekturstellung.

im Bereich des Gelenkes zwischen Grund- und Endglied (Interphalangealgelenk) der Großzehe liegen. Genau dort wird sie auch korrigiert, infolge dessen unterscheidet man einen proximalen (körpernahen) und einen distalen (körperfernen) Akin.

Ist die Großzehe überdies zu lang, kann sie ein zylindrischer Akin verkürzen. Besteht ein Drehfehler der Zehe, kann ein derotierender (die Zehe wird in die richtige Stellung gedreht) Akin angewendet werden.

Sie sehen also, dass die Operation nach Akin imstande ist, sehr vielfältige Probleme der Großzehe zu lösen. Sie ist nicht geeignet, Fehlstellungen zu korrigieren, die nicht im Großzehenbereich selbst liegen, sie kann also nicht (allein) den (echten) Hallux valgus behandeln.

Arbeitsfähigkeit

Wird die Operation nach Akin allein (ohne Eingriffe am ersten Mittelfußknochen)

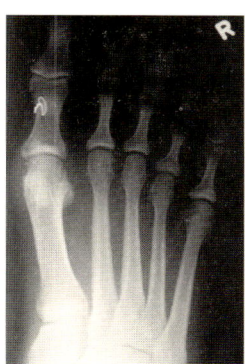

Es gibt viele Fixations-möglichkeiten.

Operation nach Akin: Korrektur mit Knochenschnitt und Drahtnaht.

durchgeführt, ist die Arbeitsfähigkeit für das Büro bereits nach 1 bis 2 Wochen gegeben. Schwere körperliche Arbeiten sind nach 3 bis 5 Wochen möglich.

Wird die Operation mit anderen Eingriffen kombiniert, richtet sich die Dauer der Arbeitsunfähigkeit nach dem größeren Eingriff.

Sportfähigkeit

Leichtes Laufen ist nach knöchernem Durchbau des Knochenschnittes, nach etwa 1 Monat möglich, sehr belastende Sportarten sollten erst nach 2 bis 3 Monaten begonnen werden.

Komplikationen

Prinzipiell können alle beim Hallux valgus beschriebenen Komplikationen auch die Operation nach Akin betreffen, wenngleich durch die kleineren Hebel die Krafteinwirkungen auf den Knochenschnitt deutlich geringer sind. Daher ist hier die Rate der postoperativen Achsenabweichungen und Korrekturverluste geringer.

Eigene Technik

Unsere selbst entwickelte so genannte Oblique screw, also die Schraube, die sehr flach zur Knochenoberfläche eingebracht werden kann und vollständig im Knochen verschwindet, eignet sich auch ideal zur Korrektur der Fehlstellung am Großzehengrundglied (Hallux valgus interphalangeus). Die Keilentfernung wird mit Schablonen geschnitten, so dass diese Operation vorausgeplant werden kann und leicht nachvollziehbar wird, und nicht wie bisher „Daumen mal Pi" geschnitten werden muss.

Die Schnitte werden leicht geschlossen und nach Verschraubung ist der Fuß bereit zum Gehen im Halluxschuh. Nach 3 bis 4 Wochen sind die Knochenschnitte geheilt.

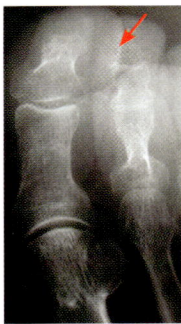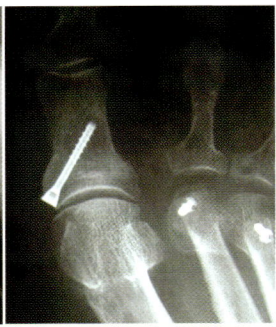

Hallux valgus interphalangeus, die Großzehe liegt auf der 2. Zehe (Pfeil auf dem Weichteilschatten).

Operation nach Akin mit der Oblique screw, die Großzehe ist nun völlig gerade, die Schraube ist voll im Knochen versenkt, die Knochenmontage ist sofort belastbar.

Hallux limitus, Hallux rigidus

Bei diesem Erkrankungsbild handelt es sich um eine Arthrose (Gelenkverschleiß, Gelenkabnützung, Gelenkzerstörung) im Großzehengrundgelenk, die mit oder ohne Abweichung der großen Zehe (mit oder ohne Valgusfehlstellung) vorkommen kann.

Der Hallux limitus zeigt nur geringe Zeichen der Gelenkdestruktion, ist aber in seiner Beweglichkeit beim Abrollen eingeschränkt – also limitiert. Er ist ein Vorstadium des Hallux rigidus, der „steifen Großzehe", deren Bewegungseinschränkung und Arthrosezeichen noch weiter ausgeprägt sind. Die Symptome dieser Krankheit umfassen ein außerordentlich weites Feld. Sie reichen – wie auch die Symptome bei Arthrosen aller anderen Gelenke des menschlichen Körpers – von der zwar bewegungseingeschränkten, sonst aber vollkommen schmerz- und beschwerdefreien Großzehe bis zu schwersten Schmerzattacken in Ruhe und beim Gehen.

Diese große Varianz (Verschiedenheit) der Beschwerden kommt deswegen zustande, da erstens die so genannte Schmerzschwelle von Mensch zu Mensch außerordentlich verschieden ist – also das, was als unangenehm oder schmerzhaft empfunden wird von jedem Menschen subjektiv anders interpretiert wird – und überdies auch noch von der jeweiligen Befindlichkeit des betreffenden Menschen abhängt, also durchaus an verschiedenen Tagen anders auf die Psyche durchschlägt.

Zweitens kann ein Hallux limitus bereits im Anfangsstadium ohne besondere röntgenologische Veränderungen beträchtliche Schmerzen verursachen, während ein ausgewachsener Hallux rigidus mit schweren Arthrosezeichen und stark eingeschränkter Gelenkbeweglichkeit nahezu keine Schmerzen verursacht und vielleicht nur „zufällig" bei einer Untersuchung entdeckt wird. Die Erklärung dafür ist, dass im ersten Fall eine massive Entzündung der Gelenkinnenhaut (Synovialitis) vorliegt und im zweiten Fall (neben einer niedrigen Schmerzschwelle des Patienten) der ganze Fuß genügend Elastizitätspotential für Ausweichbewegungen besitzt – also in der Lage ist, die Beweglichkeitsverminderung im Großzehengrundgelenk zu kompensieren.

Ursachen für die Entstehung der Arthrose im Großzehengrundgelenk können alle Vorgänge sein, die die Knorpelgesundheit und damit die normale Knorpelfunktion im Großzehengrundgelenk stören, also zum Beispiel Verletzungen – wobei aber nicht nur das einmalige Trauma gemeint ist, sondern auch häufige Mikrotraumata durch Sport oder schwere körperliche Arbeit.

Sehr wichtige Erkrankungsursachen scheinen weiters eine Höherstellung des 1. Mittelfußknochens (Metatarsus primus eleva-tus – siehe Abb. Seite 116 links unten unten und Seite 119) zu sein (ganz genau weiß man das aber noch nicht) sowie neuromuskuläre Erkrankungen oder ein subluxierter (teils verrenkter) Hallux valgus, diese können in der Folge zum Hallux rigidus werden (siehe Seite 116 f.).

Weitere Ursachen sind: Gicht, Diabetes mellitus (Zuckerkrankheit) und andere Stoffwechselerkrankungen, Osteonekrose (Knochengewebeuntergang im 1. Mittelfußköpfchen), septische und aseptische (durch Bakterien und ohne Bakterien verursachte) Entzündungen des Großzehengrundgelenkes und seiner Knochenpartner (Osteomyelitis) und letztlich auch Folgen von Operationen am Großzehengrundgelenk.

Morphologisch (mit der Gestalt des Fußes zusammenhängend) sind als Ursachen des Hallux rigidus die sehr lange Großzehe und der lange 1. Mittelfußknochen des ägyptischen Fußes sowie der Knickplattfuß (siehe Seite 194 f.) zu nennen.

Einiges spricht auch dafür, dass sich der Hallux rigidus ohne klinisch ersichtliche Ursache durch einen genetisch bedingten (intrinsischen) Defekt im Großzehengrundgelenk entwickelt. Übereinstimmend sind sich viele Forscher einig, dass der höher gestellte 1. Strahl (Zehe und dazugehöriger Mittelfußknochen) die Hauptursache für die Entstehung dieser Erkrankung ist – dies stellt auch einen wichtigen therapeutischen Ansatz dar.

Klinisches Erscheinungsbild des Hallux rigidus – wie manifestiert sich diese Erkrankung?

Normalerweise wird beim Gehen für das Abstoßen der Großzehe eine Beweglichkeit von 65 Grad Dorsalextension (Streckung) im Großzehengrundgelenk im Bezug auf die Längsachse des 1. Mittelfußknochens benötigt (siehe Kapitel Biomechanik auf Seite 23 f.), die große Zehe liegt beim Abstoß gerade auf dem Boden auf.

Da diese Bewegung im Rahmen der Erkrankung immer

Die Stadieneinteilung (von Regnauld) der Erkrankung von I bis III beruht auf dem Grad der Arthrose.

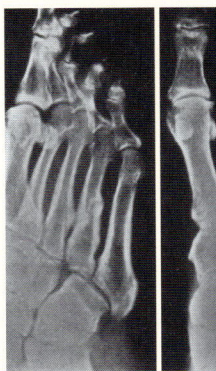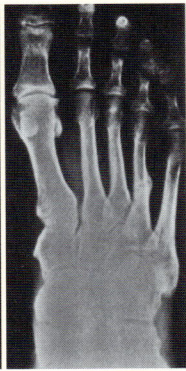

■ **Stadium I.**
Schmerzen beim Abstoß der Großzehe, im Röntgen Gelenkspaltverschmälerung und zarter Osteophyt (Knochensporn).

■ **Stadium II.**
Schmerzen auch in Ruhe, Osteophyten behindern die Beweglichkeit um zwei Drittel.

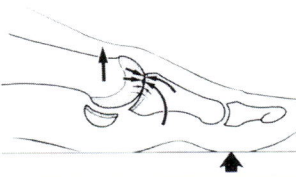

Eine mögliche Theorie: Biomechanik bei der Entstehung des Hallux rigidus. Durch „Aufsteigen" des I. Strahls wird das Gelenk inkongruent und die Zehenbasis stößt beim Gehen am oberen Gelenkteil an. Das führt nach einiger Zeit zur Entwicklung der Arthrose.

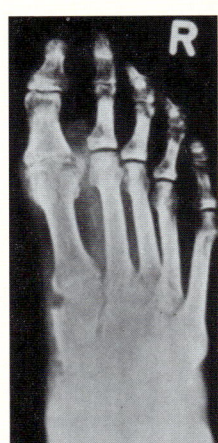

■ **Stadium III.**
*Vollständiger Verlust des Gelenkknorpels. Das Abrollen des Fußes ist über die Großzehe nicht mehr möglich, der Patient muss über die Fußaußenseite ausweichen, dies führt zur Überlastung der kleinen Metatarsalknochen und zu Ballenschmerzen (Transfermetatarsalgie) und schädigt dabei auch Knie, Hüften und Wirbelsäule.
Im Röntgen zeigt sich ein aufgebrauchter Gelenkspalt, große Osteophyten (Knochensporne) führen zu einer völligen Einsteifung des Gelenkes oder erlauben nur Wackelbewegungen.*

mehr reduziert wird, begibt sich die Groß-zehe in eine zunehmende Beugestellung. Auf dem oberen Punkt des Großzehen-grundgelenkes wächst ein Ballen oder Höcker, der schmerzhaft sein kann und auch zusätzlich Schuhdruckbeschwerden verursachen kann.

Konservative Behandlung

Injektionen

Die Infiltration von 1 ml eines Gemisches aus Lokalanästhetikum (Xyloneural®) und großkristallinem Kortison (Celestan®) kann als Sofortmaßnahme akute Schmer-zen im Großzehengrundgelenk zuverläs-sig lindern. Von zu häufigen Injektionen sollte man unbedingt Abstand nehmen (höchstens 3 bis maximal 5 Injektionen im Abstand von jeweils 3 Wochen), da sie knorpelzerstörend und arthrosefördernd wirken können.

NSAR (nichtsteroidale Antirheumatika)

Als unterstützende Therapie können bei akuten und chronischen Schmerzen des Großzehengrundgelenkes Antirheumatika wie Voltaren®, Brufen®, Rheutrop® und viele andere eingesetzt werden.

Einlagen

Schuheinlagen können in den Anfangssta-dien als biomechanische Hilfe die Hochstel-lung des 1. Mittelfußknochens auszuglei-chen versuchen oder in den Spätstadien als Abrollhilfe gestaltet werden. Sie helfen auch die Spreizfußbeschwerden, Entzün-dungen und Schwielen im Mittelfußbereich zu behandeln und können mit eingebauter „Rigidusfeder" die notwendige Bewegung im Großzehengrundgelenk vermindern und abfedern (siehe auch Hallux valgus).

Die Einlagen verbessern weiters die Sta-bilität der Gewölbe und dadurch die Gesamtfunktion des Fußes. Die Korrektur durch Einlagen sollte erfolgen, bevor die Arthrose eintritt. Abb. Einlage mit Rigidus-feder siehe Kapitel Einlagen, Seite 56.

Orthopädische Schuhe

Mit einer eingebauten Abrollwiege wird zusätzlich zur (meist im Schuh eingebauten) Bettungseinlage das Gehen durch die Ver-besserung des Abrollens erleichtert.

Physikalische Maßnahmen

Eis beim akuten Schmerzanfall, Strom, Ultraschall, milde Wärme und Unterwasser-behandlungen bei chronischen Beschwer-den können die konservativen Therapien Erfolg versprechend unterstützen.

Operative Behandlung

Ziel jeder operativen Behandlung ist es, die Großzehe wieder (einigermaßen) beweglich und schmerzfrei zu machen oder sie schmerzfrei zu versteifen.

Cheilektomie für Stadium I (und eventuell II)

Dabei werden die durch die Arthrose „angebauten" Leisten und Sporne (Osteophyten) abgetragen (= Osteophytektomie) oder auch ein Teil des Mittelfußköpfchens schräg abgetragen (Cheilektomie = Abtragung der Lippe) und damit die Beweglichkeit im Großzehengrundgelenk verbessert.

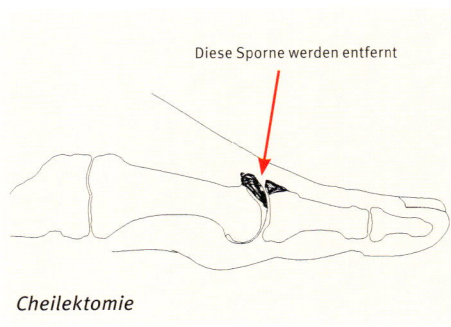

Cheilektomie

Operation nach Valenti für Stadium II und III

Die Abtragung der Osteophyten gehört aber natürlich auch zu jedem der nachfolgend beschriebenen Verfahren.

Valenti beschreibt eine v-förmige Entfernung eines Teiles sowohl der Basis als auch des Köpfchens (recht gute Ergebnisse, besser als bei der reinen Cheilektomie).

Die Operation nach Valenti ist bereits ein gelenkentfernendes Verfahren, das aber die kurzen Beugeransätze an der Unterseite des Großzehengrundgliedes nicht abtrennt (daher keine Cock-up deformity = Komplikation der aufgestellten Zehe), und ist daher auch für fortgeschrittene Stadien geeignet.

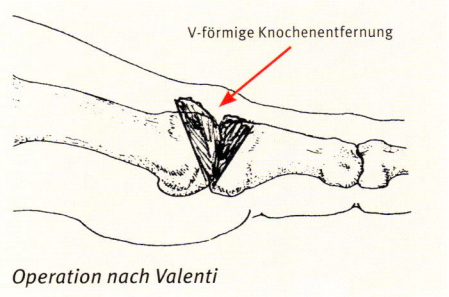

Operation nach Valenti

Operation nach Brandes (oder Keller-Brandes)

Dieses Verfahren geht noch einen Schritt weiter und entfernt ein Drittel der Großzehengrundglied-Basis (Abb. auf Seite 96, Kapitel Hallux valgus). Beim Hallux rigidus wird die Operation nach Brandes noch eingesetzt, denn ihr Nachteil der Zehenverkürzung und der postoperativ sehr beweglichen Großzehe kann beim Hallux rigidus ein Vorteil sein, vorausgesetzt man beachtet einige Kriterien: Der Patient sollte eher älter sein und nicht zu viel Wert auf körperliche Leistungsfähigkeit – sprich auf einwandfreien Zehenabstoß (beim Laufen und Springen notwendig) legen. Außerdem muss der Operateur einen Kapsellappen zwischen die abgeschnittenen Knochenenden einnähen (Interpositionslappenplastik), da ansonsten eine rasche Abnützung dieses Pseudogelenkes stattfindet. Eignet sich (mit Vorbehalten) für Stadium III.

Reenclavement nach Regnauld

Ein elegantes, technisch relativ aufwendiges Verfahren, das gelenkerhaltend, genauer gesagt wiederherstellend vorgeht: Zunächst wird wie bei Brandes die Basis abgeschnitten, dann aber der Schaft des Mittelfußknochens ausgehöhlt und die Gelenkfläche nach Verkürzung und Zumodellierung wie ein Champagnerkorken (die Methode kommt ja aus Frankreich) in den Schaft aufgesteckt und eingepresst.

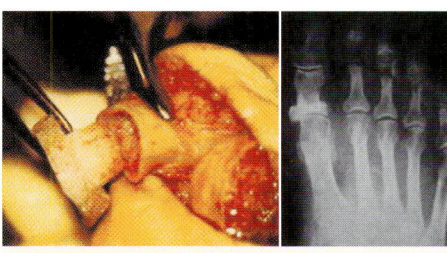

Reenclavement nach Regnauld.

Bei instabilen Verhältnissen wird die neu geformte Gelenkfläche mit einem zarten Draht fixiert.

Metatarsale Osteotomien
(Knochenschnitte zur Stellungskorrektur und Verkürzung des I. Mittelfußknochens)

Diese Techniken nehmen auf die biomechanischen Verhältnisse der Erkran-

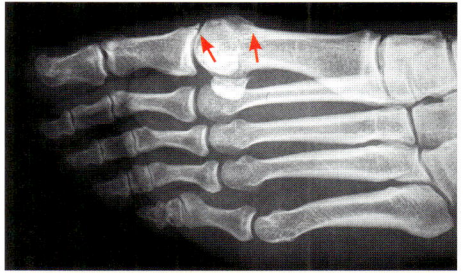

Hallux rigidus, bemerkenswert ist neben den Knochenspornen am Gelenk (Pfeile) die Hochstellung des I. Strahles.

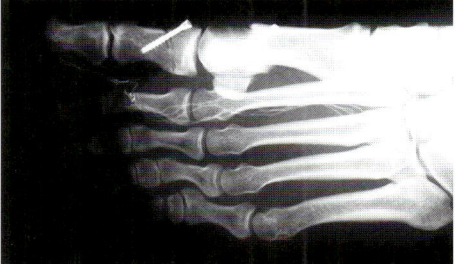

Plantarisierende Osteotomie (bodenwärts, nach unten gerichteter Knochenschnitt) kombiniert mit der Moberg-Operation (siehe Seite 120) unter Verwendung von 2 Oblique screws.

kung Rücksicht und bringen das hochge-
wanderte Köpfchen wieder hinunter zum
Boden. Eine Vielzahl von Knochenschnitt-
möglichkeiten ist beschrieben worden,
ich persönlich verwende eine modifizierte
Austintechnik, weil mit ihr auch eine häufig vorliegende Valgusdeformität mitkor-
rigiert werden kann. Diese Technik eignet
sich für das Stadium II.

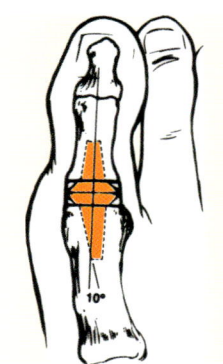

*Skizze für den Ein-
bau einer Total-
endoprothese des
Großzehengrundge-
lenkes.*

Phalangenosteotomie (Knochenschnitt an der Großzehe nach Moberg)

Dieses Verfahren wird meist mit anderen
kombiniert, wenn nach einem Operations-
schritt die Zehe nicht ausreichend dor-
salflektiert (gestreckt, fußrückenwärts
bewegt) werden kann. Man entnimmt an
der Großzehenbasis einen Keil, wodurch
die Zehe mehr hinauf steht und das Abrollen beim Gehen damit erleichtert.

Nur für Anfangsstadien I und eventuell II
geeignet (siehe oben Abbildung Plantarisierende Osteotomie, Seite 119).

TEP (Totalendoprothese des Großzehengrundgelenkes)

Das künstliche Gelenk kann bei älteren
oder wenig aktiven Personen angewendet werden, die sich trotz guter Aufklärung
gegen eine Versteifung aussprechen. Auf
Grund der massiven Kräfte, die im Großzehengrundgelenk einwirken, halten diese
Prothesen nicht immer gut. Möglicher-

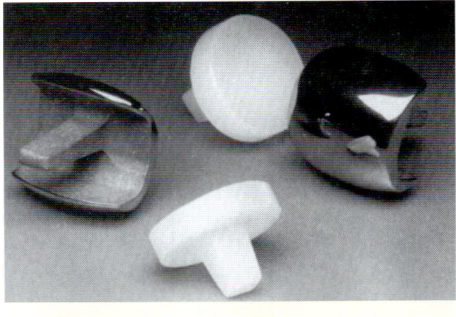

Komponenten

weise sind die neuen Prothesendesigns
ein guter Fortschritt, die eine längere Halt-
barkeit ermöglichen.

Arthrodese (operative Versteifung des Großzehengrundgelenkes)

Bei schweren Formen und dem Wunsch des
Patienten nach einerseits einem endgültigen
Ergebnis (das – einmal abgeheilt – nicht mehr
schlechter werden kann) und dem Kompro-
miss nach einer zwar steifen, aber zu gutem

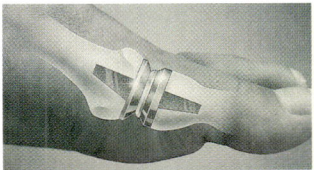

Modell einer Metallprothese für das Großzehengrundgelenk.

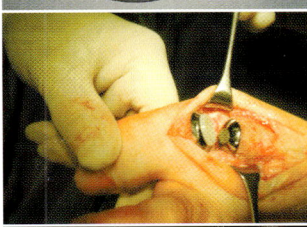

Beim Einbau.

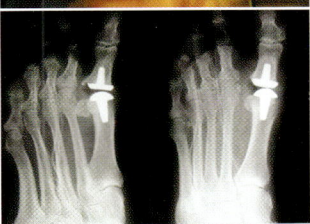

Im Röntgen nach der Operation.

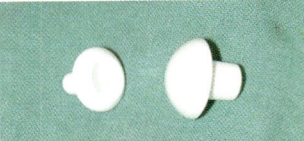

Keramikprothese nach Moje.

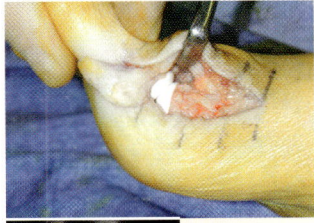

Keramikprothese Typ Moje beim Einbau.

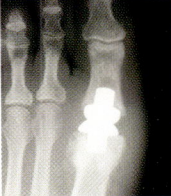

Keramikprothese Typ Moje, Röntgenbild.

Abstoß führenden Großzehe (Sportler) ist das eine sehr gute Methode (Technik und Ergebnisse siehe Hallux valgus).

Nachbehandlung

Die Nachbehandlung entspricht weitgehend der Nachbehandlung bei Hallux valgus. Die kleineren Operationen sind beidseits möglich, Arthrodesen eher nur einseitig.

Arbeitsfähigkeit

Nach den kleineren Operationen der frühen Stadien ist Büroarbeit nach wenigen Tagen, mittelschwere Arbeit bereits nach 6 bis 8 Wochen, schwere körperliche Arbeit erst nach 3 bis 4 Monaten möglich.

Nach Osteotomien und Arthrodesen verschieben sich die Zeiträume (außer bei der Bürotätigkeit) um 1 bis 2 Monate. Die einseitige Operation kann die Zeiträume verkürzen, die beidseitige Operation verlängern.

Sportfähigkeit

Nach den kleineren Operationen der frühen Stadien ist mittelschwere Belastung nach etwa 3 Monaten möglich, schwere Belastung erst nach 4 bis 5 Monaten, auch hier verschieben sich die Zeiträume nach Osteotomien und Arthrodesen um etwa 1 bis 2 Monate.

Erfolge

Die Langzeiterfolge der Operationen zur Behandlung des Hallux rigidus sind nicht so gut wie die des Hallux valgus. Jedes der vorgestellten Verfahren (außer die Arthrodese und die TEP) kämpft mit der Tatsache, dass die Grunderkrankung, nämlich die Arthrosekrankheit, progredient (weiter voranschreitend) verläuft, und damit selbst das beste Ergebnis im Langzeitbereich gefährdet.

Einige Ergebnisse seien aber doch vorgestellt: Nach der Cheilektomie wird nach 4 Jahren von 93 % zufriedener Patienten berichtet. Nach der Osteotomie waren beim Stadium II Hallux rigidus – je nach Studie – 50 bis 90 % der Patienten zufrieden. Alte Silikonendoprothesen wiesen in 42 % nach 1 bis 4 Jahren eine Lockerung auf.

Komplikationen

Entsprechen jenen des Hallux valgus.

Hallux malleus

Diese Deformität kann bei Überlastung und Verletzungen auftreten, chronischen Mikrotraumata (kleinste Verletzungen), neurologischen Erkrankungen und bei Zuständen nach Hallux-Operationen, bei denen die kurzen Zehenbeuger verletzt wurden. Es handelt sich um eine Hammerstellung der Großzehe, die, so wie viele Deformitäten der Zehen, durch den Verlust des normalen Muskelspiels (durch muskuläre Dysbalance) entsteht.

Konservative Behandlungen erschöpfen sich in der Einlagenversorgung und Schuhzurichtung, mit denen sich Druckstellen und Schuhkonflikte lindern lassen.

Operativ bietet sich die Operation nach Jones an, bei der das Zehengelenk (Interphalangeal-Gelenk) in gerader Stellung versteift und die lange Strecksehne zwecks besseren Wirkungsgrades auf das erste Mittelfußköpfchen transplantiert wird. Die Ergebnisse sind meist sehr gut, Komplikationen, Arbeits- und Sportfähigkeit entsprechen den einfachen Hallux-valgus-Operationen.

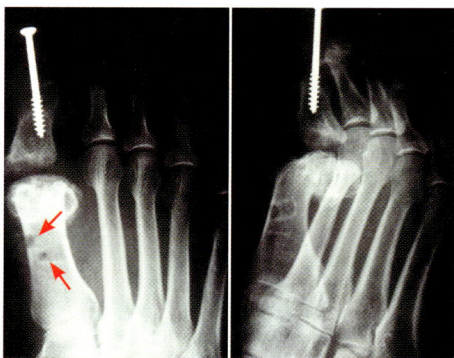

Operation nach Jones wegen Hallux malleus auf Grund schmerzhafter Arthrose im Großzehengrund- und im Zwischengliedgelenk. Versteifung des Zwischengliedgelenkes mit großer Schraube und Transfer der langen Strecksehne auf den Mittelfußknochen (Bohrlöcher sind gut sichtbar, Pfeile).

Hallux varus

Das Gegenteil des Hallux valgus kommt fallweise ohne ersichtliche Ursache vor, meist bei neurologischen Erkrankungen, am häufigsten aber als postoperative Komplikation nach fehlgeschlagenen Hallux-valgus-Operationen, bei denen die Korrektur übertrieben wurde oder die

für die Stabilität wichtige innenliegende (mediale) Leiste am 1. Mittelfußköpfchen entfernt wurde.

Die Behandlung ist immer operativ, indem die Überkorrektur wieder rückgängig gemacht wird – was nicht immer ganz einfach ist. Die Erfolge können nur von Fall zu Fall abgeschätzt werden, ebenso Komplikationen, Arbeits- und Sportfähigkeit.

Fall 1

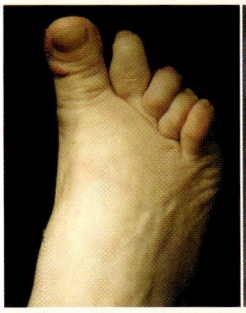 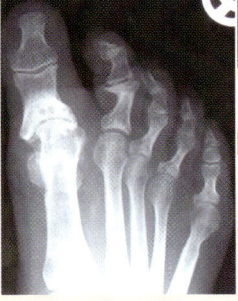 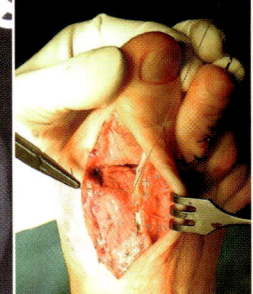

Nach einer lang zurückliegenden Brandes-Operation in einem auswärtigen Krankenhaus entstand ein störender Hallux varus.

Die Großzehe ist nach innen fehlgestellt und schmerzhaft versteift.

Korrektur mit einer Operation nach Valenti, die Strecksehne wird gerade verlängert und die Gelenkkapsel in den neu gebildeten Spalt eingenäht.

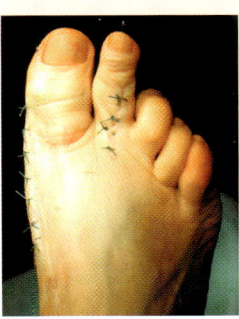

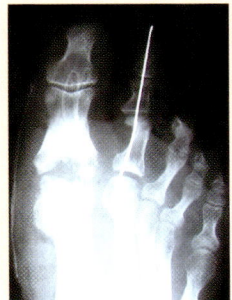

Die Großzehe steht nun gerade und ist gut beweglich, auch die 2. Zehe wurde stabilisiert.

Röntgenbild nach der Operation.

Fall 2

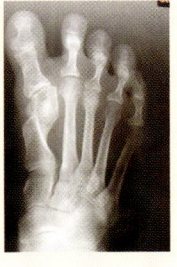

Schrecklicher Hallux varus nach einer auswärtigen minimalinvasiven Operation des Hallux valgus.

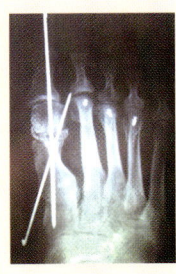

Umfangreiche Korrektur war notwendig.

Hammerzehen, Krallenzehen, Klauen- zehen, Klinodaktylie

Auch die Verformungen der dreigliedrigen Zehen haben die muskuläre Dysbalance (gestörtes Muskel-/Sehnenspiel) zur Ursache.

Faktoren, die zur Entstehung von Hammer- und Krallenzehen führen sind: Verletzungen, überlange Zehen, die in den Schuhen zu wenig Platz finden und dadurch zur Verformung neigen, Überlastungen der Zehen durch häufiges Tragen zu enger oder zu spitzer Schuhe, „innere" Ursachen wie Diabetes mellitus, rheumatische Erkrankungen und andere Entzündungen, Gicht, Zug von Narben, angeborene (meist Krallenzehen) und neurologische Krankheiten. Die Zehenfehlstellungen können alleine vorkommen, sehr häufig aber in Kombination mit anderen Fußdeformitäten wie Plattfuß und Hohlfuß, am häufigsten mit Spreizfuß, bei dem die Zugrichtung der Sehnen krankhaft verändert ist. Die Zehen werden dadurch in ihre Fehlstellung gezogen und auch ein Hallux valgus kann entstehen, der seinerseits wieder sehr häufig mit Hammer- und Krallenzehen kombiniert ist.

Zehendeformitäten sind sehr verbreitet, manche sprechen von 90 % Vorkommen in der Bevölkerung. Frauen sind etwa fünfmal häufiger betroffen als Männer.

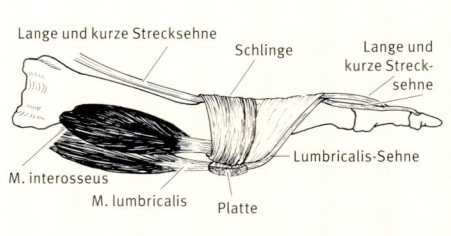

Streckapparat der dreigliedrigen Zehe.

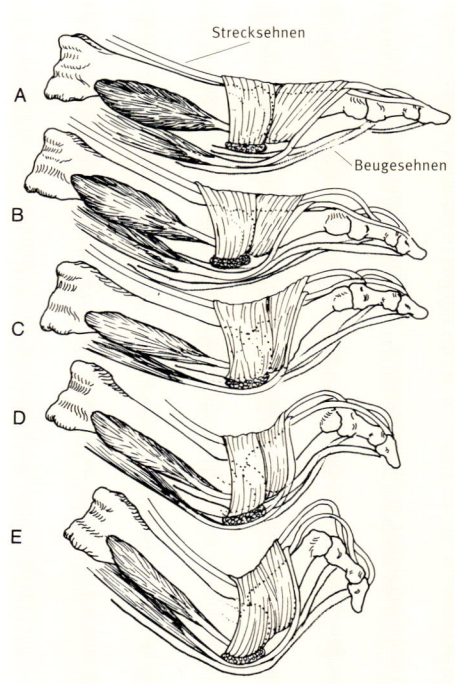

Entstehung der Hammerzehe durch verkürzte Sehnen: Übermäßiger Sehnenzug der langen Strecksehne überstreckt das Grundglied und die Beugesehnen führen im Gegenzug zur Beugung des Mittel- und Endgelenkes.

Obwohl diese Erkrankung von vielen (auch Ärzten) eher zu den „kleinen Fußübeln" gezählt wird und nicht als „echte" Krankheit erkannt und wahrgenommen wird, können Hammerzehen, besonders dann wenn mehr als eine Zehe betroffen ist, den Körper destabilisieren und zu Gleichgewichtsstörungen führen, weil gut funktionierende Zehen maßgeblich an der Balance des Körpers beteiligt sind. Außerdem können Hammerzehen zur Entstehung von Metatarsalgien führen (Spreizfußbeschwerden – siehe Seite 132).

Die Worte Hammer- oder Krallenzehe stehen im Gegensatz zu den englischen Bezeichnungen im Deutschen nicht überall für ein und dieselbe genau definierte Deformität, sondern werden auch in Ärztekreisen teilweise durcheinander gebracht.

Bei den Hammerzehen verkrümmt sich das körpernähere der beiden Zehengelenke (PIP, proximales Interphalangeal-Gelenk) oder das körperferne Zehengelenk (DIP, distales Interphalangeal-Gelenk) allein.

Bei den Krallenzehen (= Klauenzehen) verkrümmen sich beide Gelenke, PIP und DIP.

Man unterscheidet dynamische und statische Deformitäten, wobei die Entscheidung darüber, um welche Veränderung es sich handelt, sowohl die Untersuchung im Stehen als auch die manuelle Untersuchung des Fußes miteinbezieht. Danach richtet sich die chirurgische Behandlung.

Bei der Klinodaktylie ist die Zehe seitlich verformt, sie weicht von der Mittellinie, also quasi nach links oder rechts ab. Diese Deformität kann isoliert oder (häufiger) in Verbindung mit Hammer- oder Krallenzehenbildung vorkommen, manchmal „reitet" die deformierte Zehe regelrecht auf einer anderen.

Klassisches Erscheinungsbild einer Hammerzehe (Pfeil)

Die Beugestellung im PIP-Gelenk entsteht durch Schwäche der kurzen Fußmuskeln und Verkürzung der Beugesehnen, bei längerem Bestehen wird aus der flexiblen Fehlstellung durch Kapselschrumpfung und Bänderverkürzung eine starre Deformität.

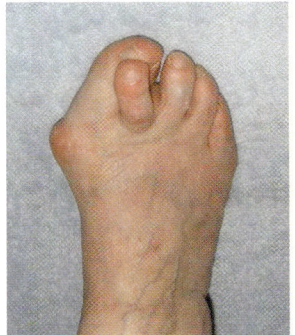

*Reiterzehe
Die 2. Zehe reitet auf dem Hallux valgus.*

Konservative Behandlung

Die Hauptbeschwerden werden bei Hammerzehen und anderen Zehendeformitäten durch Schwielen verursacht, die vom Schuhdruck herrühren und an den vorspringenden (prominierenden) Gelenken lokalisiert sind.

In den Anfangsstadien können Schuheinlagen und gymnastische Übungen versucht werden, um den Spreizfuß zu behandeln und die Fußmuskulatur zu stärken. Außerdem sollte die Belastung der Füße abnehmen: Ein eventuelles Übergewicht sollte korrigiert werden sowie angepasste Schuhe mit ausreichend Platz für die Zehen getragen werden. Keine hohen Absätze – diese verursachen extremste Zehenbelastungen!

In Spätstadien werden bei operationsunwilligen Patienten neben Schuheinlagen so genannte Zehenmuffs oder auch Entlastungsringe verwendet, damit sich die Druckstelle nicht am Schuh wund scheuert und zur Infektionsquelle wird. Abb. siehe Orthesen, Seite 75. Schuhzurichtungen werden eingesetzt, um den Höcker aufzunehmen.

Ist die Zehe nach dorsal verrenkt oder auch nur teilweise verrenkt (luxiert oder subluxiert) und damit im Grundgelenk nicht mehr kongruent, entsteht durch den Druck, den die Zehe im Schuh bekommt, auch ein zu großer Druck an der so genannten plantaren Platte, also an dem festen bindegewebigen Apparat, der unter dem Mittelfußköpfchen für Stabilität sorgt. Dadurch kann diese Platte einreißen.

Um eine Reparatur zu simulieren, kann man die Zehe hinuntertapen und damit den Riss in der plantaren Platte „testweise" verschließen. Geht es dem Patienten viel besser (was zumeist der Fall ist), hat der operative Verschluss der Lücke – neben Zusatzeingriffen (siehe operative Therapie des Spreizfußes) – gute Erfolgschancen.

Operative Therapie

Statische Deformitäten (fixierte Hammerzehen) werden durch die so genannte Trochleareсektion (Entfernung des Grundgliedköpfchens bei Befall des PIP-Gelenkes und des Mittelgliedköpfchens bei Befall des DIP) behandelt, dynamische Deformitäten korrigiert man durch Versteifung des betroffenen Gelenkes (Arthrodese) oder mittels Sehnentransfer (siehe Seite 127).

Es gibt viele verschiedene Möglichkeiten um die Zehengelenke zu versteifen, wobei am häufigsten Bohrdrähte verwendet werden, die vorne aus der Zehe herausstehen und nach Knochenheilung entfernt werden, es können aber auch kleine Schrauben oder „tischlermäßige" Einfalzungen verwendet werden.

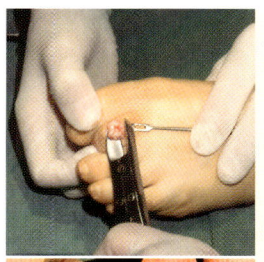

Übliche Behandlung der fixierten Hammerzehe mit der so genannten Trochlearesektion.

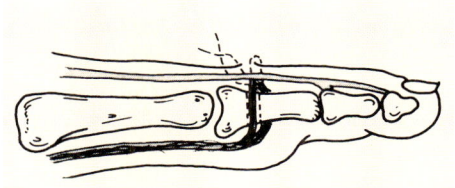

Sehnentransfer der langen Beugesehne auf die Streckseite.
Die vorne abgelöste lange Beugesehne wird in zwei Zügel gespalten und die nach oben (dorsal) durchgezogenen Zügel werden miteinander vernäht.
Die Beugung der Zehe übernimmt in ausreichender Stärke die (hier nicht eingezeichnete) kurze Beugesehne.

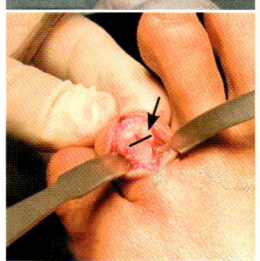

An dieser Stelle wird die so genannte Trochlea (der gelenkbildende Knochenteil) entfernt.

Bei flexiblen Hammerzehen kann ohne Knochenresektion (Knochenentfernung) ein gelenkerhaltender Eingriff durchgeführt werden: Die Beugesehne wird an die Streckseite versetzt (durch den Knochen oder schlingenförmig daran vorbei) und dadurch die Zehe gestreckt.

Besteht zusätzlich eine Verrenkung oder Teilverrenkung im Zehengrundgelenk (Metatarsophalangeal-Gelenk, MTP-Gelenk) oder eine Strecksehnenverkürzung, müssen diese Deformitäten mitbehandelt werden.

Eine Hammerzehenoperation wird vielfach in den großen Häusern dem jüngsten Assistenten übertragen, denn mit irgendeiner Operation muss man schließlich anfangen. Jeder Chef ist aber gut beraten, dem Anfänger einen möglichst „Fußerfahrenen" zur Seite zu stellen, denn es gibt schon grundsätzlich keine „kleinen Operationen", und gerade bei den sehr schmerzhaften Zehen können nach unsachgemäßer Behandlung massive Probleme und teils groteske Fehlstellungen entstehen.

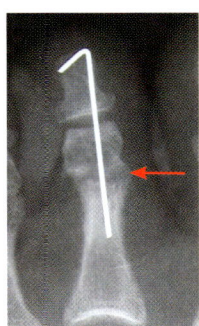

PIP-Arthrodese mit Bohrdraht.
Das Gelenk wird versteift (Pfeil).

Ein ganz wichtiger Test, der bei Hammerzehenoperationen das schrittweise Vorgehen erleichtert, ist der so genannte „Pushup-Test", bei dem die Bodenbelastung des Fußes simuliert wird, denn der Fuß liegt natürlich am Operationstisch unbelastet.

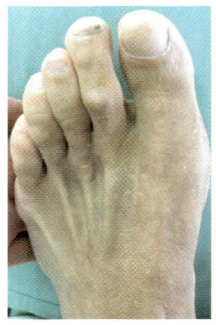

Push-up-Test, die Hand des Operateurs simuliert die Bodenkräfte und danach werden die Operationsschritte abgestimmt.

Durch diesen Test ist es dem Chirurgen möglich, die Länge der Zehen, ihre Band- und Kapselspannung sowie ihre Sehnenlänge, die Zugkraft der Sehnen und dadurch die Stellung der Zehe beim Gehen festzulegen und danach seine Operationsschritte auszulegen.

Die seitlichen Abweichungen (Klinodaktylien) behandelt man letztlich genau so wie Hammerzehen mit Teilentfernungen der vorstehenden Knochenteile oder (meist) mit Trochlearesektionen oder Arthrodesen (siehe oben). Zusätzlich müssen bei dieser Deformierung meist Sehnenverlängerungen oder Sehnenverlagerungen durchgeführt werden.

Um die Zehe gerade abheilen zu lassen, werden bei den seitlichen Fehlstellungen meist Bohrdrähte eingesetzt, die wie eine innere Schienung wirken und für ca. 4 bis 6 Wochen belassen werden.

Fallweise wendet man in schweren Fällen (z. B. bei Rheumatikern) die Technik der Syndaktylierung an, bei der zwei Zehen durch Nähte nach Entfernung der Zwischenzehenhaut (und nach einem der oben beschriebenen Eingriffe) verbunden werden, man erreicht damit eine sichere Stabilität der Zehen und beugt viel besser der neuerlichen Verkrümmung vor.

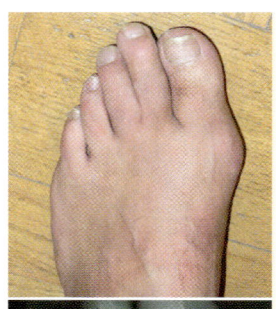

Die Zehen 2 und 3 wurden miteinander verbunden, ideales Ergebnis der Syndaktylierung beim Rheumapatienten.

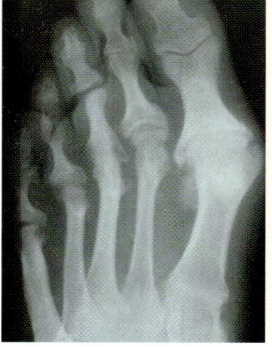

Schwere rheumatische Zerstörungen, nach Syndaktylierung der Zehen ist der Patient schmerzfrei.

Nachbehandlung

Bei einseitiger Operation und bei nur wenigen operierten Zehen ist Gehen sofort möglich, man verwendet einen Verbandschuh oder geräumige Hausschuhe, bei beidseitiger Operation und bei vielen operierten Zehen geht man (außer zur Toilette) erst nach ein bis zwei Tagen (mit dem Verbandschuh). Nahtentfernung nach etwa 10 bis 12 Tagen, danach bei Operation ohne Bohrdraht langsame Rückkehr zu normalen Schuhen. Bei Bohrdraht Spezialschuh für 3 bis 6 (manchmal 8) Wochen. Danach Röntgenkontrolle und Drahtentfernung, langsame Rückkehr zu normalen Schuhen, wobei der Grundsatz gilt: Je mehr Zehen operiert wurden und je ausgedehnter und „traumatischer" der Eingriff war, desto länger dauern Schwellungen und Schmerzen und desto länger können normale Schuhe nicht verwendet werden.

Erfolge

Die Erfolgsrate liegt in einem Bereich von 70 % bis 85 % sehr guter Ergebnisse.

Komplikationen

Durch Operationsfehler kann eine zu kurze oder zu lange (zu wenig gekürzte, und damit Probleme bereitende) Zehe entstehen. Durch zu viel Knochenentfernung kann es zu einer „Schotterzehe" kommen, die in verschiedene Richtungen abweichen kann und nicht in der Lage ist, Kraft zu übertragen. Manchmal kommt es trotz ordnungsgemäßer Operationstechnik zur Entstehung von asymmetrischer Regeneratbildung des abgeschnittenen Knochenteiles (siehe Abb. rechts unten). Dadurch weicht die Zehe in eine unerwünschte Richtung ab und kann Probleme im Schuh bereiten oder die operierte Zehe „steht auf" und erreicht beim Stehen nicht den Boden. Außerdem sind alle operationstypischen Komplikationen möglich, wie septische Wundheilungsstörungen und andere negative Auswirkungen, die beim Hallux valgus beschrieben sind – wenn auch relativ selten. Zum Thema Hammerzehenoperation gibt es eine wahre Patientengeschichte auf Seite 220.

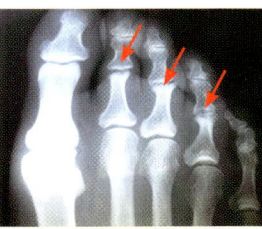

Nach Kürzung der Zehen 2, 3 und 4 sieht man nach zwei Jahren an diesem Fuß alle Möglichkeiten der Ausheilung: Die 2. Zehe ist etwas geschwollen aber ziemlich

Unerwünschte Ergebnisse nach Trochlea-Entfernungen (Pfeile).

gerade, ohne ein wesentlich asymmetrisches Regenerat. Die 3. Zehe weist ein sehr ungeordnetes Regenerat auf und ist schief und die 4. Zehe hat nahezu wieder ein Gelenk gebildet und schmerzt beim Gehen. Man kann nicht voraussagen und auch nicht beeinflussen, wie sich das Operationsergebnis bei diesem Verfahren gestalten wird.

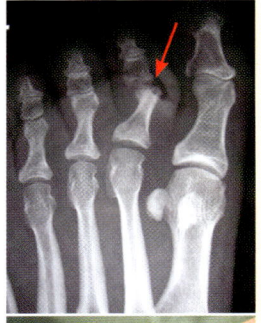

Diese Bilder zeigen eine Patientin, bei der nachoperiert werden musste:

Überschießende Regeneratbildung nach Trochlea-resektion (Pfeil).

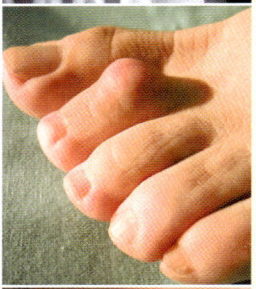

Die Zehe ist durch die erste Operation schon etwas verkürzt, stellt sich bereits wieder auf, Hammerzehen rezidiv (Wiederauftreten der Hammerzehe).

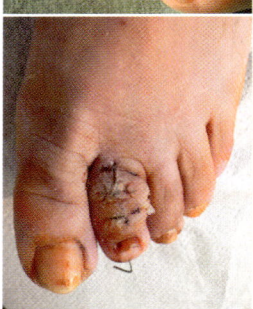

Hammerzehenkorrektur durch PIP-Arthrodese (Gelenkversteifung) mit Bohrdrahtfixation. Nach der neuerlichen Operation dauert die Abschwellung länger.

Eigene Technik

Da es nach Hammerzehenoperationen doch erstaunlich viele Beschwerden und Probleme mit Korrekturverlust, Achsenabweichung, überschießender Regeneratbildung und nachfolgenden Schmerzen oder neuerlicher Zehenverformung gibt, habe ich mir eine neue Versteifungstechnik überlegt, mit der gute und voraussehbare Ergebnisse durch Einsatz von handlichen, aber genauen Schnittlehren und Spezialschräubchen erzielt werden können.

Wir haben mit dieser Technik sehr gute Ergebnisse bei sehr rascher Heilung erzielen können. Durch die sichere Fixation mit

Hier die neue Technik:

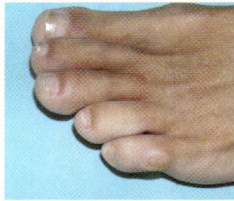

Eine Patientin mit Clavus (Hühnerauge) an der fünften Zehe.

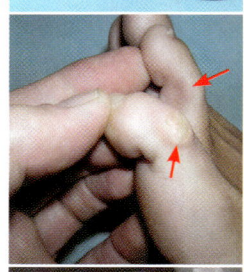

Die Untersuchung zeigt eine flexible Hammerzehe V und einen interdigitalen Clavus (Hühnerauge auch an der Innenseite der 4. Zehe) durch Druck der 5. Zehe, beide Zehen sind sehr schmerzhaft, die Patientin kann nur noch in sehr weiten Schuhen gehen, unten das Röntgen.

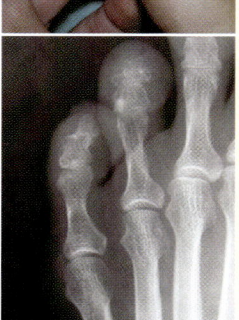

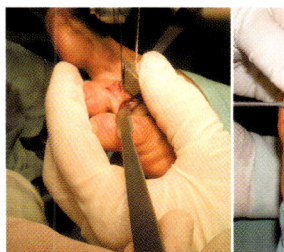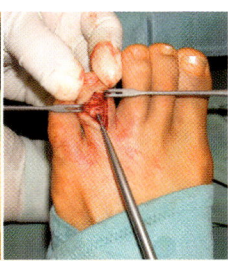

Die Operation: Knochenschnitt nach kleinsten Schablonen (Schnittlehren) und Fixation mit kleinsten Spezialschräubchen, es ist kein herausstehender Bohrdraht mehr notwendig.

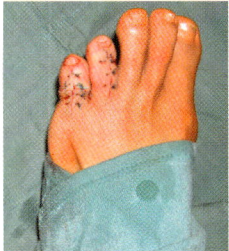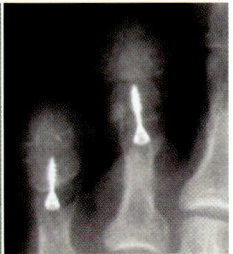

Die Zehen sind nun gerade, fast nicht verkürzt (wie sonst üblich) und sofort belastbar.

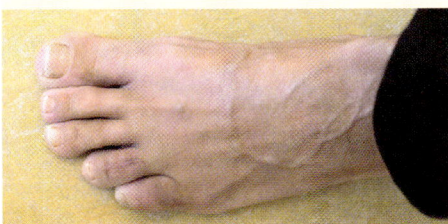

Nach der Arthrodese mit eigener Technik: Ausheilungsergebnis nach 4 Wochen, die Zehen sind stabil, kaum geschwollen, die Hühneraugen sind weg und asymmetrische Regenerate können sich nicht mehr bilden. Die Patientin berichtet, sie habe in engen Schuhen die ganze Nacht schmerzfrei durchgetanzt.

der speziellen Titanschraube, die voll im Knochen versenkt werden kann, ist eine sofortige Belastung möglich. Das versenkte Schräubchen stört nicht und kann auf Dauer belassen werden, da der Knochen auf das Material Titan positiv reagiert und es nicht abstößt, sondern im Gegenteil zum Titan hinwächst und das Implantat fest umschließt. Man sagt „Knochen liebt Titan".

Bei der Klinodaktylie ist die Zehe zur Seite verbogen: Die operative Therapie entspricht einer Versteifung des PIP- oder DIP-Gelenkes (wie bei der flexiblen Hammerzehe).

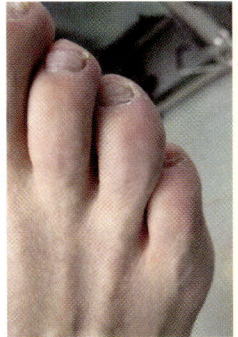

Ein Patient mit Klinodaktylie. Die 4. Zehe schlüpft beim Gehen unter die 3. und bildet eine schmerzhafte Druckstelle.

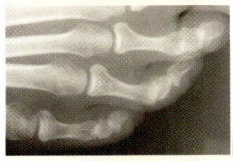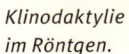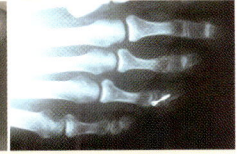

Klinodaktylie im Röntgen.

Korrektur der Zehenverbiegung mit der Oblique screw.

Spreizfußbeschwerden (Pes transversoplanus, Metatarsalgie)

Der Spreizfuß entsteht auf Grund der Auffächerung der Mittelfußknochen. Der Vorfuß wird dadurch breiter und die Mittelfußköpfchen II, III, und IV werden hinunter zum Boden gedrückt und beim Gehen überlastet. Außerdem werden durch die Aufspreizung des Mittelfußes die Strecksehnen relativ gesehen zu kurz und ziehen die Zehen samt ihrer plantaren Platte („Befestigung" der Zehe an der Sohle) in mögliche Fehlstellungen, wie Hammerzehen und Hallux valgus.

Die Hammer- und Krallenzehen können umgekehrt auch zur Entstehung einer Metatarsalgie durch abnormen Druck auf die Mittelfußköpfchen beitragen, da die Hammerzehen später kaum noch Bodenkontakt bekommen und damit ihrer Kraftübertragung und somit ihrer Funktion beraubt werden. Die Kräfte können dann nur noch über die Mittelfußköpfchen über-

tragen werden, wofür diese zarten Knochen nicht ausgelegt sind.

Ursachen der Entstehung des Spreizfußes und der Destabilisierung der Zehen sind auch in Anomalien des Rückfußes wie beim Knickplattfuß (siehe Kapitel Biomechanik des Fußes) oder Anomalien des gesamten Fußes wie beim Hohlfuß zu suchen, deren biomechanische Auswirkungen in der Auffächerung des Mittelfußes und im Hochziehen der Zehen zu Krallenzehen enden.

Weitere Ursachen des Spreizfußes sind ein hyperlaxes (zu weiches) Bindegewebe, das durch Schwäche der Bänder zwischen den Mittelfußköpfchen diese Köpfchen nicht beisammen halten kann, weiters starkes Übergewicht, schlechte Schuhe, langes Tragen extrem hoher Absätze, rheumatische Gelenkentzündungen oder überlange Mittelfußknochen II und III.

Leider kommen auch immer noch recht häufig Spreizfußbeschwerden durch ärztliche Einwirkung (fehlgeschlagene Hallux-Operationen) zustande, bei denen die Großzehe ihrer Kraft beraubt wird, wie nach den früher üblichen Brandes-

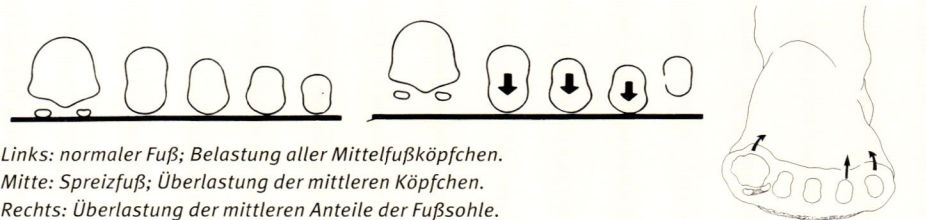

Links: normaler Fuß; Belastung aller Mittelfußköpfchen.
Mitte: Spreizfuß; Überlastung der mittleren Köpfchen.
Rechts: Überlastung der mittleren Anteile der Fußsohle.

Operationen (siehe Seite 96 ff.). Dies geschieht insbesondere dann, wenn es der Chirurg „zu gut gemeint" hat und zu viel von der Zehenbasis entfernte, die Zehe also in ihrer Funktion eigentlich amputierte. Solche Zustände werden als Transfermetatarsalgie bezeichnet, weil die Kräfte von der Großzehe auf die Mittelfußköpfchen übertragen werden.

Spreizfüße zeigen eine typische starke Beschwielung unter den mittleren Mittelfußköpfchen (also II bis IV), die Köpfchen I und V werden zu wenig belastet, siehe Abb. auf Seite 37. Spreizfüße sind sehr häufig, wobei Frauen auf Grund des weicheren Bindegewebes häufiger befallen sind.

Symptome: Schmerzen im Schwielenbereich in der Fußballenmitte, besonders bei längerem Gehen, Fußmüdigkeit. Die Patienten versuchen durch ein Abrollen über die Fußaußenseite den Ballen zu entlasten, was mitunter ein sehr eigenartiges Gangbild ergibt. Fallweise treten Schwellungen im Mittelfußbereich auf und es gibt sogar Brüche des II. oder III. Mittelfußknochens (Marschfrakturen, siehe Abb. Seite 34).

Konservative Behandlung

Schuheinlagen sind das Therapiemittel der ersten Wahl. Die Mittelfußköpfchen werden gut abgestützt und sonstige Deformi-

täten werden nach Möglichkeit in der Korrektur mitberücksichtigt.

Fußgymnastik stärkt die geschwächte und überdehnte kurze Fußmuskulatur.

Infiltrationen und Kältepackungen helfen bei akuten Schmerzen. In verzweifelten Fällen und bei operationsunwilligen, sehr alten Patienten kann die Schmetterlingsrolle Erleichterung bringen, obwohl sie an sich den Spreizfuß verschlechtert. Die Schmetterlingsrolle unterstützt den ersten und den fünften Strahl und entlastet somit die mittleren Metaköpfchen, also die Köpfchen II, III und IV. Die Methode ist schon recht betagt, denn sie führt zwar zur Entlastung, aber auch zur weiteren Senkung dieser entlasteten Köpfchen, was später sogar zur Verstärkung der Beschwerden führen kann.

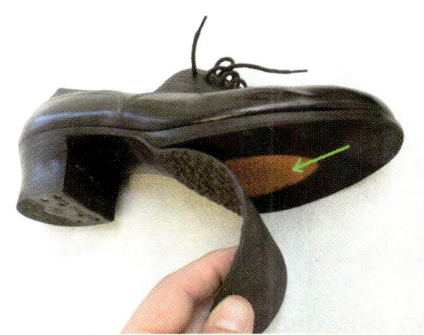

Schuh (für Lehrzwecke offen) mit eingebauter Schmetterlingsrolle, zur Weichbettung (Pfeil) der Mittelfußköpfchen II, III und IV bei inoperablem durchgetretenem Spreizfuß.

Operative Behandlung

Das Mittel der Wahl sind bei Fehlschlag der konservativen Behandlung die so genannten Verkürzungsosteotomien der Mittelfußknochen (verkürzende Knochenschnitte) zur Anpassung der wichtigen Längenverhältnisse der Mittelfußknochen untereinander. Populär ist die Operation nach Weil, bei dieser werden ein oder bei Notwendigkeit auch mehrere Köpfchen nach zentral verschoben ohne gleichzeitig aufzusteigen und den Bodenkontakt zu verlieren. Ziel der operativen Therapie ist es, dem Fuß die verlorene Stabilität wiederzugeben.

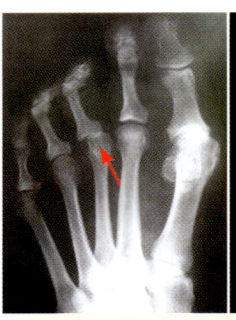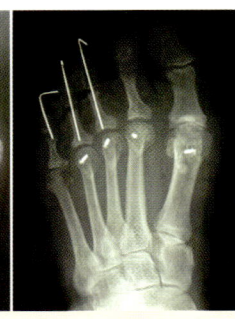

Massiver Spreizfuß, die 3. Zehe ist verrenkt (Pfeil), die Strahlen II, III und IV sind zu lang und schmerzhaft überlastet.

Röntgenbild nach Weil-Operation an den Mittelfußköpfchen II, III und IV sowie Korrektur eines Hallux valgus rigidus Stadium II und Hammerzehen III, IV und V (Klinodaktylien).

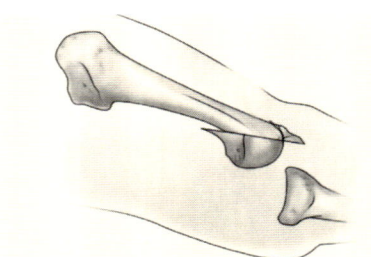

Das Mittelfußköpfchen wird horizontal geschnitten, in Richtung zur Ferse verschoben, also verkürzt, und mit einer Schraube fixiert. Der Überstand wird anschließend entfernt, dadurch wird das Köpfchen wieder rund.

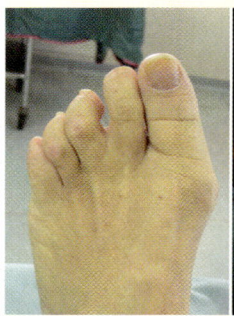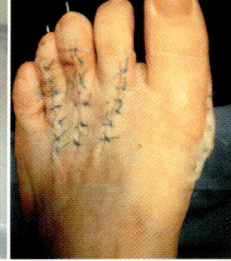

Der gleiche Fuß – links vor und rechts nach der Operation.

Nachbehandlung

Die Belastung kann moderat im Entlastungsschuh schon am Operationstag freigegeben werden.

Volle Belastung erst nach röntgenologisch gesichertem Durchbau der Knochenschnitte.

Arbeitsfähigkeit

Fürs Büro praktisch sofort, wenn keine Zusatzoperationen (was jedoch häufig ist) mit durchgeführt wurden, für schwere Arbeit nach ca. 6 Wochen.

Sportfähigkeit

Laufen ist nach etwa 6 bis 8 Wochen möglich.

Erfolge

Die mittelfristigen Erfolge sind recht gut, nach 18 Monaten sind etwa 40 % der Patienten schmerzfrei und immerhin etwa 46 % gebessert.

80 % der Patienten würden sich die Operation noch einmal machen lassen. Echte Langzeitergebnisse liegen noch nicht vor.

Komplikationen

Das Köpfchen kann abrutschen (sehr selten), der Knochenschnitt heilt evtl. nicht zu (selten), Gefäße und Nerven könnten verletzt werden, sonst die üblichen Komplikationen bei Knochen- und Weichteiloperationen.

Eine logische Folge der Operation ist die Bewegungseinschränkung im MTP-Gelenk, also im Zehengrundgelenk. Dies kommt in ca. 73 % der Fälle, also bei mehr als zwei Dritteln der Patienten vor!

Eigene Technik

Insbesondere die viel umjubelte Technik nach Weil, die durch unermüdlichen Einsatz des sympathischen Franzosen Samuel Barouk und Entwicklung kleinster Schrauben sehr verbreitet ist, gefiel mir bei genauerem Nachdenken und x-facher eigener Verwendung gar nicht.

Wie die Bilder auf S. 134 zeigen, wird bei korrekter Anwendung der Operation nach Weil der Knochenschnitt durch die knorpelige Gelenkfläche des jeweiligen Mittelfußköpfchens geführt. Zwar werden durch den Knochenschnitt nur ca. 10 % der überknorpelten Gelenkfläche geopfert, nachdem aber das Köpfchen nach zentral verschoben wurde und der Überstand entfernt ist, besteht plötzlich schon fast ein Drittel (ca. 30 %) oder mehr der gesamten Gelenkfläche nicht mehr aus Knorpel, sondern aus Spongiosa (Knochengewebe). Zudem entsteht mitten durch das Gelenk, am Übergang zwischen dem Knorpel und der neu geschaffenen Gelenkfläche eine – je nach Geschick des Operateurs mehr oder weniger ausgeprägte – Stufe.

Zusätzlicher Nachteil ist, dass sich die spongiöse Fläche genau am meist belasteten oberen Gelenkumfang bildet, also dort, wo beim Gehen die meiste Bewegung stattfindet und die meisten Kräfte übertragen werden. Als Folge dieser Operation kommt es häufig zu Bewegungseinschränkungen in den Zehengrundgelenken (MTP-

Gelenken) und auf längere Zeit muss sich zwangsläufig eine Arthrose entwickeln.

In der heutigen Zeit des Knorpelaufbaus und der Knorpeltransplantation mutet für mich eine knorpelzerstörende Operation recht eigenartig an.

aufsteigt und nicht nur nach zentral verschoben wird.

Dies gelingt mit einer V-förmigen Osteotomie, bei der das V genau hinter der Gelenkfläche beginnt, also den gesamten Knorpel ausspart und die Gelenkfläche damit

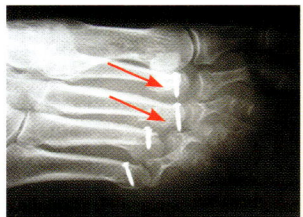

Die Operation nach Weil ist auch sehr fehleranfällig: Dieser auswärts operierte Weil an den Strahlen I

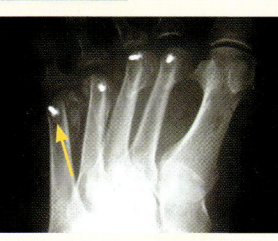

bis V zeigt zu lange Schrauben, die sich in die plantare Platte bohren (rote Pfeile), Schrauben, die außerhalb des Knochens funktionslos sind (Pfeile), schlecht abgerundete Köpfchen und zu gelenknahe Schraubenlage (gelber Pfeil), die die Gelenkbeweglichkeit behindern und zur frühen Arthrose führen.

Die neue Technik:

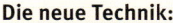

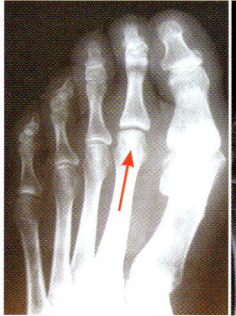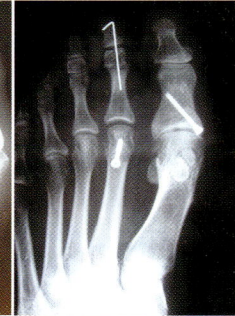

Metatarsalverkürzung mit der Oblique screw.

Links:
Schmerzen im Bereich des 2. Mittelfußköpfchens (Pfeil) nach früherer auswärtiger Hallux-Operation durch Überlastung des Mittelfußköpfchens (Transfermetatarsalgie) und Probleme seitens der bei der ersten Operation nicht ausreichend korrigierten Fehlstellung der Großzehe.

Rechts:
Verkürzung des 2. Mittelfußköpfchens, Korrektur des Hallux valgus interphalangeus mit 2 Oblique screws, Hammerzehenkorrektur (noch) mit Bohrdraht, das verkürzte 2. Metaköpfchen sieht gleich aus wie alle anderen, es wurde durch die Operation in seiner Form nicht verändert, sondern „im Ganzen" zurückgesetzt und die Patientin wurde in kurzer Zeit schmerzfrei.

Einen Ausweg aus dieser Situation zu finden war nun das Ziel einer Neuentwicklung, und zwar ohne die Nachteile jener bisher beschriebenen Osteotomietechniken (Knochenschnitte) in Kauf zu nehmen, bei denen das Köpfchen bei der Verkürzung unversehrt lässt. Der Winkel des V beträgt 120 Grad. Der Knochenschnitt wird 45 Grad nach zentral geneigt angelegt. Es wurden Schnittlehren entwickelt, die dem Operateur ermöglichen, das Ausmaß der Verkürzung vor der Operation am Röntgenbild festzulegen und auch intraoperativ (während der Operation) einzuhalten. Das Köpfchen wird nun bodenwärts verschoben, das ist aber nicht zwingend, sondern liegt im Ermessen des Operateurs und richtet sich nach dem Ausmaß der schmerzhaften Überlastung des betreffenden Mittelfußköpfchens. Fixiert wird die Konstruktion mit einer neu entwickelten Titanschraube, die im Knochen voll versenkt werden kann und die Sehnen nicht stört.

Beispiele kompletter Vorfußkorrekturen

Abschließend zu den Kapiteln Hallux, Hammerzehen und Spreizfuß noch Bilder einer sehr komplexen Vorfußkorrektur einer Rheumapatientin:

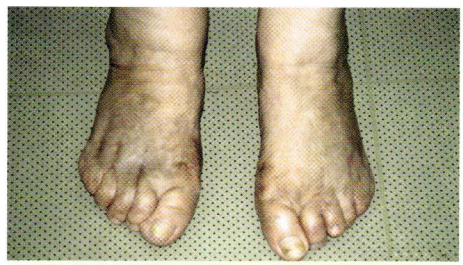
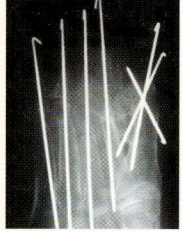
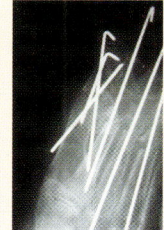

Umfangreiche Korrekturen und Versteifungen der Großzehengrundgelenke. Sehnenverlängerungen und Knochenverkürzungen brachten ein sehr gutes Ergebnis mit der Möglichkeit normale Schuhe zu tragen und schmerzfrei zu gehen.

Bilder einer Korrektur bei degenerativem Spreizfuß:

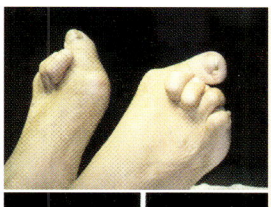
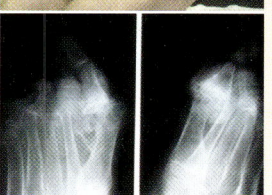

Massiver Hallux valgus, luxierte Hammerzehen bei einem „ausgebrannten" Rheumafuß, starke Schmerzen, kaum ein Schuh passt noch.

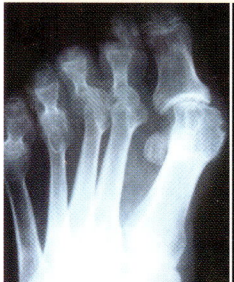
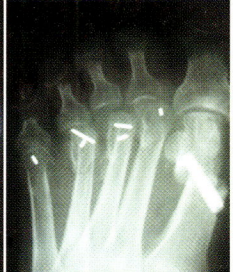

Beispiel einer komplexen Vorfußkorrektur: Links: inkongruenter Hallux valgus und luxierte (verrenkte) Hammerzehen. Rechts: Korrektur durch Knochenschnitte an allen Mittelfußköpfchen.

Tailor's bunion („Überbein" am V. Mittelfußknochen)

Die Entwicklung des Spreizfußes führt manchmal auch zur Entwicklung eines schmerzhaften „Überbeines" am V. Mittelfußköpfchen, das wie der Hallux valgus natürlich kein echtes Überbein ist, sondern durch die Auffächerung des Mittelfußknochens vorsteht. Die Behandlung ist meist operativ und ähnlich einer umgekehrten Hallux-valgus-Operation.

Es wurden viele Methoden beschrieben, am vielversprechendsten scheint eine Art umgekehrter Austin zu sein.

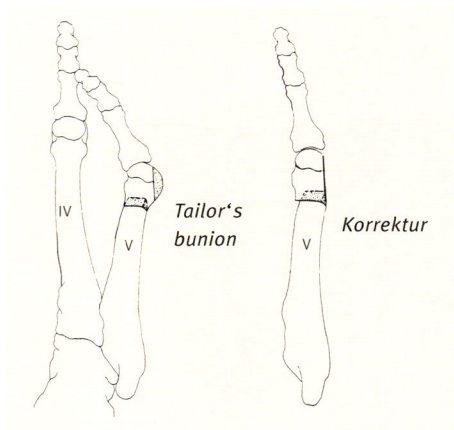

IV V *Tailor's bunion* V *Korrektur*

Nachbehandlung

Entlastungsschuh für 4 bis 6 Wochen.

Arbeitsfähigkeit

Fürs Büro noch im Entlastungsschuh nach etwa 1 bis 2 Wochen. Schwere körperliche Tätigkeit erst nach etwa 2 bis 3 Monaten, je nach Knochenheilung und Fußschwellung.

Sportfähigkeit

Nach etwa 3 Monaten ist Laufen möglich, Schwimmen und Radfahren schon nach ca. 6 bis 8 Wochen.

Komplikationen

Wie bei Hallux valgus.

Morton-Neurom (Morton'sche Neuralgie)

Nervengewebe hält immer wiederkehrende mechanische Störungen in Form von Quetschungen und Reibungen nur eine gewisse Zeit unbeschadet aus. Ab einer gewissen Dauer oder Intensität dieser Störungen reagiert der Nerv mit Entzündungen und Schmerzen. Später bildet sich durch Degeneration ein Nervenknötchen aus.
Dieser geschilderte Vorgang findet im Bereich der Mittelfußköpfchen statt und betrifft die Zehennerven, die vom Knöchel entlang der Mittelfußknochen ziehen und sich im Bereich der Mittelfußköpfchen auf die einzelnen Zehen aufteilen. Zwischen

den Mittelfußköpfchen finden sich auch starke Bandverbindungen, die den Nerven schon bei normalen Verhältnissen wenig Platz zur Passage lassen. Kommt es auf Grund von Degenerationen, Spreizfußbildung und anderen biomechanischen Fehlbelastungen, durch Plattfuß, Überlänge einzelner Mittelfußstrahlen oder sonstige Fehlformen zu Überlastungen und Reibungen der Mittelfußköpfchen, werden die dazwischen verlaufenden Nerven gequetscht und irritiert – der Patient verspürt Schmerzen, die beim Gehen stärker werden und besonders in engen Schuhen zunehmen. „Ich muss dann die Schuhe ausziehen und der unerträgliche Schmerz lässt nach", diesen Satz höre ich von Patientinnen (betrifft eher Frauen) mit Morton-Neurom sehr häufig.

Die Schmerzen betreffen den Vorfuß, am häufigsten die Region zwischen dem III. und IV. Mittelfußköpfchen, und etwas weniger häufig zwischen dem II. und III. Köpfchen, die anderen Mittelfußköpfchen sind wesentlich seltener betroffen. Oft berichten die Patienten über Ausstrahlungen von Schmerzen oder elektrisierenden Missempfindungen in die Zehen III und IV oder in die Zehen II und III.

Zunehmend mehr Allgemeinmediziner und erstaunlicherweise auch manche orthopädische Fachkollegen überweisen – vielleicht auf Drängen der Patienten – solche Füße zu einer MRT (Magnetresonanztomographie).

Die MRT zeigt tatsächlich zwischen den Mittelfußköpfchen keine Erkrankung, daher befundet der Radiologe den Fuß als in Ordnung, und alle sagen, es handle sich nicht um ein Morton-Neurom.

Das ist sehr häufig falsch, denn man sieht das Neurom in der MRT einfach nicht, wie überhaupt die MRT in der Diagnostik von Fußerkrankungen (Ausnahme z. B. oberes Sprunggelenk) eine untergeordnete Rolle spielt.

Also: Auch wenn bei negativer MRT Ihr Orthopäde sagt, Sie hätten ein Morton-Neurom – glauben Sie ihm!

Konservative Behandlung

Anfangs sind nichtoperative Maßnahmen durchaus sinnvoll: Schuheinlagen bringen Stabilität und „Ruhe" in die instabilen Mittelfußköpfchen, lokale Infiltrationen von 1 bis 2 ml eines verdünnten Kortison-Lokalanästhetikum-Gemisches wirken schmerzstillend und entzündungshemmend.

Manchmal kann schon eine einzige Infiltration dieses Problem dauerhaft lösen. Die Schuhe müssen ausreichenden Platz für die Zehen bieten und dürfen keine hohen Absätze haben.

Manchmal hilft ein Gerät zur transkutanen Nervenstimulation (elektrische Reize werden durch die Haut gesetzt).

Operative Behandlung

Falls die konservative Therapie nach 6 bis 8 Wochen nicht zum Erfolg geführt hat, wird das Nervenknötchen in örtlicher Betäubung (oder auch in Vollnarkose) entfernt.

Nachbehandlung

Die Patienten können noch am Operationstag das Bett für die wichtigsten Wege verlassen. Ein Entlastungsschuh fördert die Heilung und sollte für ca. 14 Tage getragen werden. Nahtentfernung erfolgt zwischen dem 10. und 14. Tag. Danach zunehmende Vollbelastung möglich.

Erfolge

In etwa 75 % bis 80 % sehr gute Ergebnisse, aber auch um die 10 % Fehlschläge (dann war entweder die Diagnose oder die Operation nicht richtig).

Komplikationen

Wenn nicht wirklich das gesamte Neurom entfernt wurde, bleiben unweigerlich Schmerzen durch weitere Entzündungen des restlichen Nervengewebes, welches durch die Operation zusätzlich verletzt wurde, zurück.

Eher eine notwendige Folge der kompletten Nervenentfernung als eine Komplikation ist eine mehr oder weniger ausgeprägte Gefühllosigkeit in dem Gebiet, das vom betroffenen Nerv versorgt wurde, also z. B. im Bereich der 3. und 4. Zehe, wobei nie die ganze Zehe betroffen ist, da Verbindungen mit anderen Nerven zumindest Teile der Haut mit sensibler Empfindung versorgen.

Andere Komplikationen wie Wundheilungsstörungen und Schwellungen entsprechen jenen anderer Weichteiloperationen.

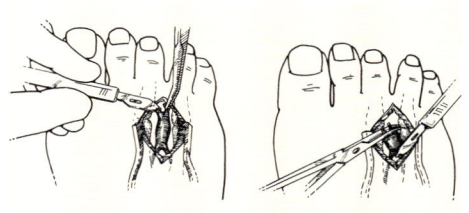

Morton-Neurom und seine Entfernung

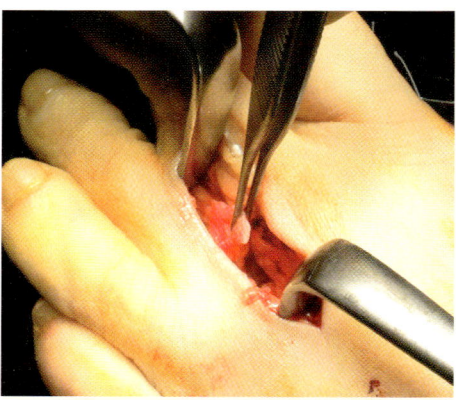

Entfernung eines Morton-Neuroms.

Tumoren: Hygrome und Ganglien, Bursitiden (Schleimbeutelentzündungen), dorsale Fußgeschwulst, Os tibiale externum, Os naviculare cornutum (überzählige Knochen), Sehnenscheidenentzündungen, Lipome

Hier sind kleinere, gutartige Geschwülste, Tumoren unterschiedlicher Herkunft, aus unterschiedlichen Arten von Gewebe bestehend und ohne Anspruch auf Vollständigkeit zusammengefasst. Tumor heißt Geschwulst, also ist jede Schwellung, auch die nach einem Insektenstich, ein Tumor. Die allermeisten Tumoren sind gutartig!

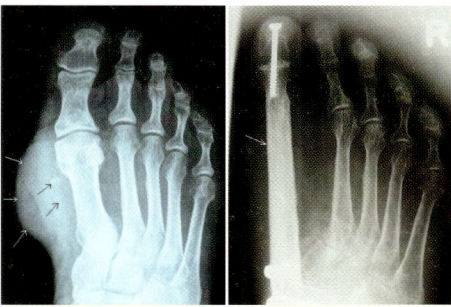

Links: Ewing Sarkom, ein seltener aber sehr bösartiger Tumor, ausgehend vom Knochenmark, mit typischer, zwiebelschalenförmiger Beinhautanhebung.
Rechts: Ausheilung durch großzügige Entfernung, Einsetzung des eigenen Wadenbeines und plastischer Weichteildeckung.

Allerdings bitte beachten:

Selbstverständlich kommen auch am Fuß bösartige Knochen- und Weichteiltumoren vor, auf die hier nicht näher eingegangen werden soll. Sie sind glücklicherweise selten.
Trotzdem gilt: Jede Schwellung, die länger als 3 Tage besteht, schmerzhaft oder nicht, muss vom Arzt untersucht werden! Unerklärliche Schmerzzustände (ohne Unfall) im Fußbereich haben meist eine gutartige Ursache, gehören aber jedenfalls bald untersucht!

Hygrome

Hygrome sind bindegewebige Zysten oder Bälge an Sehnen oder Gelenkkapseln, die auf Grund übermäßiger Belastung oder Reibung oder auch spontan entstehen können. Weitere Ursachen können rheumatische und andere nichtbakterielle Entzündungen sein.

Hygrome können überall am Fuß (und auch an anderen Körperteilen) vorkommen, bevorzugen aber die Zehen und den Rückfußbereich und damit die Sprunggelenke und den Fußrücken – also die gelenk- und sehnenreichen Regionen.

Hier ein iatrogenes (durch den Arzt bedingtes) Hygrom durch ein Nahtgranulom (überschießende Narben- und Flüssigkeitsbildung durch den Reiz).

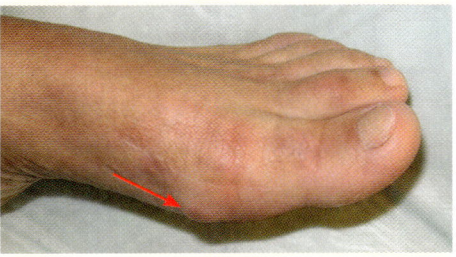

Nach einer gelungenen auswärts durchgeführten Hallux-Operation störte die Patientin diese zunächst unklare Schwellung.

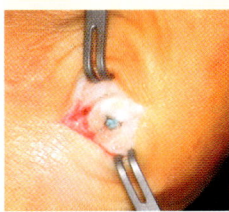

Die Reoperation zeigte, dass das verwendete, nicht auflösbare (resorbierbare) Nahtmaterial den Reiz auslöste.

Ganglien

Ganglien sind ebenfalls sackförmige Zysten mit dem Unterschied, dass sie Aussackungen von Gelenkkapseln sind (und

daher nur in Gelenknähe vorkommen). Ursache von Ganglien können Überlastungen und rheumatische oder nicht rheumatische Entzündungen sein. Die gallertartige, zähe Flüssigkeit in diesen Zysten stammt von schleimbildenden Zellen, die plötzlich den „Befehl" erhalten, übermäßig viel Schleim zu produzieren.

Bursitiden

Bursitiden sind Schleimbeutelentzündungen eines oder mehrerer der am Fuß zahlreich vorkommenden Schleimbeutel. Ursache kann Schuhdruck oder eine Entzündung rheumatischen oder nicht rheumatischen Ursprungs sein.

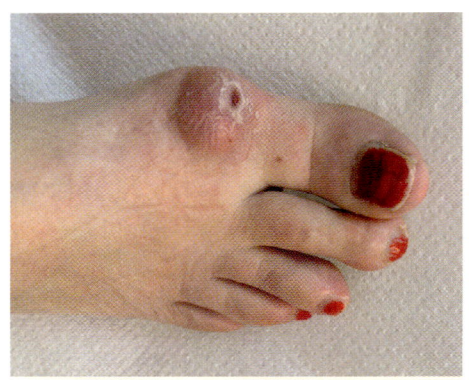

Ausgeprägte, nicht eitrige Hallux bursitis (Schleimbeutelentzündung), durch Schuhdruck.

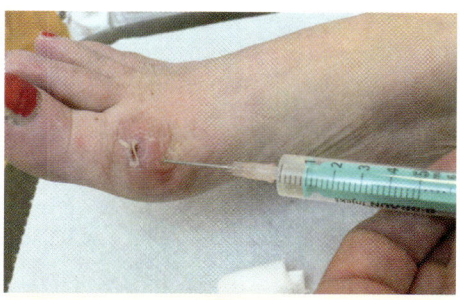

Die Punktion gelingt nur mit einer dicken Nadel.

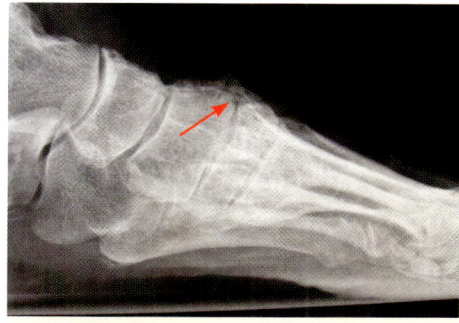

Dorsale Fußgeschwulst.

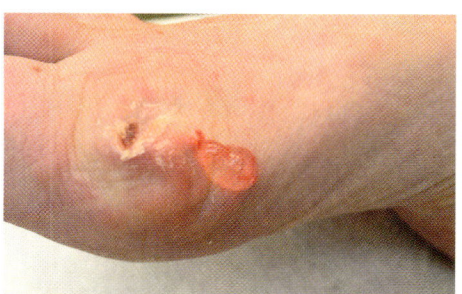

Dickflüssiges Sekret kann anschließend noch exprimiert, also herausgedrückt werden.

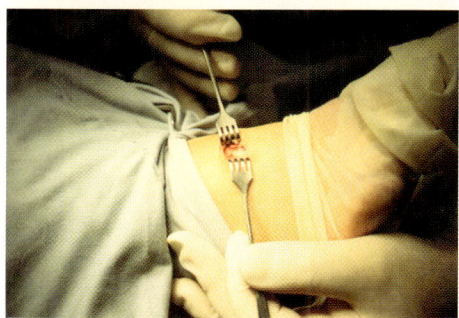

Operation der dorsalen Fußgeschwulst.

Dorsale Fußgeschwulst

Sie ist eigentlich mit dem Ausdruck Fußrückenhöcker besser beschrieben, denn es handelt sich um eine Vorwölbung aus Knochen, die meist an einem Fußwurzelgelenk entstehen und eigentlich Osteophyten sind, also die Abnützung (Arthrose) zur Ursache haben.

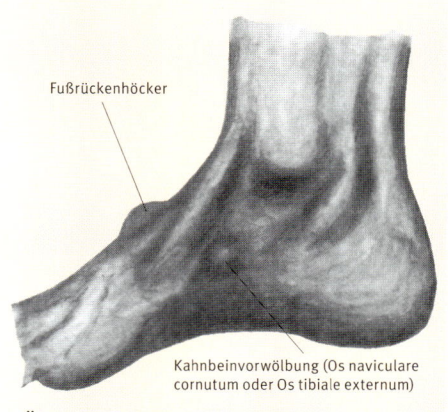

Fußrückenhöcker

Kahnbeinvorwölbung (Os naviculare cornutum oder Os tibiale externum)

»Überbeine« im Mittelfußbereich.

Os tibiale externum

Das ist ein überzähliges Knöchelchen, das angeboren ist und durch einen zusätzlichen Knochenkern entsteht. Es ist an der Innenseite der Fußwurzel lokalisiert und bereitet manchmal in festen Schuhen (Schi- oder Eislaufschuhe) Beschwerden.

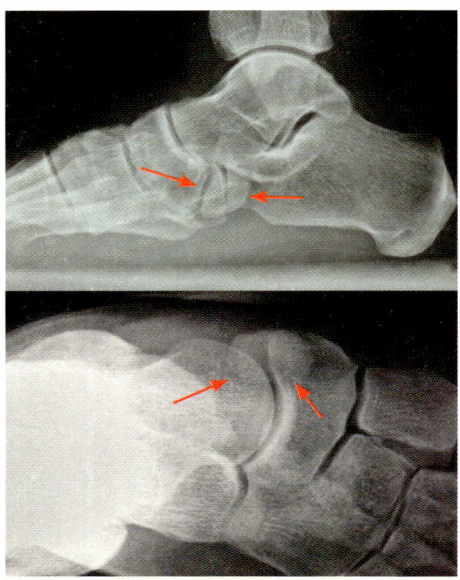

Os tibiale externum

Os naviculare cornutum (gehörntes Kahnbein)

Es befindet sich genau an der gleichen Lokalisation und kann vom vorher genannten nur durch das Röntgen unterschieden werden (Abb. auf Seite 143). Hier ist das Kahnbein, ein wichtiger Knochen der Fußwurzel, länger gewachsen als bei normalen Füßen.

Es kann die gleichen Beschwerden verursachen wie das Os tibiale externum und wird auch chirurgisch sehr ähnlich behandelt.

Behandlung

Eine konservative Behandlungsmöglichkeit gibt es kaum, außer den Schuhdruck durch Schuhzurichtungen von den Geschwülsten wegzunehmen.

Die Zysten zu punktieren bringt nur eine kurze Erleichterung, da sie sich häufig nach kurzer Zeit wieder anfüllen.

Frühere semikonservative „Behandlungsmethoden", bei denen mit einem Brett oder gar mit einem Hammer heftig auf das Hygrom (oder auch auf Ganglien) geschlagen wurde, können ebenfalls nicht wirklich empfohlen werden, obwohl sie manchmal sehr erfolgreich waren.

Wenn diese absolut gutartigen Geschwülste im Schuh oder aus kosmetischen Gründen stören oder rasch an Größe zunehmen, werden sie entfernt.

Nachbehandlung

Je nach Lokalisation sofortige (Teil-) Belastung, aber Schonung bis zur Wundheilung. Nahtentfernung nach 10 bis 14 Tagen.

Arbeitsfähigkeit

Im Büro praktisch sofort, für schwere körperliche Tätigkeit erst nach Abschluss der Wundheilung, also nach 2 bis 3 Wochen.

Sportfähigkeit

Ist ebenfalls nach Abheilung der Wunde, nach etwa 2 bis 3 Wochen, gegeben.

Erfolge

In aller Regel ausgezeichnet.

Komplikationen

Sehr wenige, möglich sind alle operationstypischen, im Besonderen Verletzungen von Nerven oder Gefäßen bei der Operation.

Sehnenscheidenentzündungen (Tendovaginitiden)

Die Sehnenscheiden sind innen mit schleimhautähnlichem Gleitgewebe ausgekleidet und ermöglichen dadurch den Sehnen ein möglichst reibungsarmes Gleiten.

Zu Entzündungen kann es durch Überlastung, bei massiven Fehlstellungen auch schon bei normaler Belastung oder durch

Passagehindernisse, z. B. durch kleine Überbeine kommen. Auch rheumatische Gelenkentzündungen, Gicht, Diabetes und andere Erkrankungen können zu Schwellungen, Schmerzen und Sehnenscheidenentzündungen führen. Viele Sehnenscheidenentzündungen können allerdings gar nicht geklärt werden.

Lang bestehende Entzündungen können manchmal, besonders bei rheumatischer Ursache, auch die Sehnen selbst angreifen und eventuell bis zu einem Riss der Sehne führen.

Behandlung

Häufig genügt eine konservative Therapie mit Ruhigstellung (eventuell sogar ein Gips für 3 Wochen), Vermeidung der Überlastung, antirheumatische Salben, Eispackun-

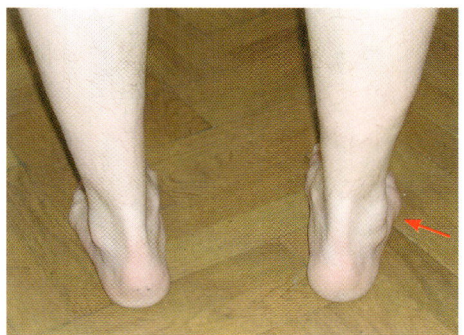

Ein besonderer Fall einer Sehnen- und Sehnenscheidenentzündung am rechten Außenknöchel (Pfeil).

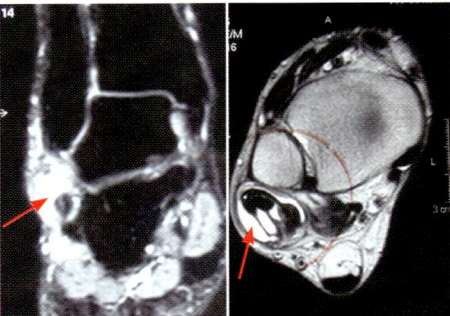

Die MRT-Bilder zeigten eine massive Entzündung mit Tumorverdacht der Peroneussehnen (Pfeile).

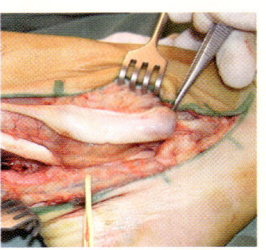

Bei der Operation zeigte sich neben einer massiven Entzündung der Sehnenscheiden diese gewaltige Sehnenauftreibung, die entfernt wurde und gutartig war.

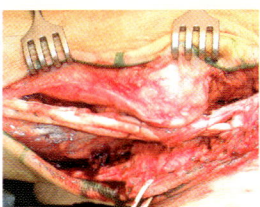

Die lange und die kurze Peroneussehne wurden zur Verstärkung miteinander vernäht.

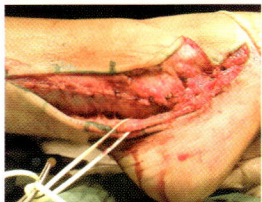

Die Hüllen wurden vor dem Hautverschluss vernäht.

gen, physikalische Behandlungen, Verbesserung der Fußaktion mit Schuheinlagen und eventuell antirheumatische Medikamente und vorsichtige Infiltrationen (nicht in Sehnen!). Geht nach etwa dreimonatiger Behandlung die Entzündung nicht zurück, überlegt man sich die operative Behandlung, bei der die Sehnenscheiden eröffnet und die entzündeten inneren Gleitgewebe entfernt werden. Die Erfolge sind in der Regel gut.

Lipome

Lipome sind gutartige Fettgewebegeschwülste, die selten auch an den Füßen vorkommen können.

Hier ein 10 Jahre bestehendes Exemplar an der 2. Zehe, das zirkulär um die Zehe gewachsen ist und relativ aufwendig entfernt wurde.

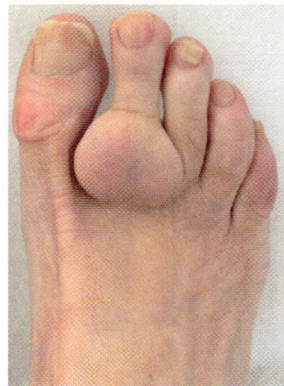

Große Fettgewebegeschwulst an der 2. Zehe, greift auf die 3. Zehe über.

Morbus Ledderhose (plantare Fibromatose)

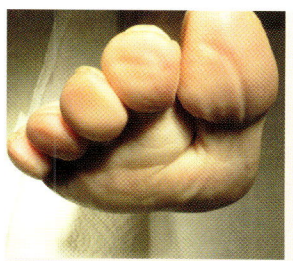

Das Lipom wächst um die ganze Zehe herum (zirkulär).

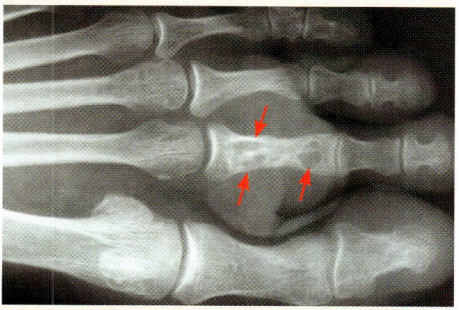

Wegen des langen Bestehens kommt es durch den Druck des Tumors sogar zu Umbauzonen am Knochen (Pfeile).

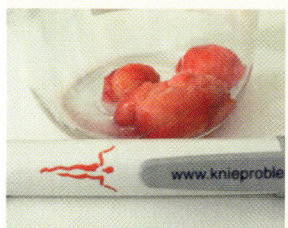

Diese Massen wurden entfernt.

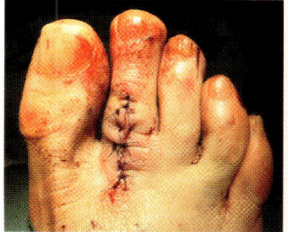

Nach der Operation.

Diese Erkrankung betrifft die Fußsohle. Es kommt zur Verdickung der plantaren Faszie, also jener relativ dicken bindegewebigen Haut, die zwischen der Fußsohlenmuskulatur und dem Fußsohlenfettgewebe zum Schutz und Festigkeitsgewinn eingebaut ist.

Es handelt sich um eine recht aggressiv wuchernde (proliferative) Entzündung, die vorwiegend Männer befällt und mit übermäßigem Alkoholkonsum und Leberschäden in Verbindung gebracht wird. Meist tritt die Erkrankung beidseitig auf und kommt manchmal zusammen mit ähnlichen Veränderungen an den Händen (Dupuytren'sche Kontraktur) und am Penis (Induratio penis plastica) vor.

An der Fußsohle treten knotige Verdickungen auf, die umschrieben sein oder die ganze Fußsohle befallen können. Die Patienten berichten nicht immer über Schmerzen.

Konservative Behandlung

Man kann sich mit Bettungseinlagen behelfen, die die Knoten aussparen und damit entlasten, ist aber keine Dauerlösung.

Operative Behandlung

Entfernung der Knoten oder bei ausgedehntem Befall der ganzen Plantarfaszie. Sehr sorgfältige Blutstillung ist notwendig.

Nachbehandlung

Ein fester Verband soll Nachblutungen verhindern, die ein Anlass für Rezidive (Wiederauftreten der Erkrankung) sein könnten. Eventuell Nachbestrahlung.

Gehen ist am zweiten Tag nach Entfernung der Blutungsschläuche (Drainagen) möglich. Bei ausgedehnten Eingriffen Krücken bis zur Wundheilung und nur Minimalkontakt. Nahtentfernung bei guter Heilung nach 14 Tagen, bei Wundheilungsstörungen entsprechend später.

Arbeits- und Sportfähigkeit

Beides ist etwa 2 Wochen nach Wundheilung, also nach ca. 3 bis 8 Wochen möglich, je nach Ausdehnung des Eingriffes.

Erfolge

Nicht überwältigend, da eine relativ hohe Zahl von neuerlichen Knotenbildungen trotz bestmöglicher Operationstechnik vorkommen kann.

Komplikationen

Gefäß- und Nervenverletzungen sowie Muskelverletzungen sind möglich. Wenn bei der Operation die Haut zu dünn wird (da die Knoten eine genaue Präparation erfordern, die oft bis in die Haut gehen muss, weil die Knoten in die Hautschichten einwachsen): Wundheilungsstörungen.

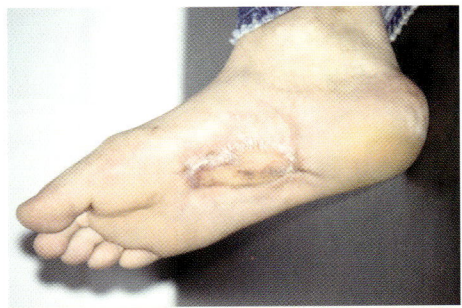

Morbus Ledderhose. Die Knotenbildung kann manchmal sehr hartnäckig sein. Erst nach der 5. Operation mit plastischer Deckung des Defektes war dieser Patient einigermaßen beschwerdefrei.

Unterer (plantarer) Fersensporn und hinterer (dorsaler) Fersensporn

Der untere Fersensporn entsteht einerseits infolge des Sehnenzuges der so genannten plantaren Fußplatte (Plantaraponeurose), also eines dicken, plattenförmigen Bandes, das die Hauptverspannung des Längsgewölbes des Fußes bildet, und andererseits durch Muskelzug der kleinen Fußmuskeln, die vom Fersenbein entspringen und zu den Zehen nach vorne ziehen.

Dieser kräftige Zug an der Beinhaut führt zum knochenbildenden Reiz und zur Neubildung eines echten Knochensporns an dieser ganz typischen Stelle (Abb. rechts). Die Schmerzen entstehen aber eher nicht durch den Knochensporn selbst, sondern durch Entzündungen der Beinhaut und der umgebenden Weichteile. Häufig liegt ein abgeflachtes Fußgewölbe im Sinne eines Senk- oder Spreizfußes vor.

Der Triggerpunkt (Schmerzpunkt) an der Ferse des Syndroms (Symptomenkomplex, Summe von Erscheinungen) „Fersensporn" kann auch ein Ausdruck des bislang nur wenig beachteten Musculus quadratus plantae (quadratischer Fußsohlenmuskel) sein, der eine entscheidende Rolle für die Balance des Menschen zu spielen scheint. Von diesem Muskel entspringen Sehnen (das tun sie normalerweise nur von

Knochen!), die die Endglieder der Zehen bewegen. Weitere Muskeln wie der Wegzieher der großen Zehe (M. abductor hallucis) und auch der hintere Wadenmuskel (der Posticus, bei seiner Fehl- oder Nichtfunktion entsteht der erworbene Plattfuß, siehe entsprechendes Kapitel) münden in den Fersenspornpunkt.

Dies erklärt auch die relativ geringe Erfolgsrate der operativen Behandlung, denn oft liegt die Ursache der Beschwerden eben nicht an der Ferse.

Symptome: Die Patienten beschreiben im akuten Stadium helle, stechende Schmerzen in der Fersenmitte und häufig eher zur inneren Seite ziehend.

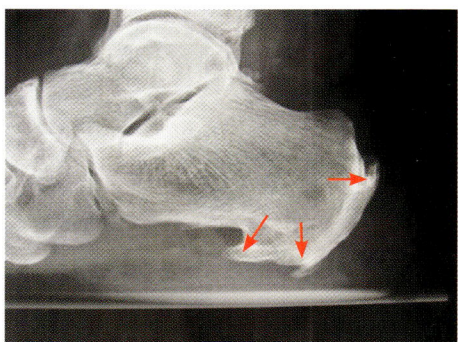

Oberer und 2 untere Fersensporne.

Diese Schmerzen treten ständig auf, bei jedem Schritt (bei den ersten Schritten nach einer Pause noch schlimmer), so dass das Gehen den Patienten zur Qual wird.

In chronischen Fällen sind die Schmerzen dumpf und treten besonders morgens bei den ersten Schritten auf.

Der hintere oder obere Fersensporn liegt zum Unterschied vom hohen Fersenbein (Calcaneus altus) nicht oberhalb des Achillessehnenansatzes, sondern als leistenförmiger Sporn direkt im Ansatzbereich der Achillessehne an der Fersenrückseite.

Symptome: Der hintere Sporn bereitet fast immer nur Schmerzen in Schuhen, die zu viel Druck auf die Ferse bringen.

Konservative Behandlung

Beim unteren Fersensporn sind Schuheinlagen die Therapie der ersten Wahl. Das Längsgewölbe wird entlastet, der Rückfuß etwas nach innen gedreht (supiniert) und die Einlagen bekommen ein typisches „Loch" an der Stelle des größten Schmerzes in der Fersenmitte, leicht zur inneren Seite ausgedehnt – genannt wird das Fersenhohllegung. Unterstützen kann man das weiche Abrollen beim Gehen noch durch einen so genannten Pufferabsatz.

Im Akutfall können (recht schmerzhafte) Infiltrationen gut helfen, siehe Abb. auf Seite 74. In chronischen Fällen spricht manchmal die physikalische Behandlung gut an.

Beim hinteren Fersensporn sind ebenfalls gewölbehebende Schuheinlagen (aller-dings ohne Hohllegung) von Vorteil, man muss außerdem die hintere Schuhkappe anpassen (über den Sporn hinaufziehen und sehr weich gestalten). Auch hier können im Akutfall (weniger schmerzhafte) Infiltrationen helfen.

Stoßwellentherapie

Diese Behandlungsform steht zwischen der konservativen und der operativen Therapie. Sie kommt aus der Urologie und wurde erstmals zur Nierensteinzertrümmerung eingesetzt.

In der Orthopädie sollen die Stoßwellen durch die plötzliche Energieanwendung die Entzündung stoppen, feine Nervenendigungen zerstören und damit den Schmerz ausschalten.

Operative Behandlung

In verzweifelten Fällen bleibt die operative Entfernung des Knochenspornes in Verbindung mit einer Zerstörung der umgebenden feinen Nervenenden (Denervation) durch Umschneidung und Teilentfernung der Plantaraponeurose.

Minimal invasive (wenig eindringende) Techniken, bei denen das Band nur durch einen Stich durch die sonst intakte Haut mit einem Spezialmesser durchtrennt wird, haben sich nicht durchsetzen können, neuerdings spalten einige Operateure das Band endoskopisch. Ob sich diese Methode durchsetzen wird, ist noch unklar. Beim hinteren Fersensporn wird die Achillessehne längs gespalten oder teilweise abgelöst und der Knochensporn entfernt.

Nachbehandlung

Gehen ist in einfachen Fällen frei mit Vorfußbelastung oder mit Gehstock möglich. In schweren Fällen beim hinteren Fersensporn ist ein Gehgipsverband für einige Wochen zu tragen, je nach Grad der notwendigen Achillessehnenablösung.

Arbeitsfähigkeit

Schwere körperliche Tätigkeit erst nach ca. 6 bis 8 Wochen bei Ablösung der Achillessehne, eventuell noch (viel) später.

Sportfähigkeit

Laufen nach 2 bis 4 Monaten, bei massiver Achillessehnenablösung erst nach einem halben Jahr oder später.

Erfolge

Trotz bester Therapie betragen die Erfolge bei Operationen des unteren Fersensporns nur etwa 60 %, beim oberen Sporn sind die Erfolge deutlich besser.

Komplikationen

Manchmal wird der Schmerz von anderen Strukturen, wie Kompressionen kleinster Nerven und Sehnen- oder Muskelentzündungen verursacht, wird also durch die Operation nicht besser.
Sonst alle üblichen, aber sehr selten.

Hohes Fersenbein (Calcaneus altus, Haglund-Ferse)

Der obere hintere Fersenbeinhöcker ist bei manchen Menschen stärker ausgeprägt und verursacht Schuhdruckbeschwerden mit Blasen- und Schwielenbildung sowie Hautverdickung. Manchmal bilden sich Entzündungen des großen Schleimbeutels, der sich zwischen Achillessehne und Haut befindet.

Konservative Behandlung

Manchmal sind Schuhzurichtungen hilfreich, bei denen die hintere Fersenkappe über das hohe Fersenbein geht und weich abgepolstert wird, damit der Schuh nicht scheuert. Die Bandbreite reicht von einzuklebenden Fersenkappeneinsätzen bis zu orthopädischen Maßschuhen, die das Fersenproblem berücksichtigen.

Im akuten Entzündungs- und Schmerzfall helfen Antirheumatika und Infiltrationen sowie Eispackungen.

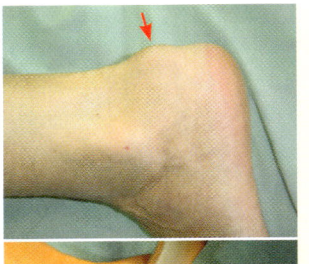

Hohes Fersenbein.

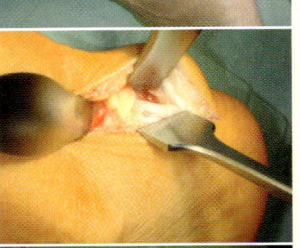

Dieser Knochenteil wird abgemeißelt, wichtig ist die klare Grenze zur Achillessehe, es darf aber keine Ecke stehen bleiben.

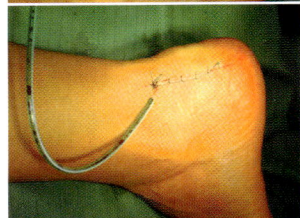

Nach der Operation: Der Höcker ist verschwunden.

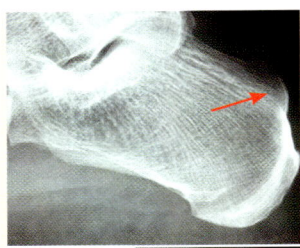

Calcaneus altus – vor der Operation.

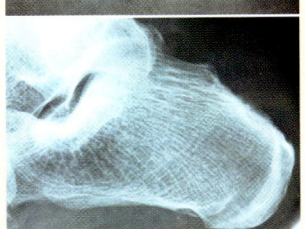

Nach der Operation: Zustand nach Abmeißelung der störenden oberen Ecke des Fersenbeins.

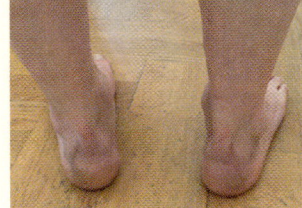

Schmerzfreier Patient nach beidseitiger Operation.

Operative Behandlung

Bei anhaltenden Beschwerden wird die obere, hintere Ecke des Fersenbeines in einem Stück entfernt. Die Ränder müssen sehr gut geglättet werden und Beinhautränder müssen genauso wie Knochenreste im Achillessehnenwinkel sicher entfernt werden.

Nachbehandlung

Nachdem bei der Operation eine relativ große Knochenwunde entsteht, lege ich immer eine Drainage für ein bis zwei Tage an, damit es nicht zum Bluterguss kommt. Nach Entfernung dieser Blutungsschläuche kann der Patient mit 2 Unterarmstützkrücken unter Teilbelastung für ca. 2 Wochen aufstehen.
Eine Gipsruhigstellung für eine variable Anzahl von Wochen (zwischen 3 und 8) ist nur bei schweren Fällen notwendig, bei denen die Achillessehne teilweise abgelöst werden muss.

Später kann Heilgymnastik helfen, den Alltag schneller zu bewältigen.

Arbeitsfähigkeit

Fürs Büro noch während der Krückenzeit, schwere Arbeit ist erst nach 2 Monaten, in schweren Fällen mit Achillessehnenablösung und Gipsruhigstellung erst nach 3 bis 4 Monaten möglich.

Sportfähigkeit

Laufen frühestens nach 2 bis 4 Monaten.

Erfolge

In ca. 90 % der Fälle sind die Patienten mit dem Ergebnis zufrieden und können wieder problemlos alle Schuhe tragen. Fallweise bleiben unangenehme Empfindungen an der Ferse zurück.

Komplikationen

Der Winkel zwischen Achillessehne und Fersenbein muss zuverlässig von Knochen freigeräumt werden, eventuell sogar um den Preis der teilweisen Achillessehnenablösung. Geschieht dies nicht, kann es zum Wiederauftreten des hohen Fersenbeines durch Neuverknöcherung kommen. Diese ist dann meist höckrig und kann arge Schmerzen verursachen.

Die übrigen Komplikationen entsprechen denen anderer Weichteil- und Knocheneingriffe.

Tarsaltunnelsyndrom

Das Tarsaltunnelsyndrom entspricht im Krankheitsbild ziemlich genau dem Karpaltunnelsyndrom der Hand, es wird also auch durch Einklemmung oder Kompression eines Nervs verursacht.

Der Nervus tibialis ist ein Hauptnerv des ganzen Fußes, und er erreicht den Fuß, indem er gemeinsam mit der gleichnamigen Arterie (blutzuführendes Gefäß) und mit den gleichnamigen Venen (blutabführende Gefäße) hinter dem Innenknöchel (medialer Malleolus) zur Ferse hinterzieht. Er teilt sich dann in kleine Nebenäste und in 3 Hauptäste, die einerseits zur Ferse, andererseits zur medialen (inneren) und zur lateralen (äußeren) Fußseite ziehen und dort sowohl für die Gefühlsempfindung (Sensibilität) als auch für die Steuerung der kurzen Fußmuskulatur verantwortlich sind.

Hinter dem Innenknöchel wird das Gefäßnervenbündel, das gemeinsam mit 3 großen Sehnen diese Enge passiert, von einem breiten Band, dem Retinaculum flexorum an Ort und Stelle gehalten. Gemeinsam mit den Knochen des Innenknöchels sowie des Sprung- und Fersenbeines bildet dieses Band einen Tunnel – den Tarsaltunnel.

Kommt es nun im ohnehin schon engen Tunnel zum Auftreten eines Hindernisses oder einer Raumforderung, werden die

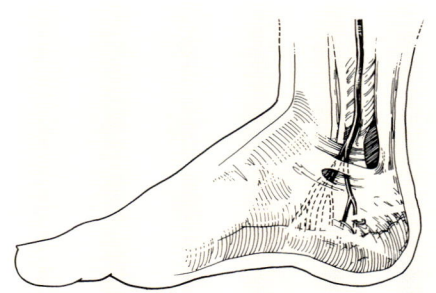

Einengung des Nervus tibialis und seiner Aufzweigungen.

anderen Strukturen zusammengedrückt, was die empfindlichen Nerven am schlechtesten tolerieren und die ersten Symptome verursachen.

Diese Symptome sind meist vom Patienten nicht so klar zu beschreiben und nicht so homogen wie beispielsweise bei einem anderen Nervenkompressionssyndrom, dem Morton-Neurom (siehe Seite 138 f.).

Die Patienten klagen über Taubheit, eigenartiges Gefühl sowie fallweise Schmerzen bei Belastung und manchmal noch stärker in Ruhe, und zwar an der Innenseite des Fußes und auch an der Fußsohle. Manchmal treten nachts schlimme und brennende Schmerzen auf.

Auf die Frage des Arztes, wo denn die Schmerzen genau seien, können die Patienten oft nur vage Angaben machen.

Etwa ein Drittel der Patienten berichtet über eine Ausstrahlung bis zur halben Wade.

In nur etwa der Hälfte der Fälle lässt sich in der Krankengeschichte und später bei der Operation eine Ursache für die Beschwerden finden – nämlich ein Unfall, bei dem z. B. einer der Tunnel-bildenden Knochen gebrochen oder verrenkt wurde und wodurch eine kleine Stufe entstand, die den Platzmangel verursacht. Andere Gründe sind eine schwere Bandverletzung bzw. zumindest eine schwere Prellung mit Einblutung in den Tunnel und nachfolgender Bandverdickung.

Die sonstigen Ursachen der Nervenkompression sind Exostosen, Ganglien oder Lipome (gutartige Geschwülste aus Knochen, Zysten gefüllt mit Gelenkflüssigkeit oder Fettgeschwülste), Krampfadern, die den Tunnel ausfüllen können oder eine abnorme X-Stellung (Valgus) der Ferse, wodurch beim Stehen und Gehen der Nerv extrem gespannt und damit geschädigt wird. Weitere Ursachen können rheumatische Entzündungen, Diabetes mellitus und Entzündungen des Nervs selbst sein.

Bei den anderen Patienten ist keine echte Ursache auffindbar, man geht dann davon aus, dass entweder das Band (Retinaculum flexorum) schrumpft oder dass der Nerv anschwillt, oder sogar beides.

Mit folgenden Untersuchungsmethoden wird das Tarsaltunnelsyndrom diagnostiziert: Klinisch, also bei der körperlichen Untersuchung, kann das Beklopfen des Nervs Schmerzausstrahlungen in den inneren Fußteil verursachen. Dieses nach Tinel benannte Zeichen gibt bereits – in Zusammenhang mit den geschilderten Beschwerden – einen sehr guten Hinweis auf das Vorliegen eines Tarsaltunnelsyndroms. Bewiesen wird es dann durch eine Messung der elektrischen Leitfähigkeit des Nervus tibialis (Schienbeinnerv), die verlangsamt sein muss.

Konservative Behandlung

Es zahlt sich jedenfalls aus, die konservative Therapie zu versuchen. Anfangs werden entzündungshemmende Medikamente verabreicht, Fehlstellungen der Ferse werden mit Schuheinlagen ausgeglichen. Unterstützen kann man diese Behandlungen noch mit lokalen Infiltrationen und physikalischen Anwendungen.

Ein Ausweg ist die Ruhigstellung des Beines im Unterschenkelgehgips.

Operative Behandlung

Hilft die konservative Behandlung nach etwa 6 bis 8 Wochen nicht, kann eine Operation das Leiden beenden. Der Tarsaltunnel wird eröffnet und – falls vorhanden – die Ursache der Nervenkompression entfernt. Findet man während der Operation keine Ursache, profitiert der Patient vom gespaltenen Band (Retinaculum flexorum), das nach der Operation nicht mehr verschlossen wird, sondern offen bleibt.

Nachbehandlung

Nahtentfernung nach 12 bis 14 Tagen. Für ca. 3 Wochen sollten 2 Unterarmstützkrücken benutzt werden und das Bein nur sehr wenig belastet werden (Minimalkontakt).

Heilgymnastische Übungen machen gegen Ende der Entlastungszeit das Bein und den Fuß wieder beweglich und kräftig.

Arbeitsfähigkeit

Für Bürotätigkeit schon während der Krückenphase gegeben, für schwere körperliche Arbeit erst nach 4 bis 6 Wochen.

Sportfähigkeit

Laufen ist nach etwa 4 bis 6 Wochen möglich, Schwimmen schon nach Wundheilung (nach ca. 2 Wochen).

Erfolge

Die Erfolgsrate beträgt nur 75 %, wobei die meisten Misserfolge dann auftreten, wenn während der Operation keine Ursache für das Tarsaltunnelsyndrom gefunden werden konnte.

Komplikationen

In der Regel sehr wenig, eventuelle Nervenverletzungen bei den Befreiungsmanövern denkbar, sonst die bei Weichteiloperationen üblichen.

Achillessehnenprobleme

Die Achillessehne ist eine der kräftigsten und stärksten Sehnen des menschlichen Körpers. Sie ist für das Gehen und Laufen notwendig, da sie die Ferse und damit den ganzen Fuß beim Abstoß am Ende der Standphase anhebt und den ganzen Körper in der Abstoßphase vom Boden wegdrückt.

Die Achillessehne kann durch Unfälle reißen. Viel häufiger aber macht sie Schmerzen und Beschwerden durch Verdickungen und Entzündungen.

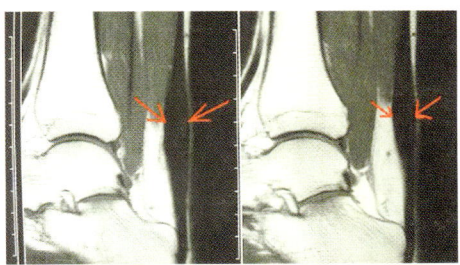

Achillessehnenschwellung ohne Nekrose des Sehnengewebes in der MRT.

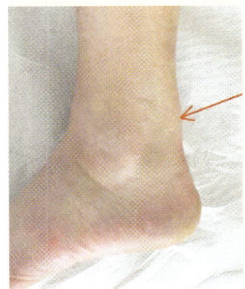

Achillodynie mit der Schwellung und Verhärtung an typischer Stelle der Achillessehne (5 – 7 cm oberhalb der Ferse).

Achillodynie (chronische Achillessehnenschmerzen)

Der Begriff Achillodynie vereint eine Vielzahl von pathologischen (krankhaften) Veränderungen der Achillessehne und ihrer Hüllen, die Schmerzen und Funktionsstörungen verursachen können.

Die früher als Ursachen der chronischen Achillessehnenschmerzen angenommenen Erkrankungen scheinen aber nach neuesten Untersuchungen nicht oder nur selten als Ursache der Achillodynie in Frage zu kommen: Eine echte Sehnenentzündung (Tendinitis) gibt es feingeweblich (histopathologisch) in der Sehne praktisch nicht.

Die Entzündung des Gleitgewebes (Peritendinitis) scheint als Ursache der Achillodynie eine sehr untergeordnete Rolle zu spielen.
Es wurden als Ursachen vielmehr Tendinosen (degenerative Sehnengewebeveränderungen) und in 20 % der Fälle auch teilweise Risse (Partialrupturen) gefunden.

Die Sehnen zeigen typische Verdickungen knapp oberhalb des Ansatzes der Sehne an der Ferse.

Konservative Behandlung

Einlagen sollten in jedem Fall von Achillessehnenbeschwerden angefertigt werden, sie stützen den Fuß beim Abrollen und entlasten damit die Achillessehne. Weiters kann die physikalische Therapie mit ihren entzündungshemmenden und durchblutungsfördernden Anwendungsformen wie Ultraschall, Stereodynator, Kurzwelle und anderen Linderung bringen. Eine verkürzte Wadenmuskulatur ist ein häufiger Faktor dieser Erkrankung, sie muss gedehnt werden.

Entzündungshemmende Medikamente und Infiltrationen in die Sehnenhüllen helfen sehr gut, allerdings ist große Vorsicht geboten: Schon eine Kortisoninfiltration in die Achillessehne kann zum Sehnenriss führen! Man darf die Infiltration nur neben die Sehne setzen und sollte am besten kein Kortison verwenden.

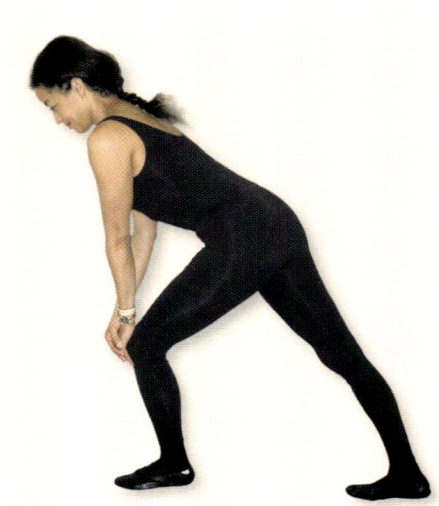

Dehnen der Achillessehne.

Operative Therapie

Sollte nach einer 4- bis maximal 6-monatigen Behandlung die Verdickung nicht zurückgehen und die Schmerzen verschwinden, sollte man operieren: Das „Kämmen" oder „Combing" der Achillessehne – es werden viele parallele Schnitte mit dem Skalpell in das Sehnengewebe gesetzt – ist eine gute Methode, um Nekrosebezirke (abgestorbene Teile) aus der Sehne zu entfernen und in den übrigen Fasern dieses von Haus aus schlecht durchbluteten Gewebes eine verstärkte Durchblutung anzuregen sowie in entzündeten, aber noch nicht zerstörten Bezirken Selbstreparationsvorgänge in Gang zu setzen.

Sollte viel Sehnengwebe zerstört sein und entfernt werden müssen, wird ab etwa einem Verlust von 30 bis 40 % des gesamten Sehnenquerschnittes eine Verstärkung der Sehne notwendig.

Dazu gibt es einige Möglichkeiten: Umkehrplastik mit dem mittleren oder zwei seitlichen Streifen aus dem Sehnenspiegel des Wadenmuskels, Einsetzen eines Kunstbandes oder Verstärkung mit der Sehne des Plantarmuskels.

Nachbehandlung

Die Nachbehandlung richtet sich danach, ob und wie viel Sehnengewebe entfernt werden musste. Wird kein Gewebe entfernt, braucht das Bein nicht im Gipsverband ruhig gestellt zu werden und es kann sofort mit heilgymnastischen Übungen und teilentlastender Mobilisierung (Gehen) begonnen werden. Nach 2 bis 3 Wochen ist das Bein belastbar.

Bei der Notwendigkeit einer Sehnengewebeteilentfernung oder gar bei der plastischen Verstärkung der Sehne richtet sich die Dauer der Entlastung und Ruhigstellung im Gipsverband nach dem Ausmaß der Sehnenschwächung und liegt zwischen 4 und 10 Wochen.

Arbeits- und Sportfähigkeit

Büroarbeit ist schon im Gips möglich. Schwere körperliche Tätigkeiten und Sport sind je nach Ausmaß der Schäden frühestens nach 2 bis 6 Monaten möglich.

Erfolge

Die Erfolgsrate liegt bei 80 %.

Komplikationen

Theoretisch kann es insbesondere nach Teilentfernungen und bei schlechten lokalen Durchblutungsverhältnissen zum Achillessehnenriss kommen. Sonst die üblichen Weichteilkomplikationen. Bei Gipsruhigstellungen steigt generell, auch bei Prophylaxe, das Thromboserisiko. Fallweise, und zwar bei ausgedehnten Tendinosen

mit viel Gewebedegeneration ist eine verzögerte Erholungstendenz der Patienten zu beobachten, die dann erst nach 6 bis 12 Monaten sehr gut gehen können. Manchmal, nämlich in bis zu 6 % der Fälle, kommt es zur postoperativen Infektion, die aber mit Antibiotika gut beherrscht werden kann.

Die Achillodynie ist manchmal mit dem so genannten Calcaneus altus (Hohes Fersenbein, Haglund-Ferse) vergesellschaftet (siehe Seite 152).

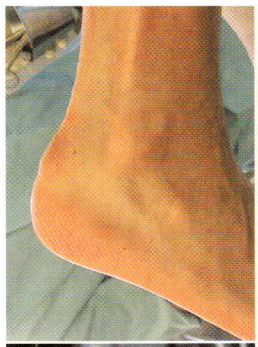

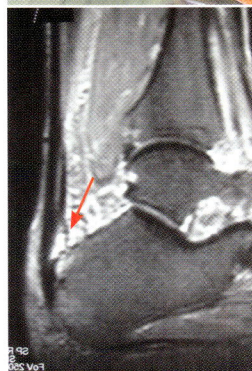

Hier ein besonderer Fall: Der Patient unterzog sich auswärts einer Operation eines hohen Fersenbeines. Obwohl die Ferse optisch recht gut aussah, klagte der Patient über Schmerzen beim Gehen und weiter bestehenden Schuhkonflikt. Die MRT ergab einen Verdacht auf eine Achillessehnenteilruptur (Teilriss) und einen Knochensporn mit chronischer Entzündung an der hinteren oberen Ecke des Fersenbeines.

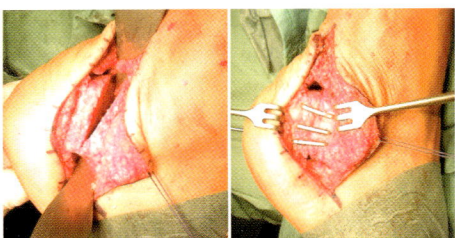

Bei der neuerlichen Operation wurde die Achillessehne genäht und ein Keil aus der Ferse entfernt, danach das hintere Stück nach vorne zugeklappt und mit Klammern fixiert. Der hintere Teil des Fersenbeines kann sich nunmehr nicht in die Achillessehne bohren und diese weiter schädigen.

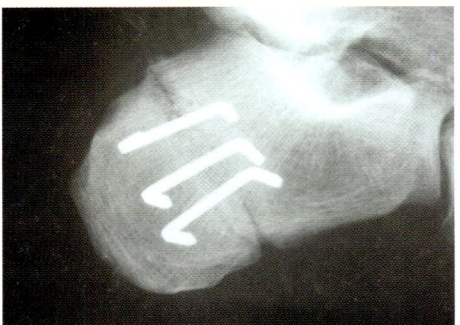

Röntgen der Knochenmontage (Osteosynthese), die Achillessehne läuft nunmehr frei und wird nicht mehr vom Fersenbein irritiert, der Patient ist schmerzfrei.

Achillessehnenriss

Die Ruptur der Achillessehne ist überhaupt die häufigste Sehnenverletzung und betrifft 18 Personen von 100.000, die meist (zu 80 %) sportlich tätig sind, nämlich als Schifahrer, Fußballspieler oder Ausübende anderer Ballsportarten. Mit der sportlich immer aktiveren Gemeinde der Senioren steigt auch die jährliche Anzahl der Achillessehnenrisse.

In der Regel ist der Sehnenriss gedeckt, die Haut über dem Riss ist also intakt und nicht offen (obwohl es solche schweren Verletzungen auch gibt – zum Beispiel im Straßenverkehr). Eine vorher gesunde Sehne reißt nur bei großer Gewalteinwirkung (z. B. beim Schisturz nach vorne, wenn die Bindung nicht aufgeht). Je abgenützter die Sehne ist, umso geringer kann der Auslöser sein, um die Achillessehne reißen zu lassen. Durch folgende Faktoren wird die Achillessehne angegriffen: Überbeanspruchung, hohes Lebensalter, Rheumatismus, Gicht, Diabetes mellitus, bei Entzündung ihrer Hüllen (Peritendinitis), Kortisoninjektionen und andere.

Am häufigsten betroffen sind Männer zwischen 40 und 60 Jahren, die untrainiert Fußball oder Badminton spielen. Häufig spürt der Patient beim Riss einen „Knall" und einen Schmerz oberhalb der Ferse.

Unmittelbar nach dem Riss tastet man häufig die typische „Delle" oberhalb der Ferse, die später durch den Bluterguss wieder verschwindet. Beweisender Test: Der Patient kann auf dem verletzten Bein nicht auf den Zehenspitzen stehen, kann den Fuß aber durch die anderen Sehnen fußsohlenwärts beugen (Plantarflexion).

Im Vergleich zur Gegenseite kann der verletzte Fuß viel weiter nach oben gestreckt werden (Dorsalextension).

Obwohl die Diagnosestellung also „unkompliziert" erscheint, werden ca. 25 % der frischen Rupturen übersehen und erst als veraltete Verletzungen behandelt, wodurch das Ergebnis meist schlechter ausfällt.

Behandlung

Auf einen Blick: <u>Operativ</u>: Funktionell gute und stabile Ergebnisse, aber relativ viele Komplikationen.

<u>Konservativ (nichtoperativ)</u>: Mehr Rerupturen (neuerliche Risse), weniger Muskelkraft, aber viel weniger Komplikationen.

Konservative Behandlung

„Die früher übliche Gipsruhigstellung in Spitzfußstellung ist bestenfalls für inkomplette Rupturen ausreichend, komplette Risse werden genäht, da bei der Ruhigstellung schlecht belastbare Sehnennarben entstehen".

Dieser Satz hatte bis vor wenigen Jahren unumschränkte Gültigkeit. Seit kurzem beginnt aber, zumindest für ältere Patienten über 65 Jahre (das „biologische" Alter ist aber wichtiger!), schwere Raucher, Diabetiker, Nicht-Sportler und Operationsunwillige so etwas wie eine Renaissance der nichtoperativen Behandlung.

Die Behandlung beginnt mit einer offenen Gipsschiene in der Spitzfußstellung, die sich durch die Schwerkraft ergibt, der Gips wird nach erfolgter Abschwellung nach etwa einer Woche geschlossen und dann alle zwei Wochen erneuert, wobei die Fußstellung schrittweise in die Neutralstellung gebracht wird.

Die gesamte Gipsbefristung beträgt 10 bis 12 Wochen. Danach wird intensiver Muskelaufbau betrieben.

Operative Behandlung

Über einen Mittelschnitt von etwa 15 cm Länge wird nach Eröffnung der Hüllen die Rissstelle, die meist 3 bis 5 cm oberhalb des Sehnenansatzes am Fersenbein liegt, freigelegt und von Blutresten gesäubert. Es wurden verschiedene Nahttechniken beschrieben, von denen zwei in der Abbildung dargestellt sind.

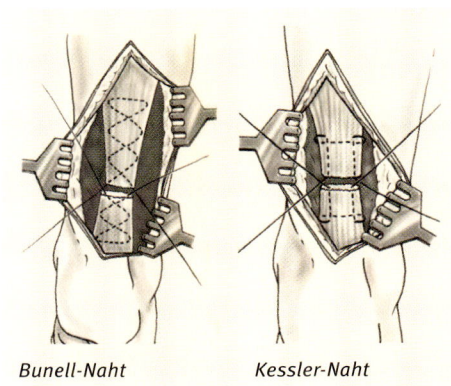

Bunell-Naht   *Kessler-Naht*

In den letzten Jahren haben sich auch in der Achillessehnenchirurgie minimal invasive Nahttechniken etabliert, die mit kleinsten Hautschnitten auskommen.

Bei veralteten Rissen muss man den durch Schrumpfung oder Zerfaserung der Sehnenränder entstandenen Abstand durch eine Sehnenplastik (Technik siehe Achillodynie, Seite 158) überbrücken.

Nachbehandlung

Man versucht zunehmend mit sehr kurzen Ruhigstellungen von ca. 4 Wochen oder sogar gänzlich ohne Gips auszukommen und frühmobilisierend nachzubehandeln.

Die Patienten gehen mit Unterarmstützkrücken und beginnen unmittelbar nach der Abschwellung, also nach 2 bis 5 Tagen, mit ihrer Heilgymnastik. Zur Sicherheit wird außerhalb der Übungszeit eine Schiene angelegt oder ein Spezialschuh (z. B. Adimed stabil II) getragen.

Die Vorteile liegen auf der Hand: Weniger Muskelverlust, raschere Wiederherstellung, weniger Bewegungseinschränkungen durch weniger Verklebungen der Sehne und geringere Knorpelschädigung im oberen Sprunggelenk.

Arbeitsfähigkeit

Mit beiden Methoden ist die Arbeitsfähigkeit für Bürotätigkeit bereits nach wenigen Tagen gegeben (wenn der Transport mit den Krücken möglich ist).
Schwer körperlich Arbeitende können erst nach etwa 4 Monaten zu ihrer Tätigkeit zurückkehren, wobei nach konservativer Behandlung nur etwa 60 % bis 70 % und nach operativer Behandlung immerhin 83 % bis 100 % zu ihrer alten Leistungsfähigkeit zurückfinden.

Sportfähigkeit

Konservativ: bei weitem nicht alle Patienten kehren zu ihrem alten Sport zurück. Wandern und Radfahren ist nach 3 bis 4 Monaten möglich, belastende Sportarten erst nach 6 bis 12 Monaten.
Operativ: Nach ca. 4 Monaten Beginn mit Sport, nach ca. 12 Monaten meist kein Unterschied mehr zur Gegenseite.

Erfolge

Konservativ: Gute Kraft der Wadenmuskulatur in 65 % der Fälle. Sport wie vor der Verletzung wird in 50 % bis 69 % betrieben.

Operativ: Gute Kraft der Wadenmuskulatur in über 80 %. Sport wie vor der Verletzung wird in 73 % bis 100 % betrieben.

Komplikationen

Konservativ:
Rerupturrate: 8 % bis 30 % (!), in 4 % Hautprobleme, Thrombosen, Embolien oder Verklebungen. Verringerung der Muskelkraft in ca. 35 %.

Operativ:
Rerupturrate: 1,6 % bis 4 % in sehr großen Patientengruppen.

In ca. 6 % bis 8 % Wundheilungsstörungen bis zum Hautabsterben (Hautnekrose) oder Fisteln (Gänge in die Tiefe), die zwar eine längere Heilungsdauer verursachen, die das Endergebnis aber nur kosmetisch beeinflussen.

Bei ca. 1 % müssen tiefe Wundinfektionen oder große Hautdefekte plastisch gedeckt werden. Bei bis zu 5 % Verletzungen des Nervus suralis (= dünner Wadennerv, der für die Empfindung der Haut an der Außenseite der Wade und des Rückfußes verantwortlich ist) mit Empfindungsstörungen an der Außenseite der Ferse.

Krankheiten des oberen Sprunggelenkes

Instabilität des oberen Sprunggelenkes

Die vorher beschriebenen gelenkbildenden Knochen werden mittels einer Gelenkkapsel und mehr oder weniger starken Bandstrukturen in Ruhe und bei Belastung „zusammengehalten".

Durch eine Verletzung dieser Bänder, am häufigsten der äußeren Seitenbänder (durch das typische Umkippen), kann eine Instabilität entstehen. Während frische Verletzungen meist mit einer Schiene behandelt werden, soll im Folgenden die operative Therapie einer chronischen Außenbandinstabilität (rezidivierende Subluxatio tali) beschrieben werden.

Die Beschwerden sind Schmerzen, Unsicherheit beim Gehen und häufiges Umkippen im oberen Sprunggelenk nach außen, z. B. beim Stiegen-Hinuntergehen, Über-einen-Randstein-Steigen oder beim Springen. Betroffen sind eher jüngere Patienten und auf Grund des weniger straffen Bandapparates vermehrt Frauen.

Die Diagnose erfolgt durch eine händische Untersuchung (klinisch), und eventuell röntgenologisch mittels einer so genannten „gehaltenen" Aufnahme, bei welcher der Verrenkungsmechanismus simuliert wird (eine solche Aufnahme ist meist schmerzhaft und entbehrlich). Hilfreich ist auch die MRT.

Operative Behandlung

Zur Anwendung gelangt die so genannte Periostzügel-(Beinhaut-)Plastik, wobei hier Plastik nicht Kunststoff, sondern Ersatz oder Neubildung bedeutet.

Die Operation wird über einen etwa 15 cm langen Hautschnitt vorgenommen. Durch Ablösen, Herunterklappen und Befestigen eines Beinhautstreifens gelingt es, die zu schwachen oder gerissenen Bänder zu verstärken oder zu ersetzen (Abb. Seite 165). Zum Unterschied von anderen gängigen Verfahren wird der Bandersatz an den anatomisch richtigen Stellen fixiert (was mit einer Sehnenplastik nicht immer gelingt) und führt dadurch nicht zu einer Einschränkung der Beweglichkeit der anderen Fußgelenke.

Eine lange Zeit unbehandelte Instabilität im oberen Sprunggelenk führt unweigerlich zu einer frühen Abnützung dieses Gelenkes.

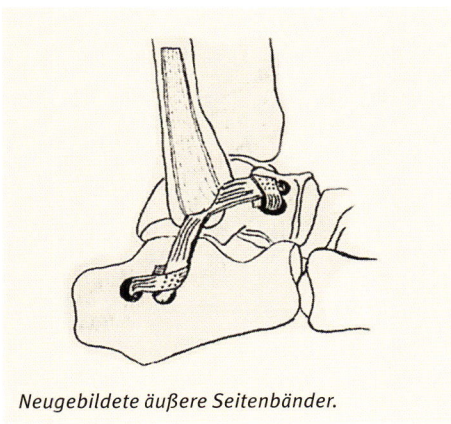

Neugebildete äußere Seitenbänder.

Nachbehandlung

Postoperativ wird ein Unterschenkel-Liegegips für zwei Wochen und danach ein Gehgips für weitere drei bis vier Wochen angelegt. Liegegips bedeutet nicht unbedingt, dass der Patient nur liegen muss, er kann unter Entlastung des operierten Fußes mit zwei Unterarmstützkrücken gehen. Ein Gehgips kann voll belastet werden. Nach Gipsabnahme erfolgt die Heilgymnastik zum Wiedergewinnen der Kraft und Beweglichkeit.

Arbeitsfähigkeit

Büroarbeiten können, wenn unbedingt notwendig, nach einer Woche mit Krücken und Liegegips wieder aufgenommen werden, sonst mit dem Gehgips nach zwei Wochen. Schwere körperliche Arbeit kann nach etwa 2 bis 3 Monaten erlaubt werden.

Sportfähigkeit

Fußbelastende Sportarten wie Tennis und Squash sollen erst nach 4 bis 6 Monaten wieder aufgenommen werden, mit Radfahren, Schwimmen und Laufen kann unter Benützung von entsprechendem Schuhwerk bereits nach 10 bis 12 Wochen vorsichtig begonnen werden.

Erfolge

In etwa 92 % der Fälle kann bezüglich Stabilität und Beweglichkeit ein gutes Ergebnis erzielt werden. In etwa 15 % muss mit einer gewissen Einschränkung der sportlichen Aktivität gerechnet werden.

Komplikationen

In etwa 2 % kann eine (meist vorübergehende) Gefühlsstörung an der Außenseite des Fußes auftreten.

Eine gefürchtete Komplikation bei jeder Operation ist die Infektion. Sie tritt zum Glück selten auf und wird meist gut beherrscht, so dass sich der Heilungsverlauf zwar verzögert, das Endergebnis aber nicht beeinträchtigt wird. Die Infektion tritt in weniger als 2 % der Fälle auf.

Bei 1 % der Fälle bleiben Bewegungseinschränkungen im oberen Sprunggelenk von 10 bis 20 Grad zurück.

Bei etwa 2 % kommt es (allerdings oft nach einer neuerlichen Verletzung) zu einer erneuten Instabilität im oberen Sprunggelenk.

Arthrose des oberen Sprunggelenkes

Wie jedes Gelenk des menschlichen Körpers ist auch das obere Sprunggelenk von Verschleiß- und Abnützungserscheinungen betroffen. Es gehört aber nicht zu den Gelenken, die von der Arthrosekrankheit am häufigsten und am stärksten und auch nicht primär, also ohne ersichtliche Ursache, heimgesucht werden. Dies sind eher die Knie, Hüften, Wirbelgelenke und das Großzehengrundgelenk.

Sprunggelenke reagieren in erster Linie nach Unfällen entweder mit direkter Verletzung der Knorpeloberfläche oder mit Verletzungen (Brüchen) seiner Stützpfeiler Schienbein und Wadenbein (bimalleoläre Fraktur – siehe Kapitel Verletzungen, Seite 208 ff.) mit nachfolgender Entwicklung einer Arthrose. Weitere Ursachen können lange bestehende Instabilitäten, Überlastungen durch großes Übergewicht oder ständige Mikrotraumen bei bestimmten Sportarten, Entzündungen durch Rheuma, Gicht, Psoriasis u. a., Diabetes mellitus und andere Stoffwechselkrankheiten sein. Die Arthrose entsteht durch Läsionen (Verletzungen) der Knorpeloberfläche und Störungen im Stoffwechsel der Knorpelbestandteile, nämlich der Chondrozyten (Knorpelzellen) und der extrazellulären Matrix (Struktur, die die Knorpelzellen-Zwischenräume ausfüllt).

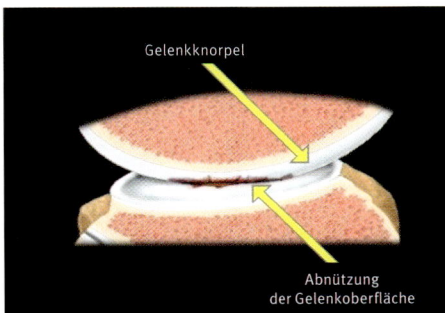

Arthroseentstehung

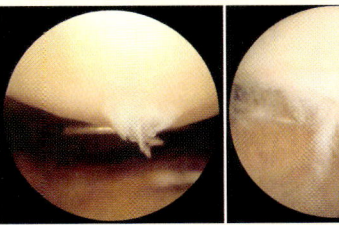

Stadium I   Stadium II

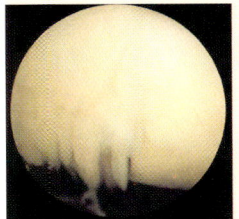

Stadien der
Knorpelabnützung
(Chondropathie-
Stadien) mit
Arthroskopiebildern
vom Knie.

Stadium III

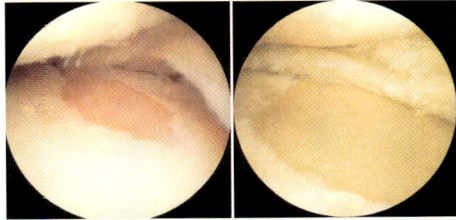

Stadium IV

Konservative Therapie

Die konservative Arthrosetherapie beginnt wie bei jedem anderen Gelenk mit physikalischen Behandlungen, wobei hier Zellenbäder, Ultraschall, Heilgymnastik, eventuell im Unterwasser und Salicyliontophorese bei stärkerer Entzündung der aktivierten Arthrose eingesetzt werden können. Salicyliontophorese ist eine Strombehandlung, bei der das Medikament Salicylsäure (ist auch im Aspirin enthalten) auf dem Wege der Ionenwanderung in das erkrankte Gelenk eingebracht wird.

Bandagen zur Stützung schwacher Bänder und/oder zur Steigerung des Wohlbefindens und zur Schmerzbekämpfung durch Stimulation der Hautrezeptoren können ebenfalls von Nutzen sein.

Bei zusätzlichen Fußdeformitäten wie Spreizfuß, Hohlfuß u. a., was eher häufig vorkommt, fertigen wir Schuheinlagen an, um den Fuß besser abrollen zu lassen und damit das obere Sprunggelenk zu entlasten.

In besonders ausgeprägten Fällen oder bei starker Aktivierung der Arthrose setzen wir Infiltrationen mit einem Gemisch aus Lokalanästhetikum und wenig Kortison ein, bei vielen Patienten helfen Injektionen mit Hyaluronsäure (werden derzeit von der Sozialversicherung trotz mehrfach wissenschaftlich nachgewiesener Wirkung nicht bezahlt), die für 6 bis 12 Monate, oder auch für wesentlich länger Schmerzfreiheit bringen können. Zusätzlich können die bei Arthrose üblichen entzündungshemmenden (Voltaren®, Rheutrop® und andere) oder chondroprotektiven Medikamente (enthalten Knorpelbestandteile, z. B. Chondroitinsulfat, Glukosamine) eingenommen werden.

Operative Therapie

Helfen die konservativen Behandlungen nicht, müssen die weiteren Stufen der Arthrosetherapie bestiegen werden:

Arthroskopische Gelenktoilette

Im Rahmen der Gelenkspiegelung ist es auch am oberen Sprunggelenk möglich, Arthrose-verbessernde und schmerzreduzierende Maßnahmen zu setzen.

Man kann die durch Degeneration rau und rissig gewordenen Knorpelteile der Chondropathie Stadien I, II und teilweise auch III arthroskopisch glätten und abgestorbene Knorpelbezirke abtragen.

Zeigen sich knorpellose Stellen (Knorpelschaden Stadium IV), soll durch so genannte knorpelchirurgische Maßnahmen wie Micro fracture oder Abrasion die Ersatzknorpelbildung angeregt werden: Durch Aufbrechen der harten Kno-

chengrenzlamelle wird das multipotente Knochenmark (kann sich nahezu in alle menschlichen Gewebe umwandeln) erreicht und der Defekt zuerst mit Blut und später (hoffentlich) mit Faserknorpel bedeckt, der zwar nicht so belastbar ist wie der originäre hyaline Knorpel, aber der Gelenkbewegung immer noch besser als ein Knorpeldefekt bekommt.

Zusätzlich kann man Arthrosezacken (Osteophyten) entfernen, die sich besonders in der vorderen Kammer an beiden Gelenkpartnern (Schienbein und Sprungbein) bilden, Synovialitis (entzündete

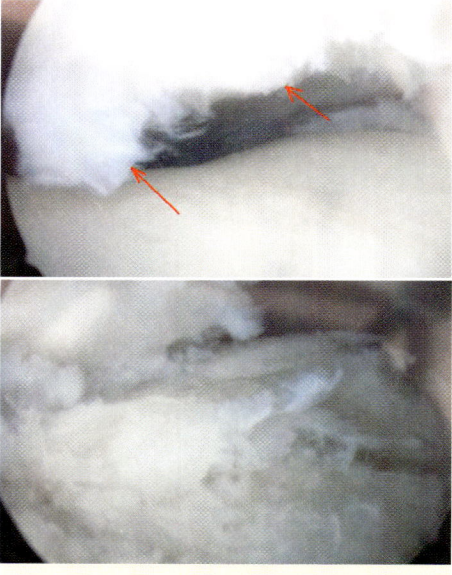

Arthroskopie des oberen Sprunggelenkes: Arthrose und Randzackenbildungen.

Gelenkinnenhaut) herausschneiden, freie Gelenkkörper entfernen und schlecht durchblutete Knochenbezirke zart anbohren. Verwachsungen und Narben können ebenfalls sehr gut arthroskopisch entfernt werden und das Gelenk dadurch beweglicher werden.

Nachbehandlung

Nach der einfachen arthroskopischen Gelenktoilette ist sofortige Belastung möglich.

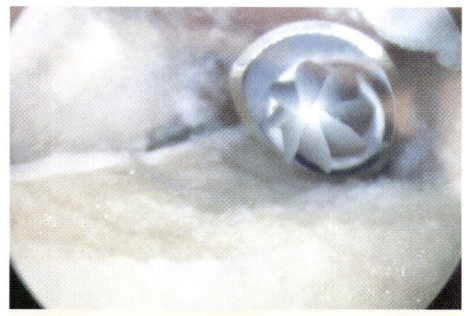

Abfräsung der Knochensporne.

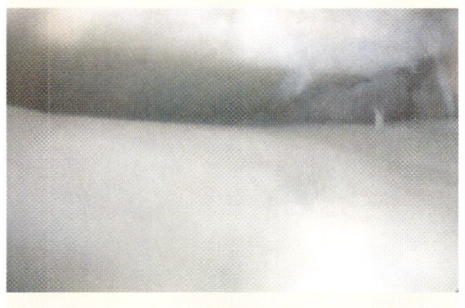

Nach Abfräsung.

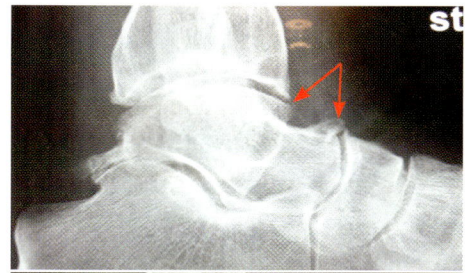

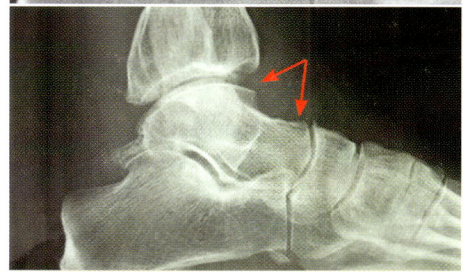

Röntgen vor und nach der Abfräsung störender Knochensporne (Osteophyten, siehe Pfeile), danach ist die Patientin schmerzfrei.

Nach der Tiefenbearbeitung (Abrasion, Micro fracture) muss das Bein für 4 bis 6 Wochen mit Unterarmstützkrücken entlastet werden. In beiden Fällen hilft die Heilgymnastik, Beweglichkeit und Kraft wiederzugewinnen.

Arbeits- und Sportfähigkeit

Beides hängt sehr von den vorbestehenden Schäden ab, Bürotätigkeit ist meist nach wenigen Tagen möglich, schwere Belastungen sollten bei massiver Arthrose nicht mehr durchgeführt werden. Sehr belastend sind „Stop-and-go"-Bewegungen und große Gewichtsbelastungen, sei es durch eigenes Übergewicht oder durch schweres Tragen.

Erfolge

Je nach Grad der Zerstörungen durch die Arthrose können in 60 % bis 85 % gute Ergebnisse erreicht werden. Nicht verschweigen darf man allerdings, dass die Arthrose weiter voranschreitet und damit auch die Möglichkeit, dass wieder Beschwerden auftauchen werden.

Komplikationen

Die Arthroskopie ist auch am Sprunggelenk außerordentlich komplikationsarm. Sehr selten (in 0,2 % der Fälle) können septische Wundheilungsstörungen (durch Infektion mit Bakterien), Gefäß- und Nervenverletzungen oder Thrombosen auftreten. In 5 % der schwierigeren Arthroskopien kommen Schwellungen und Blutergüsse vor, die eventuell punktiert werden müssen und die Nachbehandlung verlängern, das Endergebnis aber nicht negativ beeinflussen.

Autologe Chondrozyten-Implantation (Knorpeltransplantation)

Die operative Versteifung des oberen Sprunggelenkes ist nicht jedermanns Sache, und da die Operation endgültig ist, haben viele Patienten davor eine (mehr oder weniger verständliche) Angst. Im Zeitalter der labormäßigen Knorpelzüchtung wagt man sich nach ermutigenden Ergebnissen am Knie nunmehr auch an das obere Sprunggelenk. Auch hier ist es möglich, zugrunde gegangenes Knorpelgewebe durch Knorpelzüchtung mit eigenem Knorpel zu ersetzen. Dabei wird in einer ersten Operation (Arthroskopie) eine etwa reiskorngroße Knorpelportion von einer nicht gewichttragenden Stelle des oberen Sprunggelenkes entnommen und in ein auf Knorpelzüchtung spezialisiertes Labor eingeschickt.

Die Züchtung dauert etwa 4 bis 6 Wochen, die Knorpelzellen (Chondrozyten) werden dabei auf mehrere Millionen vermehrt. In einem zweiten Eingriff werden die knorpellosen Stellen zunächst mit einem Kollagenvlies ausgekleidet und dann mit der Zelllösung bedeckt.
Fallweise ist es – zum Unterschied vom Kniegelenk – notwendig, auf Grund der großen Bandspannung im oberen Sprung-

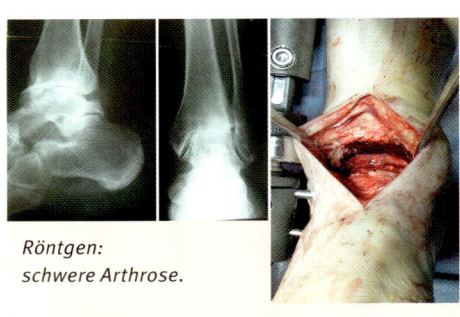

*Röntgen:
schwere Arthrose.*

Knorpeltransplantation

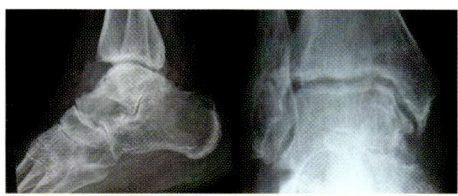

Röntgenbilder nach der Knorpeltransplantation, der Gelenkspalt hat deutlich zugenommen.

gelenk einen so genannten äußeren Spannapparat (Fixateur externe) einzusetzen, der die Gelenkpartner für die Operation und dann auch für die Dauer der ersten Einheilung, also für ca. 6 Wochen auseinander hält.

Nachbehandlung

Entlastendes Gehen mit 2 Unterarmstützkrücken für 6 bis 8 Wochen. Heilgymnastik zum Muskelaufbau und zur Kraftwiedergewinnung.

Erfolge

Derzeit ist dieses Vorgehen noch eine experimentelle Operation und nur für Patienten geeignet, die weder eine TEP noch eine Arthrodese des oberen Sprunggelenkes wollen. Im Idealfall gelingt es, die Gelenkflächen des oberen Sprunggelenkes mit eigenem Knorpel zu überziehen. Gesicherte Ergebnisse können wegen der weltweit noch zu geringen Erfahrungen (noch) nicht angegeben werden.

Komplikationen

Alle knochen- und weichteiltypischen sind möglich, außerdem kann das Transplantat luxieren (verrutschen), nicht einheilen oder nicht die gewünschte Knorpelqualität bringen.

TEP, Totalendoprothese des oberen Sprunggelenkes

Bei Fehlschlag aller konservativen und operativen Maßnahmen kann auch am oberen Sprunggelenk ein künstliches Gelenk eingesetzt werden.

Die Ergebnisse sind allerdings nicht ganz so gut wie an Hüfte und Knie, außerdem ist die Operation nicht so gut plan- und vorausberechenbar wie bei der operativen Versteifung, die – wenn sie gelingt – ein Leben lang hält. Früher setzte man die TEP nur für Rheumapatienten und ältere, wenig aktive Personen ein. Das hat sich mit der Entwicklung immer besserer und anatomisch dem ursprünglichen Gelenk ähnlicher Prothesen verschoben, so dass mittlerweile auf Wunsch und nach genauer Aufklärung aller Vor- und (vor allem) Nachteile auch jüngere und aktivere Patienten mit TEPs versorgt werden.

Bei zwei Dritteln der Patienten, bei denen eine Prothese des oberen Sprunggelenkes eingesetzt wird, müssen Zusatzeingriffe an den Bändern wie Spannungslösungen (Release), Achillessehnenverlängerungen oder Bandstraffungen (mittels Einbau einer höheren Gleitfläche der Prothese) oder Rekonstruktionen der Bänder durchgeführt werden, denn der Ausgleich des Bandapparates ist bei dieser Operation der Schlüssel zum Erfolg.

Behandlungsprinzip

Wie bei allen anderen Gelenken wird auch am oberen Sprunggelenk die aufgebrauchte knorpelige Gleitschicht mit dem darunter liegenden Knochen sparsam entfernt und durch eine Metall-Kunststoff-Kombination ersetzt.

Das Besondere an der neuesten Generation dieser Prothesen ist, dass zwischen den beiden im Knochen (zementfrei) verankerten Metallteilen eine frei bewegliche Kunststoffplatte liegt.

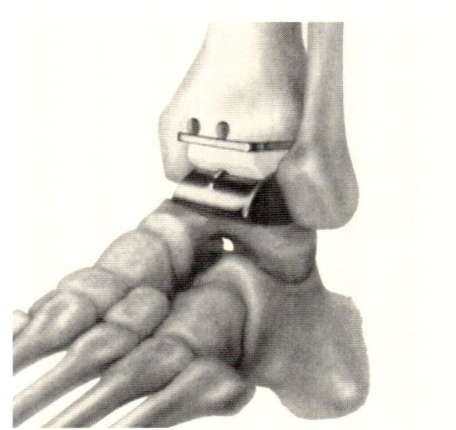

Künstliches Sprunggelenk

Dadurch ist es dieser Prothese möglich, nicht nur Scharnierbewegungen, sondern auch leichte Gleit- und Drehbewegungen – wie beim natürlichen Sprunggelenk – durchzuführen.

Die Belastung auf den Knochen nimmt ab und die Lockerungsrate wird dadurch herabgesetzt.

Nachbehandlung

Spitalsaufenthalt ca. zwei Wochen, Ruhigstellung in einer Kunststoffschiene für vier Wochen, anschließend Heilgymnastik. Teilbelastung nach sechs Wochen, Vollbelastung nach acht Wochen möglich.

Arbeits- und Sportfähigkeit

Leichte Arbeiten und Wandern nach 3 bis 4 Monaten. Schwere Belastung sowie Kontakt- und Laufsport dauerhaft verboten.

Erfolge

Ca. 90 % gute Ergebnisse im Hinblick auf Schmerzreduktion und Funktionsgewinn. Ca. 80 % der Implantate halten 10 Jahre.

Komplikationen

Infektion in 2 %, Lockerung mit der Notwendigkeit des Prothesenwechsels oder der Prothesenentfernung und Gelenkversteifung in 20 % (auf 10 Jahre gesehen).

Selten Gelenkeinsteifung mit der Notwendigkeit einer operativen Lösung. Arthrofibrose (Schmerzen durch Bindegewebevermehrung in den Gelenken), Instabilität. Selten Gefühlsstörungen am Fußrücken und Thrombosen, Wundheilungsstörungen.

Bruch um die Prothese oder des Innen- oder Außenknöchels. Die Wahrscheinlichkeit, dass eine dieser Komplikationen tatsächlich eintritt, beträgt je nach Klinik hohe 20 bis 60 %.

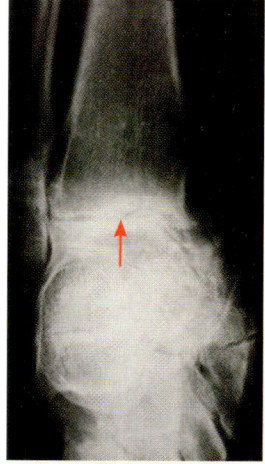

Schwerste, deformierende Arthrose des oberen Sprunggelenkes.

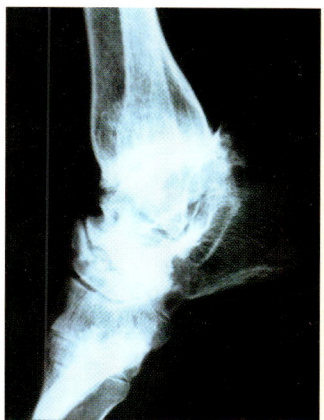

Seitliches Bild der schweren Arthrose.

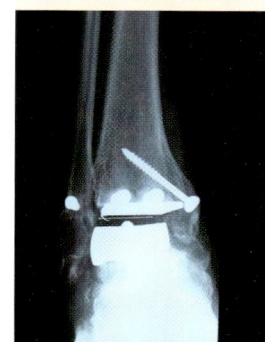

TEP des oberen Sprunggelenkes. Wegen einer massiven Bandinstabilität waren umfangreiche Bandplastiken nötig. Fixationen mit Schrauben.

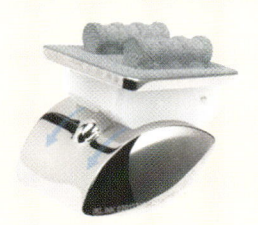

Die Teile der Endoprothese.

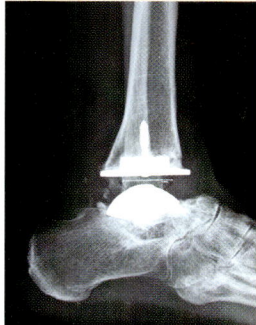

TEP von der Seite. Die Patientin ist seit 8 Jahren zufrieden, schmerzfrei und gut gehfähig.

Operative Sprunggelenkversteifung (Arthrodese)

Ist das obere Sprunggelenk durch Verletzungsfolgen (nach schweren Brüchen), schwerer Arthrose (Verschleiß, Abnützung) oder Entzündung weitgehend zerstört und die konservative Behandlung ohne Erfolg ausgeschöpft, ist die operative Versteifung eine gute Möglichkeit eine endgültige Lösung herbeizuführen, vorausgesetzt, der Patient wurde über die anderen, oben beschriebenen Möglichkeiten aufgeklärt und entscheidet sich für dieses Vorgehen.

Schon beim Wort „Versteifung" schrecken viele Patienten zurück, weil sie meinen, nach der Operation nie mehr richtig gehen zu können. Meist ist jedoch das Gegenteil der Fall, denn die vor der Operation auftretenden Schmerzen werden zuverlässig ausgeschaltet.
Bei ordnungsgemäßer Durchführung bemerken Fremde nicht, dass der Patient ein steifes Sprunggelenk hat. Das Abrollen wird dem Patienten dadurch erleichtert, dass der Fuß bei der Operation etwa 1,5 cm nach hinten gesetzt wird.

Sicher hat der Stellenwert der Arthrodese seit der Verbesserung der Prothesen und der Einführung neuer Operationstechniken, wie der arthroskopischen Gelenktoilette und der Knorpeltransplantation, abgenommen. Die Versteifung ist aber trotzdem die zuverlässigste, jedoch im positiven wie im negativen Sinne „endgültige" Methode.

Operationstechnik

Arthroskopisch oder offen werden die zerstörten Gelenkflächen entfernt und die Knochenflächen „angefrischt", so dass gesunder, gut durchbluteter Knochen (Spongiosa) freigelegt wird. Danach werden beide Teile (Schienbein und Sprungbein) mittels einer Knochenmontage (Osteosynthese) vereinigt. Zur Osteosynthese verwenden wir gekreuzte Schrauben.

Nachbehandlung

Postoperativ wird ein Liegegips (Entlastung mit zwei Unterarmstützkrücken) für 6 Wochen angelegt und anschließend auf einen Gehgips für weitere 6 Wochen gewechselt.
Nach Gipsabnahme ist eventuell eine orthopädische Schuhzurichtung notwendig.

Arbeitsfähigkeit

Bürotätigkeit nach 6 bis 8 Wochen mit Gehgips. Schwere körperliche Tätigkeit ist nach etwa 4 bis 6 Monaten möglich.

Sportfähigkeit

Radfahren, Schwimmen und Wandern etwa 3 bis 4 Monate nach erfolgter Knochenheilung. Andere Sportarten sollen vorher mit dem behandelnden Arzt besprochen werden.

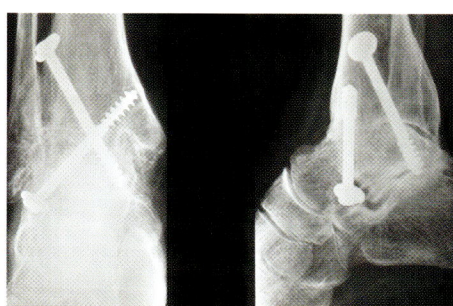

Versteifung (Arthrodese) des oberen Sprung-gelenkes.

Ergebnisse

In über 90 % der Fälle lassen sich Schmerz-freiheit und ein zufrieden stellender Gang erzielen.

Komplikationen

In etwa 8 % vereinigen sich die Knochen-teile nicht (Pseudoarthrose) und bedürfen einer nochmaligen Operation. Die Infek-tionsrate liegt bei der arthroskopischen Operation unter 1 %, bei der offenen Methode bei 3 %.

In sehr wenigen Einzelfällen können Gefäße oder Nerven verletzt werden oder Thrombosen auftreten.

Osteochondrosis dissecans (OD)

Die Osteochondrosis dissecans könnte man als Vorstadium des freien Gelenkkör-pers ansehen.

Durch eine örtliche Minderdurchblutung (eventuell als Verletzungsfolge) kommt es meist an einer typischen Stelle des Sprungbeines (Talus) zum Ablösen eines Knorpelknochenstückes (siehe Abbildung auf Seite 177).

Die Krankheit verläuft in vier Stadien, denen verschiedene Beschwerden zuge-ordnet werden können (siehe Tabelle).

Die OD betrifft jüngere Patienten und häufiger Männer als Frauen. Die Dia-gnose erfolgt röntgenologisch und mittels Magnetresonanztomographie (MRT).

Behandlungsprinzip

Eine Osteochondrosis dissecans im Sta-dium I bedarf bei Beschwerdefreiheit kei-ner Behandlung.

Bei Schmerzen kann Sportverbot und Ruhigstellung zum Erfolg führen.

Bei Therapieresistenz wird mittels einer arthroskopischen Anbohrung des erkrank-ten Areals das „Wiederanschließen" des absterbenden Knochens an die Gefäß-versorgung erreicht. Im Stadium II werden abstehende, kleine Knorpelstückchen arthroskopisch entfernt und das Dissekat angebohrt.

Im Stadium III wird das Dissekat (freies Knorpelknochenstück) in seinem „Bett" refixiert (wiederverankert).

Dazu verwendet man kleine Schrauben oder Stifte, die arthroskopisch (oder offen) eingebracht werden.

Im Stadium IV wird der meist große freie Körper entfernt und sein „Bett" geglättet. Oft muss unabhängig vom Stadium zusätzlich eine Synovektomie (Entfernung von entzündeter Gelenkinnenhaut) vorgenommen werden.

Nachbehandlung

In den Stadien II bis IV soll das operierte Sprunggelenk für etwa 4 bis 6 Wochen teilbelastet werden (Unterarmstützkrücken).

Arbeitsfähigkeit

Bei Büroarbeit nach 5 Tagen, bei schwerer körperlicher Arbeit nach 6 bis 8 Wochen, abhängig vom Stadium.

Sportfähigkeit

Für nicht belastende Sportarten nach etwa 6 Wochen, für belastende Sportarten nach 3 bis 6 Monaten.

Stadium der OD	Beschwerden
Stadium I Röntgenologisch erkennbare Knochenverdichtung Knorpelerweichung (MRT)	Meist keine Schmerzen Eventuell Reizzustand
Stadium II Teilweise Knochenknorpel-Ablösung	Schmerzen durch den abstehenden Knorpelteil, Reiz, Schwellungen
Stadium III Vollständiges Ablösen des Dissekats (Knorpelknochenstück), es bleibt aber an Ort und Stelle	Wie Stadium II Eventuell starke Ruheschmerzen
Stadium IV Das Dissekat verlasst sein Bett und wird zumeist zum großen freien Körper	Einschließender starker Schmerz Schwellung, Gelenkblockade

Erfolge

Je nach Stadium ist eine Heilungschance von etwa 80 bis 90 % zu erreichen.

Komplikationen

In den Stadien II und III kann das freie Knochenstück absterben, sich also nicht mit dem übrigen Sprungbein vereinigen. Es muss dann mittels eines zweiten Eingriffes entfernt werden.

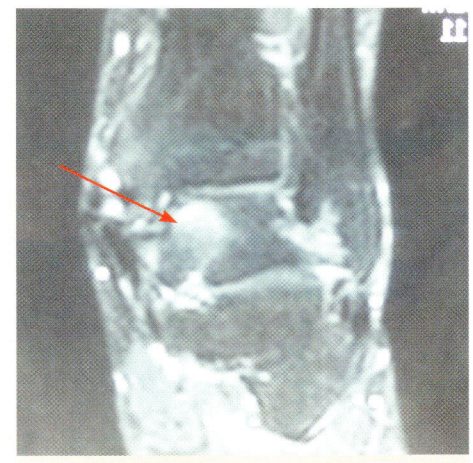

OD an typischer Stelle in der MRT.

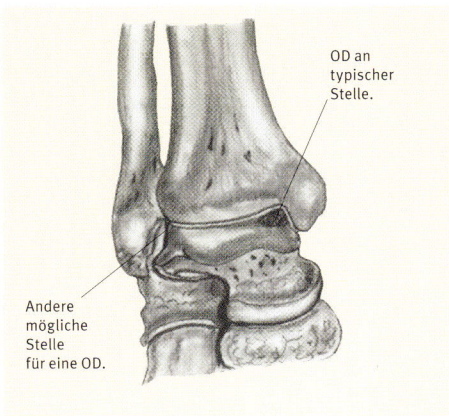

OD an typischer Stelle.

Andere mögliche Stelle für eine OD.

Die beiden häufigsten Stellen, an denen eine Osteochondrosis dissecans vorkommt.

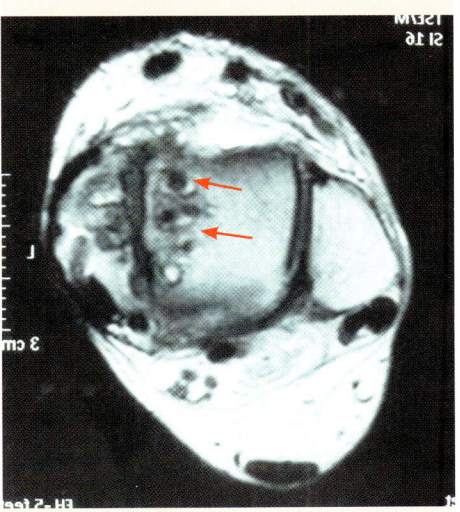

Die Karbonstifte, die in der MRT noch deutlich sichtbar sind, waren bei dieser Patientin erfolgreich, sie ist schmerzfrei. Die Stifte sind aber nicht mehr modern, weil sie insgesamt nicht sehr erfolgreich waren.

Freie Gelenkkörper

Durch Verletzung oder lokale Minderdurchblutung können Knorpelknochenstückchen
von einer der drei Gelenkflächen abgelöst werden und als freie Körper („Gelenk-
mäuse") zu Beschwerden führen. Diese
Beschwerden sind oft sehr vielfältig: Ruhe-
und/oder Belastungsschmerzen, Einklem-
mungssymptome (das Sprunggelenk blo-
ckiert), Schwellungen und Reizzustände.
Die Diagnose erfolgt röntgenologisch oder
eventuell durch die Magnetresonanz.

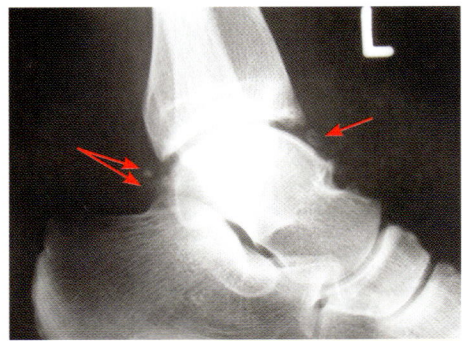

*Röntgen: 3 freie knorpelige „Mäuse".
Durch Trauma, örtliche Durchblutungsstörung
oder Arthrose können sich freie Gelenkkörper
bilden.*

Behandlungsprinzip

Arthroskopische Entfernungen der freien
Gelenkkörper in Allgemeinnarkose oder
evtl. in Lokalanästhesie.

Nachbehandlung

Keine besondere Nachbehandlung, Aufstehen am ersten Tag nach der Operation.

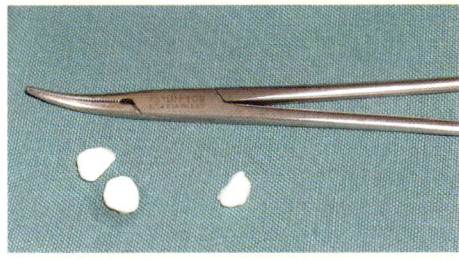

*Die freien Gelenkkörper wurden auf
arthroskopischem Wege entfernt.*

Arbeits- und Sportfähigkeit

Beides ist nach einer Woche bis zehn Tagen
gegeben.

Erfolge

Bestehen keine weiteren Schäden im
Gelenk, kann mit hundertprozentigem
Erfolg gerechnet werden.

Ein besonderer Fall:

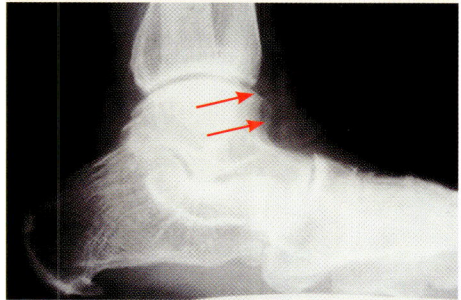

Im Röntgen sind nur wolkige Schatten zu erkennen.

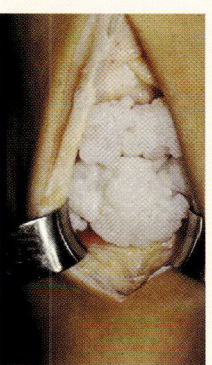

Nach der Eröffnung des Sprunggelenkes zeigten sich diese riesigen Tumormassen einer Chondromatose (gutartige Knorpelneubildungen), die den vorderen Teil des oberen Sprunggelenkes zur Gänze ausfüllten.

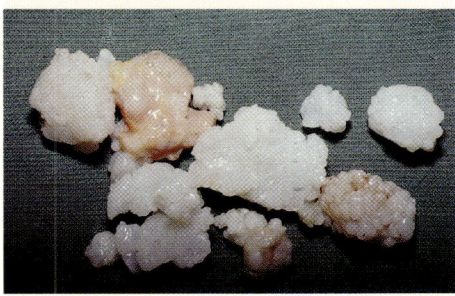

Die Knorpelbröckel maßen bis zu 4 x 3 Zentimeter.

Entzündung des oberen Sprunggelenkes, Synovialitis (Entzündung der Gelenkinnenhaut)

Auch das obere Sprunggelenk kann wie jedes andere Gelenk von Gelenkentzündungen befallen werden, die unterschiedlicher Ursache sein können und immer mit Verdickung, Zottenbildung, Rötung und Schwellung der Gelenkinnenhaut (Synovialitis) einhergehen.

Septische Synovialitis: durch Infektion mit Bakterien

Bakterien können auf dem Blutweg oder direkt durch Verletzungen, Injektionen oder Operationen ins Gelenk gelangen und akute Entzündungen mit Schmerzen, Schwellung, Überwärmung, Fieber und Verschlechterung des Allgemeinzustandes verursachen.

Rheumatische Synovialitis: durch Entzündung seitens einer Erkrankung aus dem rheumatischen Formenkreis

Die rheumatische Arthritis kann ein oder meist mehrere Zehengelenke und auch das obere Sprunggelenk befallen und zu Entzündungen der Gelenkinnenhaut mit Schwellungen, Schmerzen, Morgensteifigkeit und in den späteren Stadien zu zunehmender und dann massiver Bewegungseinschränkung führen. Die rheumatische Gelenkentzündung weist typischerweise einen schubweisen Verlauf mit Schüben im Frühjahr und Herbst auf. Die Gelenkflüssigkeit wird besonders bei aggressiven Formen der rheumatoiden Arthritis (schnell voranschreitende Gelenkentzündungen und Gelenkzerstörungen) in ihrer Zusammensetzung negativ beeinflusst und zerstört den Gelenkknorpel und damit das Gelenk. Die Diagnose erfolgt klinisch und wird durch eine Untersuchung des Blutes und der Gelenkflüssigkeit untermauert. Bei der Gelenkpunktion zeigt sich ein nicht fadenziehendes Punktat.

Degenerative Synovialitis: durch Arthrose (Verschleiß, Abnützung)

Reizergussbildung als Begleiterscheinung der Arthrose führt zu Schmerzen während und nach Belastungen, Schwellungen und nach kürzeren oder längeren schmerzfreien Intervallen zu immer wiederkehrenden, eventuell wetterabhängigen Schmerzen. Bei der Gelenkpunktion zeigt sich ein fadenziehendes Punktat.

Konservative Behandlung

Septische Synovialitis

Macht eine Spitalsbehandlung notwendig! Punktion des Eiters zur Entlastung des Gelenkes und zum Anfertigen eines Antibiogramms (Bakterienkultur und Resistenzbestimmung, damit man weiß, gegen welche Antibiotika die betreffenden Keime empfindlich sind und damit die richtigen Antibiotika eingesetzt werden). Eventuell Spülung des Gelenkes mit Jodlösung und sterilem Kochsalz, hoch dosierte Antibiotika intravenös, Bettruhe, kalte Packungen, Hochlagerung und leichte Bandagen des ganzen Beines.

Bei Nichtansprechen ist eine alsbaldige chirurgische Behandlung dringend notwendig, da ansonsten eine schwere und bedrohliche Zustandsverschlechterung mit Übergreifen der Infektion auf die umgebenden Weichteile und Knochen (Osteomyelitis) und schwerer Allgemeinerkrankung (Sepsis = Einschwemmung der Bakterien in den Blutkreislauf) droht.

Rheumatische Synovialitis

Nach Rücksprache mit dem Rheumatologen kommt eine Kombinationstherapie aus Medikamenten und physikalischen Maßnahmen zur Anwendung:

NSAR (nicht steroidale Antirheumatika wie Voltaren®, Rheutrop®, Xefo®, und viele andere) in Tabletten- oder Infusionsform (wirksamer), Kortison als Infiltration oder in Tabletten- bzw. Infusionsform und eventuell so genannte Basismedikamente zur positiven Beeinflussung der rheumatischen Grunderkrankung wie Methotrexat®, Penicillamin®, Gold und andere; unterstützt mit Ultraschall, Stromtherapie und Heilgymnastik zur Vermeidung von Bewegungseinschränkungen.

Degenerative Synovialitis

Infiltrationen mit einem Lokalanästhetikum-Kortison-Gemisch werden im akuten Schmerzstadium nach einer eventuellen Entlastung durch Punktion mit guten Erfolgsaussichten eingesetzt.

Im chronischen Stadium können Hyaluronsäure-Präparate (Hyalgan®, Synocrom® und andere) den Knorpel bis zu einem gewissen Grad wieder aufbauen und für monate- bzw. sogar jahrelange Schmerzfreiheit oder zumindest für eine starke Verbesserung sorgen.

Operative Behandlung

Septische Synovialitis

Nach wenigen Tagen konservativer Therapie oder bei akuten Zuständen ohne konservative Vorbehandlung bedarf diese Erkrankung einer radikalen arthroskopisch-chirurgischen oder offenen Entfernung der entzündeten Gelenkinnenhaut (Synovektomie) und einer Montage von zuführenden Spül- und wegführenden Saugschläuchen (Spül-Saugdrainage).

Abgestorbene Knorpelanteile werden im Rahmen dieses Eingriffes selbstverständlich mitentfernt.

Rheumatische Synovialitis

Nach einigen Monaten einer konservativen Therapie, die nicht erfolgreich war, sollte nicht zu lange zugewartet werden und die aggressive, entzündete Gelenkinnenhaut entfernt werden, bevor sie auf den Gelenkknorpel wächst und ihn dadurch zerstört.

Die Entfernung der entzündeten Gelenkinnenhaut (Synovektomie) wird hier arthroskopisch vorgenommen und bedeutet für den Patienten keine große Belastung, nicht anders als ein routinemäßiger arthroskopischer Eingriff.

Degenerative Synovialitis

Die Entfernung der entzündeten Gelenkinnenhaut (Synovektomie) wird bei der arthrotischen Synovialitis ebenfalls arthroskopisch vorgenommen, sie ist aber nur ein Teil der arthroskopischen Gelenksanierung (siehe Arthrose des oberen Sprunggelenkes, Seite 166) und wird mit vielen anderen Zusatzmaßnahmen kombiniert – je nachdem, welche Schäden im Gelenk vorkommen. Sie bedeutet für den Patienten ebenfalls keine besonders große Belastung.

Nachbehandlung

Septische Synovialitis: Der Spitalsaufenthalt beträgt mindestens 3 Wochen. Nach Abklingen der akuten Symptome beginnt eine vorsichtige Heilgymnastik, um die eingeschränkte Beweglichkeit zu verbessern und die verlorene Muskelkraft wieder aufzubauen. Die Antibiotika werden – je nach Schwere der Erkrankung und dem verursachenden Keim – mindestens 2 Wochen, eventuell auch wesentlich länger verabreicht.

Rheumatische Synovialitis: Heilgymnastik zur Bewegungssteigerung, Rücksprache mit dem Rheumatologen bezüglich weiterer Medikamente, Spitalsaufenthalt etwa 5 bis 7 Tage.

Degenerative Synovialitis: Heilgymnastik, Belastung ohne Tiefenbearbeitung der Gelenkfläche sofort, mit Tiefenbearbeitung der Gelenkfläche nach etwa 4 bis 6 Wochen. Spitalsaufenthalt etwa 2 bis 3 Tage.

Arbeits- und Sportfähigkeit

Septische Synovialitis:
Allgemeine Aussagen sind nicht möglich, da sich jeder Fall anders entwickelt.

Rheumatische Synovialitis:
Bürotätigkeit ist nach wenigen Tagen möglich, schwere körperliche Tätigkeiten bei geringer Gelenkzerstörung nach ca. 6 Wochen, bei schweren Knorpel-Knochen-Zerstörungen gar nicht mehr.

Degenerative Synovialitis:
Bürotätigkeit ist nach wenigen Tagen möglich, schwere körperliche Tätigkeiten je nach Arthrosegrad nach ca. 6 Wochen oder bei Grad IV gar nicht mehr.

Erfolge

Septische Synovialitis:
Zumeist gelingt es, die Keime zu besiegen und das Gelenk vor der Zerstörung zu retten.

Ob sich bleibende Schäden am Gelenkknorpel mit Schmerzen und Einschränkungen der Funktion einstellen, kann nur im Einzelfall beurteilt werden.

Rheumatische Synovialitis:
Je früher der Eingriff, desto besser die Ergebnisse (falls eine konservative Behandlung nicht zum Erfolg führt).

Degenerative Synovialitis:
Der Erfolg hängt vom Stadium der Arthrose ab, und davon, inwieweit es gelingt, die Knorpelschäden und die arthrosebedingten Osteophyten in gleicher Sitzung mitzubehandeln.

Komplikationen

<u>Septische Synovialitis:</u> Das Übergreifen auf andere Strukturen in der Umgebung des Sprunggelenkes kann meist verhindert werden, wenn die Behandlung rechtzeitig beginnt. Bei langer Bettruhe steigt trotz der Prophylaxe die Thrombosegefahr.

<u>Rheumatische Synovialitis:</u> Die Komplikationsrate ist sehr gering und entspricht jener der anderen arthroskopischen Operationen. Weniger eine Komplikation, sondern mehr eine Folge der rheumatischen Gelenkentzündung ist das fallweise Wiederauftreten der entzündlichen Gelenkschleimhaut nach einigen Jahren oder selten bereits nach einigen Monaten. Auf Grund der geringen Operationsschmerzen entschließen sich die Patienten aber „gerne" zu einer Wiederholung des arthroskopischen Eingriffes.

<u>Degenerative Synovialitis:</u> Jene, die bei arthroskopischen Eingriffen vorkommen können.

Aseptische Knochennekrosen (Knochengewebeuntergang ohne Bakterieneinwirkung)

Diese Erkrankungen betreffen bestimmte Knochen des Fußes, und zwar das Kahnbein, das Mittelfußköpfchen 2 (seltener auch 3 und 4) und den Nebenknochenkern des Fersenbeines (die Apophyse). Warum sie gerade diese und nicht andere Knochen befallen ist unklar, vermutlich ist hier die Durchblutung von Haus aus nicht sehr stark ausgebildet oder nicht ausreichend durch kollaterale (parallel geschaltete) Gefäße abgesichert.
Überhaupt ist diese Krankheit noch nicht gänzlich erforscht, als Ursachen der aseptischen Nekrose diskutiert man Unfälle, konstitutionelle und hormonelle Faktoren sowie Stoffwechselstörungen, statische Überlastungen, Entzündungen u. a., die übrigens auch außerhalb des Fußes auftreten können.

Morbus Köhler I

Vorwiegend bei Knaben zwischen dem 4. und 8. Lebensjahr kann (selten) die aseptische Nekrose des Kahnbeines (Os naviculare) vorkommen.

Symptome: Schmerzen im Mittelfuß beim Gehen.

Die Therapie besteht aus Entlastung mit einem Unterschenkelgehgipsverband für 6 bis 8 Wochen. Danach noch Sportverbot für weitere 6 bis 8 Wochen je nach Schmerzen.

Die röntgenologische Ausheilung kann allerdings 2 bis 3 Jahre dauern.

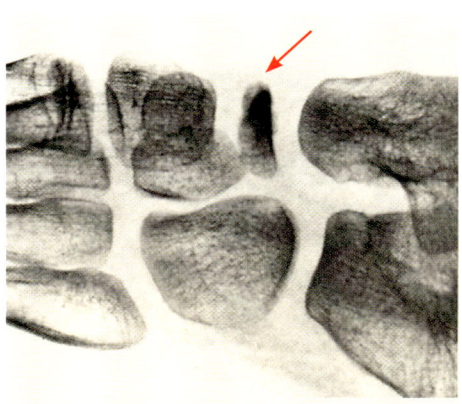

Verdichtung des Kahnbeines im Röntgen.

Morbus Köhler II

Typischerweise ist hier das 2. Mittelfußköpfchen betroffen (selten auch das 3.). Man vermutet den Erkrankungsbeginn um das 14. Lebensjahr, die Erkrankung verläuft in der Jugend aber meist völlig symptomlos und betrifft vorwiegend das weibliche Geschlecht. Die jungen Frauen bemerken oft nichts davon, dass in ihrem Vorfuß gerade eine Durchblutungsstörung stattfindet, manchmal treten Schmerzen beim Sport oder in der Disco auf. Das Köpfchen zerfällt dabei nahezu und wird später – nach Wiedereinsprossung neuer Blutgefäße – mitunter sehr ungeordnet und unregelmäßig wieder aufgebaut.

Erst viel später, im Erwachsenen- oder sogar im Greisenalter, treten dann Schmerzen beim Gehen auf, die durch eine unterschiedlich schwere Arthrose des Zehengrundgelenkes bedingt sind. Manchmal bemerken die Patientinnen verschieden ausgeprägte Schwellungen am Vorfuß. Im Röntgen sieht man einen mehr oder weniger massiven Arthrosebefall des 2. Mittelfußköpfchens und der Zehenbasis. Manchmal ist das Köpfchen ausgewalzt oder besitzt schauerliche Knochensporne (Osteophyten) – siehe Abb. (Pfeile).

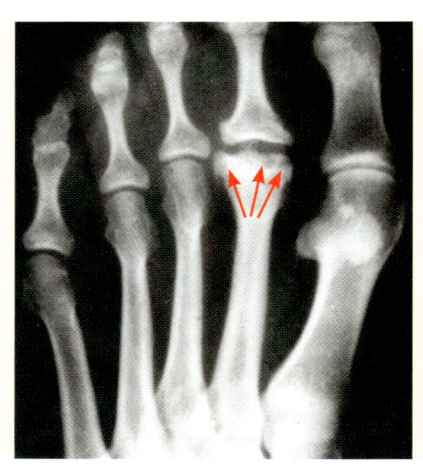

Konservative Therapie

Schuheinlagen können durch Entlastung der schmerzhaften Stellen Abhilfe schaffen. Bei einem Schmerzanfall helfen Infiltrationen und entzündungshemmende Medikamente.

Operative Therapie

Zumeist ist es aber auf Grund der Beschwerden notwendig, das Mittelfußköpfchen operativ zu remodellieren, also durch Wegnahme aller Auswüchse die ursprüngliche Form wiederherzustellen.

Nachbehandlung

Verband bis zur Wundheilung. Nahtentfernung nach ca. 12 Tagen.

Arbeits- und Sportfähigkeit

Nach 2 Tagen ist Bürotätigkeit und nach 2 bis 3 Wochen schwere körperliche Arbeit und Sport erlaubt.

Erfolge

Es gelingt in über 90 % der Fälle, ein gutes Ergebnis zu erzielen.

Komplikationen

Sehr selten. Die nach Knochen- und Weichteiloperationen üblichen.

Apophysitis calcanei

Hier ist der Knochenkern der Fersenapophyse (Nebenknochenkern des Fersenbeines, aus dem der untere hintere Teil der Ferse entsteht) befallen. Betrifft häufiger Knaben als Mädchen und tritt zwischen dem 5. und 14. Lebensjahr auf. Im Röntgen sieht man die für aseptische Knochennekrosen typischen Veränderungen mit stadienhaftem Verlauf: 1. Knochenverdichtung, 2. Fragmentation (Zerfall) 3. Wiederaufbau.

Symptome: Schmerzen beim Gehen.

Behandlung: Entlastung durch Einlage mit Fersenkeil, Sportverbot, in schlimmen Fällen schmerz- und entzündungshemmende Mittel und Gipsverband. Heilt immer ohne Spätfolgen.

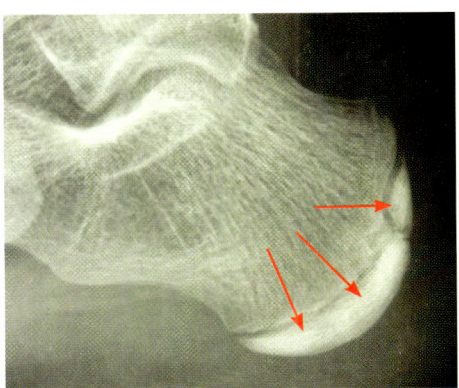

Apophysitis calcanei (Stadium 1 – Verdichtung) bei einem 11-jährigen Mädchen (Pfeile).

Harmlose Babyfußdeformitäten

Babys kommen relativ häufig mit Füßen auf die Welt, deren Form noch durch die Lage und einen gewissen Platzmangel im Mutterleib bestimmt ist.

Der weiche und großteils noch knorpelige Babyfuß ist in die Richtung verbogen, in die er in der Gebärmutter gedrückt wurde, das kann z. B. hinauf sein, er wird dann Hackenfuß genannt, weil das Bein mit dem Fuß einer Hacke ähnelt.

Wird der Fuß zum Körper gedrückt, verformt er sich häufig zur Form einer Banane oder einer Sichel, die dem Sichelfuß seinen Namen gab. Seine Ursache ist eventuell aber genetisch bedingt, das ist derzeit noch nicht geklärt. Ein leichter, weicher Sichelfuß ist zwar harmlos, bedarf aber einer manuellen Behandlung seitens der Mutter, die ihr gezeigt werden muss.

Drehen sich die Fußsohlen wie zwei betende Hände zueinander oder wie die zum Klettern geeigneten Füße des Affen, nennt man diesen Fuß Kletterfuß.

Die Therapie besteht in häufiger Massage, Muskelstimulation durch Streichelbewegungen und im manuellen Redressement, das bedeutet, dass der Babyfuß einerseits massiert und gekitzelt, andererseits aber doch vorsichtig ziemlich fest mit bestimmten Griffen, die wir den Müttern beibringen, in die richtige Richtung „gebogen" und gedrückt wird. Die Gefahr an der Sache mit der Selbstbehandlung ist nicht, dass durch zu viel Kraftanwendung die kleinen Füßchen Schaden nehmen könnten (welche normale Mutter würde ihrem Baby weh tun?), sondern eher, dass die Mütter aus zu großer Vorsicht – obwohl wir es ihnen

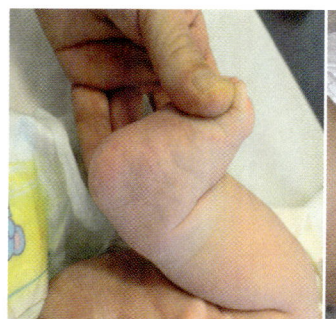

Hackenfuß

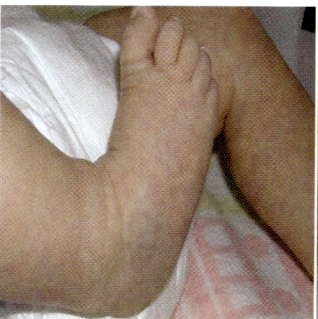

Sichelfuß

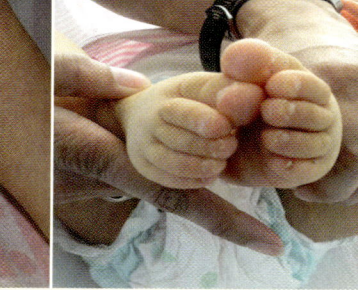

Kletterfuß

Richtige Griffe und Techniken zu Massage, Muskelstimulation und manuellem Redressement (Umformung) von Babyfußdeformitäten:

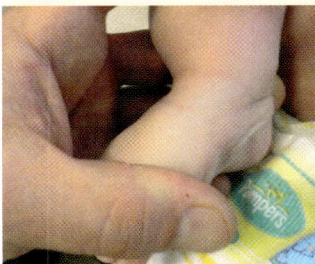 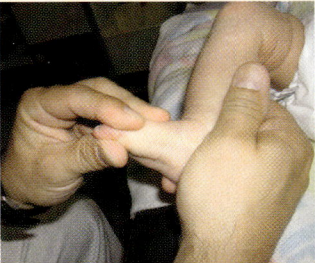 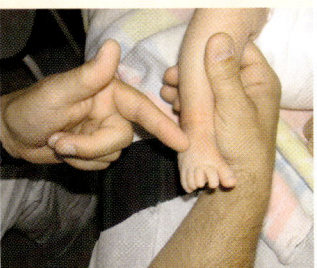

Hackenfußbehandlung, man sieht, wie weiß der Fußrücken beim Hinunterdrücken wird.

Manuelle Umformungstechnik. Der leichte, weiche Sichelfuß wird hinunter und vor allem nach außen massiert, eine Hand fixiert die Ferse, die andere Hand drückt mit sanfter Gewalt den Vorfuß nach außen und leicht nach unten.

Die Hautstimulation der Fuß- außenseite führt zu einer reflex- bedingten, sehr erwünschten Außendrehung des Fußes und zum Aufstellen der Zehen.

genau zeigen – zu wenig Kraft ausüben und damit die Therapie nutzlos wird, oder dass auf Grund von mangelnder Mitarbeit der Mütter überhaupt zu wenig „behandelt" wird.

In manchen Fällen sind die Verformungen so fest und die Füße so steif, dass es insbesondere beim Sichelfuß (Pes adductus) trotz guter und häufiger Eigenbehandlungen nicht gelingt, die Füßchen ausreichend zu korrigieren. Dann werden Schienchenschuhe (Abb. Seite 190) und später Nachtschienen (Abb. Seite 190) sowie spezielle Schuhe (Antivarusschuhe Abb. Seite 76) zur Korrektur getragen. Die Korrektur gelingt mit diesen Behelfen sehr häufig, so dass Operationen die große Ausnahme bilden (siehe Kapitel Sichelfuß).

Vorsicht:

Keinesfalls darf ein angeborener Klumpfuß (Pes equinovarus) übersehen und mit einem Sichelfuß, mit dem eine gewisse Ähnlichkeit besteht, verwechselt werden! Der Klumpfuß ist eine schwere Fußdeformität, die sofort nach der Geburt behandelt werden muss und in die Hände eines erfahrenen Kinderorthopäden gehört.

Eine weitere harmlose Verformung sind die so genannten Bauchliegerfüße. Sie entstehen manchmal bei Babys, die sich bereits auf den Bauch drehen können und viel Kraft zum Abstoßen mit den Beinen haben. Durch das Abstoßen und die Lage auf dem Bauch werden die Füße nach außen gebogen (das Gegenteil vom Sichelfuß) und sehen Knickfüßen ähnlich.

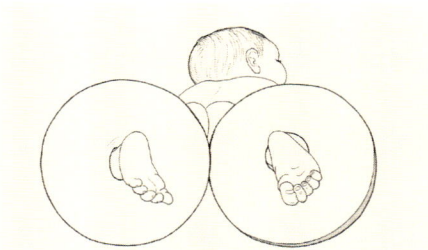

Bauchliegerfüße und Behandlung mit Bauchliegerringen.

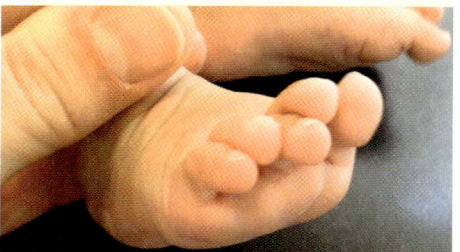

Hochstehende Zehen. Manchmal haben Säuglinge eine oder mehrere Zehen nicht in der Ebene der anderen, die Zehen stehen durch verkürzte Sehnen etwas höher als die anderen Zehen.

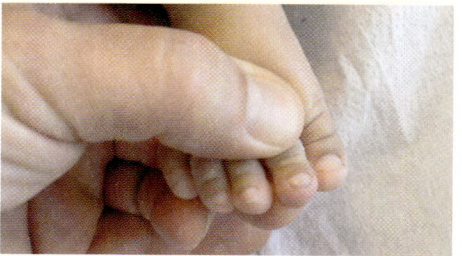

Durch Sehnendehnung wird die Zehenstellung gerade. Die Behandlung wird der Mutter gezeigt. Die Zehen werden bei jedem Wickeln zur Sohle ausgestreift und dadurch in die richtige Richtung gedehnt.

Komplexe Fußdeformitäten

Bei diesen teilweise komplizierten Deformitäten, die angeboren oder erworben sein können, ist der ganze Fuß an der Fehlstellung beteiligt oder umgekehrt von der Fehlstellung betroffen.

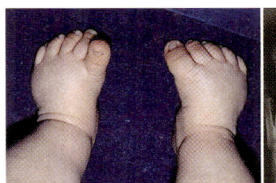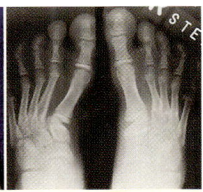

Sichelfuß

Sichelfuß (Pes adductus)

Die Ursachen des Sichelfußes sind nicht eindeutig geklärt, vielleicht ist ein genetischer Defekt für die Fehlstellung verantwortlich. Der Vorfuß steht im Verhältnis zum Rückfuß im Tarsometatarsal-Gelenk, also dem Gelenk zwischen Fußwurzel und Mittelfußknochen, nach innen gerichtet (adduziert), und häufig steht auch die Großzehe nach innen. Die Ferse steht meist valgisch (x-gestellt, nach außen gekippt) und das Längsgewölbe ist abgeflacht. Die Deformität tritt oft beidseitig auf und wird unmittelbar nach der Geburt bemerkt und diagnostiziert. Der „leichte", weiche Sichelfuß gehört zu den harmlosen Babyfußdeformitäten (Seite 186) und kann von der Mutter selbst nach Anleitung des Arztes durch Massagegriffe erfolgreich behandelt werden (redressiert, das heißt mit besonderen Griffen behandelt). Diese Umformungen und Hautstimulationen sollen bei jedem Wickeln für 10 bis 15 Minuten angewendet werden.

Behandlung

Ist die Deformität starr oder hilft die manuelle Behandlung seitens der Mutter innerhalb von 1 bis 2 Monaten nicht, werden Korrekturschuhe (Ipos-Schuhe) mit einer außenseitigen Feder angelegt.

Gelingt es auch mit den Schuhen nicht, innerhalb von 3 Monaten den Fuß gerade einzustellen, werden so genannte Umformungsgipse angelegt. Diese Gipse werden wöchentlich gewechselt, wobei die Korrekturstellung jeweils verbessert wird.

Die meisten Sichelfüße lassen sich mit dieser Behandlung gut korrigieren, wenngleich im ersten Lebensjahr oder auch später die Sichelfußdeformität wieder auftreten kann (Rezidiv).
Dann muss man die Behandlung mit so genannten Antivarusschuhen und/oder mit Nachtschienen fortsetzen, wodurch sich bis zum Jugendalter gute Erfolge erzielen lassen. Für mildere Formen gibt es auch die so genannten Innenkeil-Gegenhalt-Einlagen mit vorderen medialen Backen, siehe Abb. auf Seite 55.

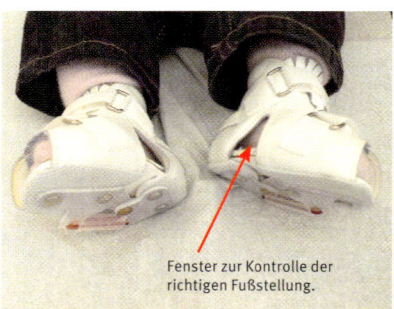

Fenster zur Kontrolle der
richtigen Fußstellung.

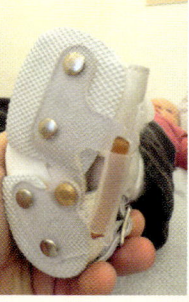

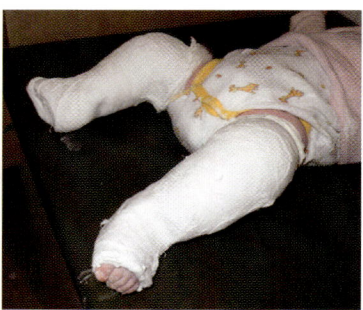

So genannte Ipos-Schuhe – Sichelfuß-korrekturschuhe, der Fuß muss mit der Sohle aufliegen, um die Spitzfußhaltung zu vermeiden; kann im Fenster kontrolliert werden.

Man sieht das Gelenk des Schuhes und den Gummizug für die Korrektur.

Behandlung eines schweren starren Sichelfußes mit dem Gipsverband, wichtig ist der Einschluss der Oberschenkel. Klumpfußgipse sind sehr ähnlich.

Lässt sich die Deformität konservativ nicht beherrschen – dies betrifft etwa 4 % der Fälle – werden die Weichteile an der Innenseite des Fußes operativ gelöst (die Gelenkkapseln des Mittelfußes werden eröffnet und der Muskel, der die Großzehe nach innen zieht, M. abductor hallucis, wird verlängert).

Das erzielte Ergebnis wird für 6 Wochen im Gips gehalten.

Alternativ und eventuell schonender als das „Weichteilrelease" sind bogenförmige Schnitte nahe der Basen der Mittelfußknochen.

Fixiert werden nur der I. und der V. Strahl, danach ebenfalls Gips für 6 Wochen. Bei schräg gestelltem Keilbein muss dieses durch einen eingesetzten Knochenkeil gerade gestellt werden.

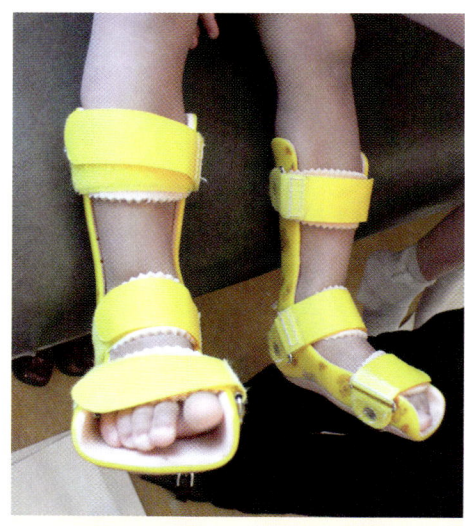

Schienenbehandlung des Sichelfußes bei größeren Kindern. Nachtschiene, mit dem Ziel, den Vorfuß nach außen in eine gerade Stellung zu bringen.

Bei älteren Kindern und bei Erwachsenen werden entweder bogenförmige oder keilförmige Schnitte an den Basen aller Mittelfußknochen vorgenommen und der Fuß gerade gestellt. Nach Verschraubung oder Bohrdrahtfixationen des Korrekturergebnisses wird bis zur Knochenheilung nach etwa 6 Wochen ein Gipsverband getragen.

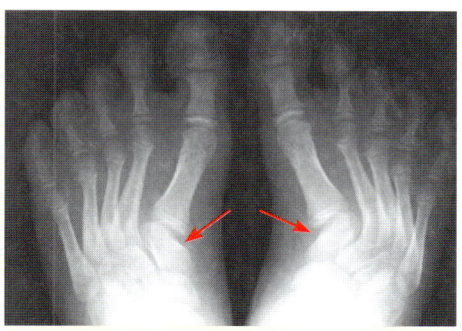

Schwerer Sichelfuß durch Fehlbildung des Keilbeines (Pfeil).

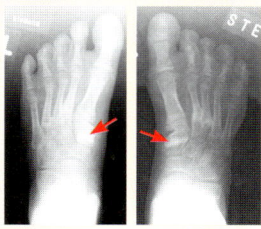

Sehr gute Korrektur durch Keilbeinaufrichtung.

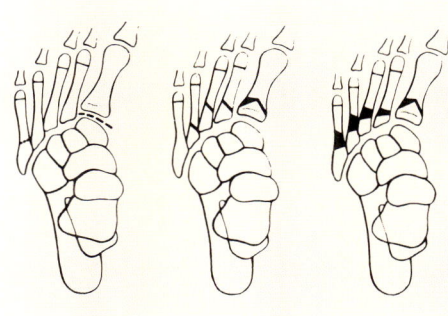

Verschiedene Möglichkeiten zur Korrektur des Sichelfußes im Schulalter.

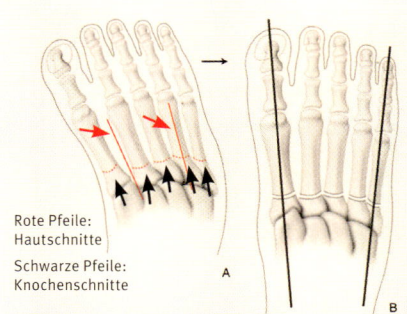

Rote Pfeile: Hautschnitte

Schwarze Pfeile: Knochenschnitte

Metatarsus varus (nach innen gedrehter Mittelfuß).
A: Lage der Inzisionen auf dem Fußrücken.
B: Sicherung der Korrektur des Vorfußes mit 2 Kirschner-Drähten in Mittelfußknochen I und V nach Osteotomien an der Basis aller Mittelfußknochen.

Hackenfuß (Pes calcaneus)

Der angeborene Hackenfuß gehört zu den harmlosen Babyfußdeformitäten (siehe Seite 186), wenn er passiv korrigiert und in eine Plantarflexion (Fußbeugung) gebracht werden kann.

Der Hackenfuß hat seinen Namen von seiner Ähnlichkeit mit einer Hacke (hat mit dem Haken nichts zu tun, wie manche meinen, wenn sie den Namen falsch betonen).

Der Fuß ist im oberen Sprunggelenk massiv nach dorsal flektiert (nach oben gebeugt), fallweise liegt er sogar am Unterschenkel an.

Die angeborene Babyfußdeformität entsteht durch die Platzenge in der Gebärmutter oder durch gestörte Muskelkoordination und verschwindet entweder spontan oder durch eine Behandlung mit Redressionsgriffen (Massage nach unten, entgegen der Fehlstellung). Eine operative Korrektur ist so gut wie nie notwendig.

Der erworbene Hackenfuß oder Hackenhohlfuß kommt bei der Polio als Folge der Lähmung vor. Er kann aber auch nach Unfällen mit Verletzung der Achillessehne oder des Tibialnervs (Schienbeinnervs) entstehen. Diese Fußdeformität wird mit Nachtschienen und Spezialschuhen behandelt und bei Nichterfolg operiert, wobei Sehnen verpflanzt oder Knochenkeile entnommen werden – dies ist aber sehr selten.

schlaffe Lähmungen der Fußheber bei der Polio (Lähmung = Parese des Peroneusnervs) oder durch spastische Lähmungen der Wadenmuskeln bei der Zerebralparese (Gehirnlähmung) bzw. beim Schlaganfall. Weitere Ursachen sind beispielsweise Unfälle oder schlechte Gipsruhigstellung in der Spitzfußstellung nach Brüchen oder Operationen.

Die Patienten zeigen den so genannten Steppergang: Die Hüfte und das Knie müssen auf der betroffenen Seite stark angehoben werden um ein Hängenbleiben und Stürze durch die bodenwärts gerichtete Fußspitze zu vermeiden. Beim durch lange Zeit bestehenden Spitzfuß kommt es zur Verbreiterung des Vorfußes mit starker Schwielenbildung und Krallenzehen. Die Knie und Hüften bleiben durch Muskel- und Sehnenverkürzungen sowie Zusammenziehungen in einer Beugestellung (Beugekontraktur).

Spitzfuß (Pes equinus)

Der Spitzfuß ist durch eine Streckung oder Überstreckung des Fußes im oberen Sprunggelenk gekennzeichnet und ist – wenn man so will – das Gegenteil des Hackenfußes.

Er ist angeboren äußerst selten und entsteht erst im Laufe des Lebens durch

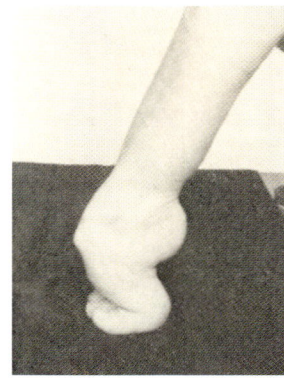

Spitzfuß

Konservative Behandlung

Manuelle Dehnung der verkürzten Sehnen und Muskeln, Heilgymnastik, Gips zur Umformung. Bei nicht operablen Patienten, die eine Beinverkürzung haben, werden spezielle orthopädische Schuhe mit einer Innenschuhbettung des Spitzfußes angefertigt.

Operative Behandlung

Bei Kindern genügen meist Weichteiloperationen mit Verlängerung der Achillessehne und Öffnung der geschrumpften Gelenkkapseln des hinteren Anteils des oberen und unteren Sprunggelenkes sowie Gipsruhigstellung für 4 bis 6 Wochen.

Bei Jugendlichen oder Erwachsenen wird bei spastischen Lähmungen zunächst die Fußneutralisierung durch eine Verlängerung des Wadenmuskels, z. B. in der Technik nach Strayer versucht, bei der die Bindegewebeplatte des oberflächlichen Wadenmuskels (M. gastrocnemius) durchtrennt und nach Verlängerung mit dem tiefen Muskel vernäht wird (M. soleus). Bei schlaffen Lähmungen werden Sehnenversetzungen der hinteren Wadensehnen nach vorne vorgenommen.

Kommt man mit den Weichteiloperationen allein nicht zurecht, werden gelenkversteifende Operationen in Neutralstellung vorgenommen. Sind die Gelenke aber schon in der Spitzfußstellung steif, müssen Keile aus der Fußwurzel entnommen werden und so der Fuß in die Neutralstellung gebracht werden. Die Korrekturstellung wird mit Schrauben, Drähten und Gips gesichert.

Die Erfolge dieser Operationen sind dermaßen verschieden (die sehr guten und guten Ergebnisse reichen je nach Autor einer Studie von 20 % bis 80 %), dass eine schlüssige Bewertung entfallen muss. Bei diesen Operationen muss jeder Fall für sich selbst gesehen und beurteilt werden. Wichtig ist es, vor der Operation sorgfältigst das Für und Wider gegeneinander abzuwägen.

> Sehr wichtig ist die so genannte Spitzfußprophylaxe, also das Vermeiden des Spitzfußes bei bettlägerigen Patienten (aus welchen Gründen auch immer) durch Lagerung und aktive wie passive Heilgymnastik. Nach Knochenbrüchen oder Operationen muss der Gips in Neutralstellung angelegt werden (es gibt aber Ausnahmen), weil die Wadenmuskulatur ca. 4-mal stärker ist als die Fußheber und deshalb der Spitzfuß leicht entstehen kann.

Knickfuß (Pes valgus)

Der weiche, lockere kindliche Knickfuß und der nachfolgend beschriebene Knickplattfuß sind mit Abstand die häufigsten Fußveränderungen.

Diese Fußform ist gekennzeichnet durch eine Abflachung des Längsgewölbes (manchmal ist es aber auch erhalten) und eine Valgusstellung (X-Stellung, Nach-außen-Kippung) der Ferse. Der Fuß knickt beim Gehen nach innen ein und ist bei Kindern häufig mit X-Knien verbunden.

Das Schienbein dreht sich bei Belastung um die Längsachse nach innen und dadurch wird die Ferse nach außen gedrückt. Da der Rückfuß mit dem Vorfuß starr verbunden ist, flacht dabei das Längsgewölbe ab.

Manche Wissenschafter sprechen dem Knickfuß den Krankheitswert überhaupt ab und halten ihn für eine Normvariante oder für einen Entwicklungsrückstand.

Die Ursachen dieser Fehlstellung sind statischer und dynamischer Natur. Eine Rolle spielen Übergewicht, angeborene Bindegewebeschwäche, Knochenstoff-

wechselstörungen, eine fehlerhafte, nach innen gedrehte Anlage des Hüftkopfes und Schenkelhalses, Fehler der gesamten Beinachse (X-Bein) und viele andere Faktoren. Knickfüße verursachen außer einer eventuellen früheren Ermüdbarkeit und Leistungsschwäche keine Beschwerden.

Behandlung

Die Therapie ist immer konservativ mit Einlagen und Heilgymnastik, Barfußgehen auf unebenem Boden und häufigem Zehenspitzengang.

Erfolge

Mit diesen Maßnahmen und vor allem dem normalen Wachstum bleiben die meisten Knickfüße im Jugend- und Erwachsenenalter funktionstüchtig und beschwerdefrei. Gelegentlich bleibt zwar ein gewisses Einknicken nach innen bestehen, das aber keine wesentlichen Beschwerden verursacht. Diese Patienten sollen dann auch später Schuheinlagen tragen.

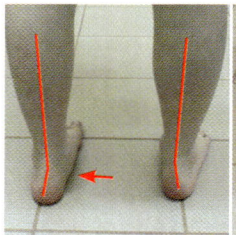 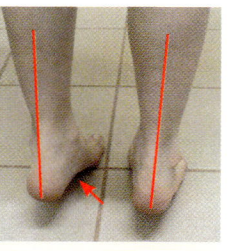

Knickfuß bei einem 8-jährigen Mädchen. Die Ferste steht valgisch (nach außen) und das Gewölbe ist flach.   *Korrektur im Zehenstand. Im Zehenstand wird die Ferse gerade und das Gewölbe richtet sich auf (Pfeil).*

Knickplattfuß (Pes planovalgus)

Die Ursachen und die Entstehungsgeschichte sind die gleichen wie beim Knickfuß. Der Knickplattfuß ist quasi die Steigerung des Knickfußes, da bei ihm außer der nach außen gekippten Ferse (in den Valgus) und des dadurch verursachten Einknickens des Fußes nach innen auch noch das Längsgewölbe abgeflacht oder vollkommen aufgehoben ist.

Bleibt der Knickplattfuß länger unbehandelt, entsteht aus der Muskel- und Bänderschwäche eine Fixierung des Zustandes durch knöcherne Umformungen und Degenerationen (Abnützungserscheinungen), so dass aus dem flexiblen Knickplattfuß ein starrer (rigider) Knickplattfuß wird. Während der kindliche, lockere Knickplattfuß durch einen Zehenstand korrigierbar ist, kann der fixierte oder starre Knickplattfuß im Zehenstand nicht mehr aufgerichtet werden.

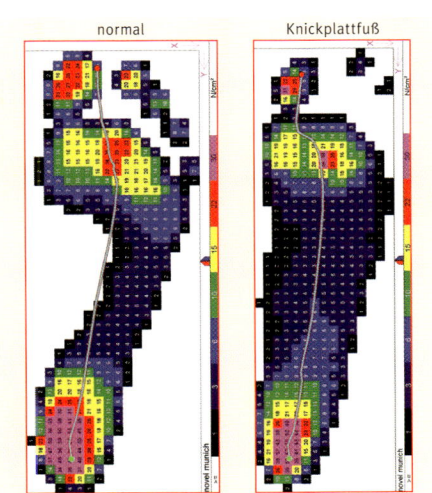

Vergleich der Bodenbelastung eines normalen Kinderfußes und eines Knickplattfußes.

Behandlung

Die konservative Behandlung ist die gleiche wie beim Knickfuß.

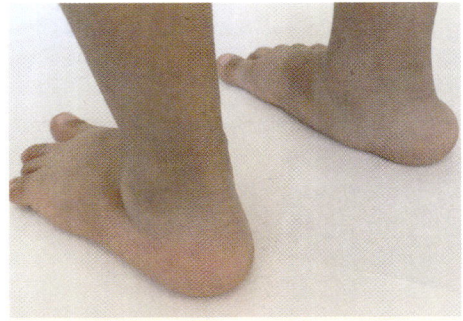

Nichtfixierter Knickplattfuß im Jugendalter.

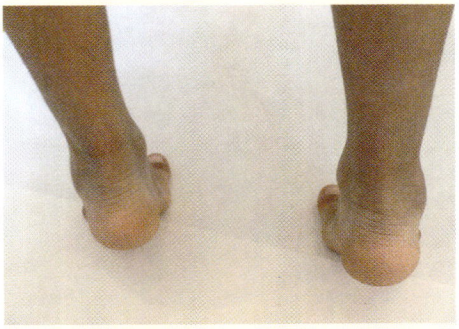

Aufrichtung des Knickplattfußes im Zehenstand.

Ist der Fuß beim Jugendlichen bereits fixiert, können Schmerzen entstehen, dann sind Gipsverbände, entzündungshemmende Medikamente und eventuell orthopädische Schuhe notwendig.

Operativ

Die Fußform ist nicht die Operationsindikation, sondern etwaige Schmerzen und Fehlfunktionen.

Flexible, aber therapieresistente Knickplattfüße können im Kindesalter zwischen dem 8. und 12. Lebensjahr mit einem so genannten endo-orthotischen Implantat (= ein eingebauter innerer Behelf, also eine innere Orthese) behandelt werden. Das ist ein Dübel aus selbstauflösendem Kunststoff, der mit einem 1 cm langen Schnitt in den Sinus tarsi eingepflanzt wird (Mittelteil des unteren Sprunggelenkes) und den Fuß daran hindert, nach innen zu kippen (zu pronieren). Das Implantat löst sich nach 5 Jahren vollständig auf, gibt dem Fuß genug Zeit um sich voll aufzurichten und lenkt das Wachstum zu einer normalen Form. Die Erfolge dieser Operation bewegen sich bei 94 %. Komplikationen sind Überkorrekturen und Bewegungsbehinderungen der Fußwurzelgelenke.

Flexible Knickplattfüße können bei Beschwerden im jungen Erwachsenen-

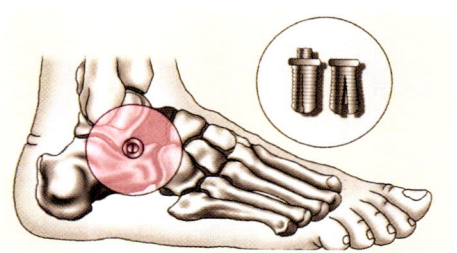

Hier der Fall eines jungen Kellners:

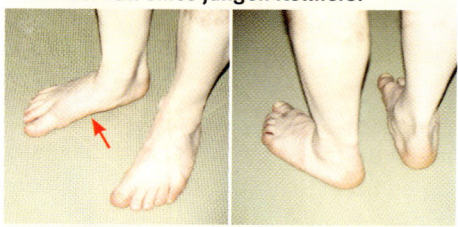

Flexibler Plattfuß beidseits, massive Schmerzen beim Gehen. Arbeiten als Kellner nicht mehr möglich.

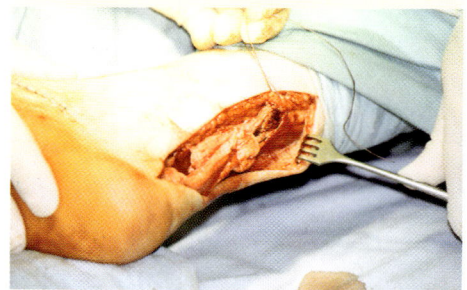

Operation nach Young, zunächst wird die Achillessehne verlängert.

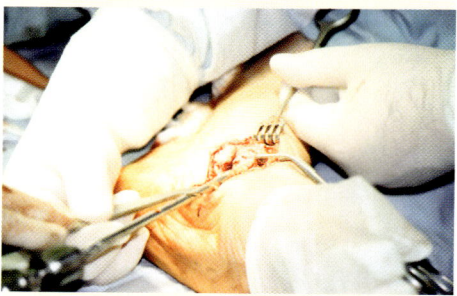

Der Tunnel zur Umlenkung der Sehne des vorderen Wadenmuskels wird gebohrt (M. tibialis anterior), durch dessen Kraft das Längsgewölbe gehoben wird.

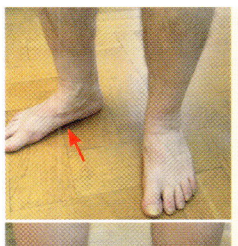

Zufallskontrolle (Knieschmerzen) nach 13 Jahren, Gewölbe ist gut aufgerichtet.

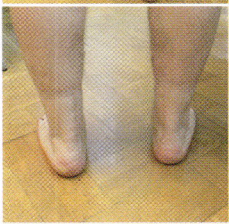

Von rückwärts, Patient ist schmerzfrei und unbeschränkt gehfähig. Kellnert jetzt im eigenen Lokal.

Ein anderer Fall:

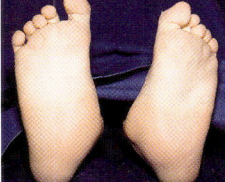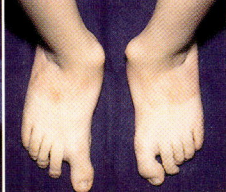

Der neurogene Knickplattfuß (bedingt durch Muskellähmungen) lässt sich im Zehenstand nicht korrigieren.

alter mit der Sehnenumleitung des vorderen Schienbeinmuskels (M. tibialis anterior) nach Young behandelt werden. Dabei wird die Sehne in eine vorher gemeißelte Rille umgeleitet, wodurch das kollabierte Längsgewölbe aufgerichtet wird.

Ist der Knickplattfuß starr, wird im Erwachsenenalter mittels Gelenkversteifungen im Rückfuß (subtalare Arthrodese, siehe unten) korrigiert.

Angeborener Plattfuß (Pes planus, Pes planovalgus congenitus, Talus verticalis)

Diese außerordentlich seltene Deformität ist angeboren und tritt oft gemeinsam mit anderen Fehlbildungen wie Hüftluxation und Wirbelsäulenanomalien auf.

Der Fuß sieht wie eine Löschwiege aus und wird auch als Schaukelfuß bezeichnet. Das Sprungbein (Talus) steht fast senkrecht (Talus verticalis) und bohrt sich in den Boden hinein, das Fersenbein (Calcaneus) ist durch eine zu kurze Achillessehne nach oben in die Spitzfußstellung gezogen.

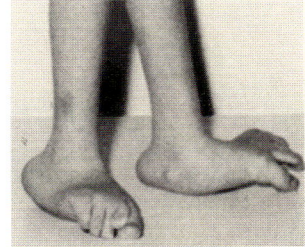

Beiderseitiger Schaukelfuß bei 5-jährigem Knaben.

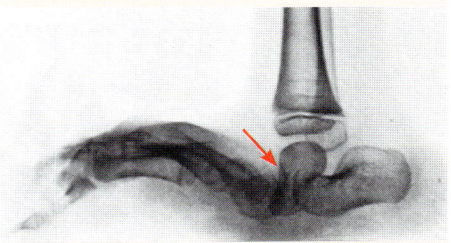

Angeborener Plattfuß (Schaukelfuß). Typische Steilstellung des Sprungbeines (Talus verticalis).

Der Vorfuß ist durch Verrenkung des Talo-navikulargelenkes (Gelenk zwischen dem Sprungbein und dem Kahnbein) nach oben gerichtet und nach außen gedreht (pro-niert).

Behandlung

Konservativ

So früh wie möglich, am besten unmittel-bar nach der Geburt, mit Gipsverbänden und Aufstellung des Längsgwölbes, Schie-nen und Einlagenversorgung.

Operativ

Im ersten Lebensjahr wird die Achilles-sehne verlängert und hintere Anteile der Sprunggelenkkapseln gelöst.

Bei älteren Kindern und Jugendlichen wer-den Keile aus dem Hals des Sprungbeines entfernt oder die Fußwurzelgelenke unter Korrektur versteift.

Erworbener Plattfuß (Postikus-dysfunktion, Postikusruptur)

Auf Grund „äußerer" Einflüsse, wie häufiger Überlastung durch Märsche, schlechte Schuhe, durch Unfälle oder „innerer" Einflüsse, wie angeborenem Knicksenkfuß, Fersenvalgus (nach außen

gedrehte Ferse), Zuckerkrankheit, Über-gewicht, Gicht, rheumatischen und nicht-rheumatischen Entzündungen, kann es zur Überlastung und Überdehnung der Sehne des M. tibialis posterior (auch Postikus genannt) kommen. Diese ist für das Funk-tionieren und die „Verspannung" des inne-ren Längsgewölbes verantwortlich und ist damit eine „Schlüsselsehne" des ganzen Fußes, denn ohne ihre Funktion bricht der Fuß buchstäblich nach innen ein, es kommt zum „Fußkollaps".

Postikusfunktion und Dysfunktion mit Plattfußentstehung

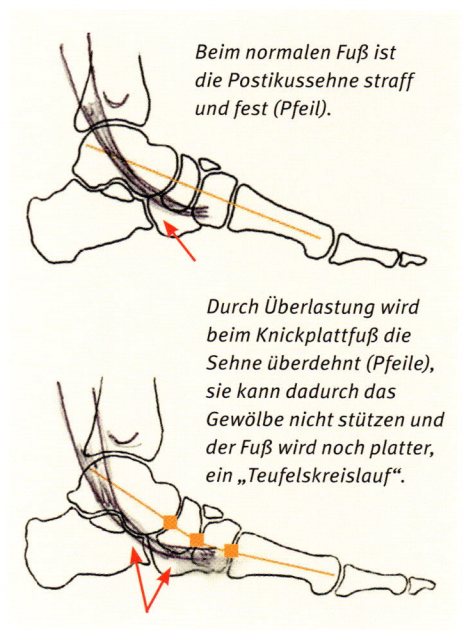

Beim normalen Fuß ist die Postikussehne straff und fest (Pfeil).

Durch Überlastung wird beim Knickplattfuß die Sehne überdehnt (Pfeile), sie kann dadurch das Gewölbe nicht stützen und der Fuß wird noch platter, ein „Teufelskreislauf".

Obwohl auch (selten) akute Rupturen dieser wichtigen Sehne vorkommen, läuft die Schwächung der Postikussehne meist langsam ab. Ein kompletter Riss tritt normalerweise nicht plötzlich auf, sondern kündigt sich gleichsam an, so dass „Zeit" für entsprechende Maßnahmen und Behandlungen bleibt.

Die Totalruptur sollte jedenfalls vermieden werden, denn die Behandlung wird umso aufwendiger, je fortgeschrittener der Funktionsverlust der Sehne ist.

Die Erkrankung beginnt mit einer so genannten Dysfunktion, also einer Funktionsstörung der Postikussehne durch Überdehnung. Der Patient kann nicht auf den Zehenspitzen stehen und die Ferse geht bei der Fußstreckung (Plantarflexion) nicht in die Neutralstellung oder in eine Einwärtsstellung (O-Stellung oder Varusstellung), sondern bleibt valgisch, also nach außen gekippt.

Später bildet sich eine Supination des Vorfußes (Drehung nach innen) aus, die in einer starren Deformität endet, wobei die Gelenke in der Fehlstellung degenerieren und versteifen.

Behandlung

Die Therapie des ersten Stadiums des erworbenen Plattfußes ist zunächst konservativ mit Schuheinlagen oder orthopädischen Maßschuhen mit eingebauter Stützeinlage, die das innere (mediale) Längsgewölbe gut abstützen und damit die überlastete Sehne entlasten.

Bei rheumatischer Polyarthritis (also bei entzündlichem Gelenk- und Sehnenbefall einer echten rheumatischen Erkrankung ist eine Tenosynovektomie (Entfernung der entzündeten und damit gewebezerstörenden Sehnenhüllen) angebracht.

Bei manchen Füßen kann ein Débridement (operative Reinigung und Entfernung von abgestorbenem und zerrissenem Sehnengewebe) in Verbindung mit einem Sehnentransfer der Sehne des langen Zehenbeugers (Flexor digitorum longus oder FDL) auf den Sehnenstumpf der geschwächten Postikussehne durchgeführt werden, die dadurch wieder an Zugkraft gewinnt. Die verlorene Zehenbeugefunktion wird zumindest teilweise vom kurzen Zehenbeuger übernommen.

Im Stadium 2 (flexible Deformität) kommt es zur Zerspleißung oder teilweisem Zerreißen der Postikussehne, die nunmehr fast gar nicht mehr funktioniert, so dass der Fuß sein inneres Gewölbe absenkt oder ganz verliert.
Bei diesen fortgeschritteneren Formen oder wenn der Sehnenansatz nicht mehr fest genug für eine Transferierung der FDL-Sehne ist, sind so genannte Fersenbein-Osteotomien notwendig. Das sind Knochenschnitte am Fersenbein, durch die die Länge der inneren Säule des Fußes

zunimmt, so dass er nicht mehr nach innen abkippt. Das Fersenbein wird durchtrennt (Operation nach Evans, Ergebnisse ca. 81 % beschwerdefreier Patienten) und der hintere Teil (distales Fragment) wird etwa 1 Zentimeter nach innen verschoben und verschraubt.

Nachbehandlung

Unterschenkelgips für 6 bis 8 Wochen, danach Heilgymnastik.

Alternativ zur Evans-Osteotomie ist die Behandlung nach Hintermann, sie rekonstruiert die überdehnten innenseitigen Bänder und die Postikussehne und verlängert mit einem in die Ferse eingebolzten Knochenspan die innere (mediale) Säule, damit der Fuß nicht nach innen kippt.

Erfolge

Vollständige Schmerzfreiheit in ca. 82 % der Fälle. 84 % dieser Patienten können anschließend wieder normale Schuhe ohne mediale (innere) Stütze tragen.

Im Stadium 3 ist der Fuß vollständig kollabiert (zusammengebrochen). Er lässt sich weder aktiv noch passiv in seine ursprüngliche Form bringen.

Im Stadium 2 und besonders im Stadium 3 sieht man von hinten mehr Zehen als bei einem normalen Fuß, so dass die Amerikaner als untrügliches diagnostisches Zeichen das „too many toes sign" feststellen, also das Zeichen der „zu vielen Zehen", die man von rückwärts betrachtet sieht, obwohl man sie nicht sehen sollte.

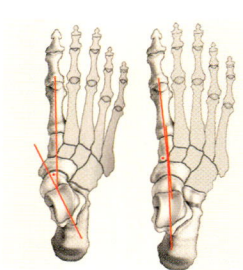

Vor und nach der Operation nach Hintermann. Die Achsen sind korrigiert. Nachteil: der Fuß wird länger.

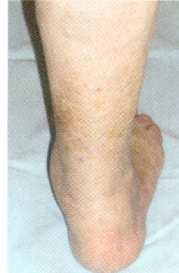

Too many toes sign (Zeichen der „zu vielen Zehen"), der Fuß knickt nach innen ein.

Nachbehandlung

Unterschenkelgips für 6 Wochen und anschließend ein Stabilschuh für weitere 6 Wochen.

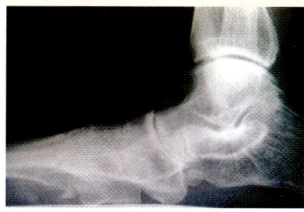

Das dazugehörige Röntgenbild zeigt den vollständigen Zusammenbruch des Fußgewölbes.

Behandlung

Starre, schmerzhafte Plattfüße werden mit einer so genanten Triplearthrodese behandelt. Dabei werden unter Stellungsverbesserung drei Gelenke versteift. Dies sind das untere und das vordere Sprunggelenk sowie das Gelenk zwischen Würfelbein (Knochen der Fußwurzel) und Fersenbein. Das obere Sprunggelenk bleibt in seiner Beweglichkeit voll erhalten. Manchmal muss bei langem Bestehen der Deformität auch die Achillessehne, die dann schrumpft, verlängert werden.

Dadurch gewinnt der Fuß an Stabilität und die Patienten können zumeist schmerzfrei gehen.

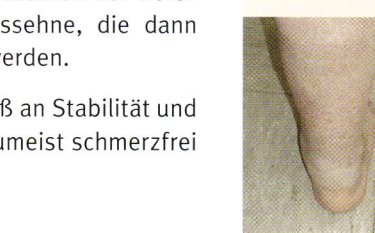

Triplearthrodese, durch Korrektur und Versteifung der Gelenke unterhalb des Sprunggelenkes wird das Gewölbe aufgerichtet.

Der noch etwas geschwollene Fuß nach der Korrektur, das Too-many-toes-Zeichen ist verschwunden, die Patientin schmerzfrei gehfähig.

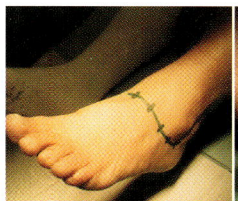
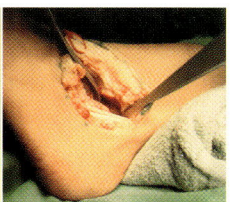

Hautschnitt für die Triplearthrodese.

Eröffnung des unteren Sprunggelenkes für die 3fach-Versteifung.

Nachbehandlung

Nach dieser aufwendigen Rekonstruktion des Fußes muss für ca. 12 Wochen ein Unterschenkelgips getragen werden, wobei für 6 Wochen ein so genannter Lie-gegips angelegt wird: Das bedeutet, dass meist für ca. 5 bis 7 Tage ein gespaltener Gips im Krankenhaus verwendet wird bis das Bein abgeschwollen ist, und danach ein geschlossener, leichter Kunststoffgips, mit dem der Patient zwar mit Krücken gehen kann, das operierte Bein aber nicht belasten darf.

Nach 6 Wochen zeigt eine Röntgenkontrolle den Fortschritt der Knochenheilung sowie die Stellung der Osteosynthese (Knochenmontage). Ist der Heilungsfortschritt zufriedenstellend, wird die Belastung erlaubt und entweder der bisherige Gips verwendet, oder wenn er zu locker geworden ist (wir sagen der Gips „pumpt") ein neuer angelegt. Das Abrollen wird dem Patienten mit einem speziellen Gipsschuh ermöglicht.

Während der Zeit der Wundheilung kann man zur Wundkontrolle ein Fenster in den Gips schneiden, durch das die Wunde versorgt werden kann. Das Fenster muss nach dem Verbandwechsel wieder geschlossen werden, da es sonst in der Gipsöffnung zu einer lokalen Schwellung kommen kann („Fensterödem).

Hohlfuß (Pes cavus)

Der Hohlfuß kommt als angeborene Deformität sehr selten vor und entsteht vielmehr im Laufe des Wachstums oder im Erwachsenenalter. Neben unbekannten Faktoren (idiopathischer Hohlfuß) und Unfällen können hauptsächlich Nervenerkrankungen mit Lähmungen als Ursachen des Hohlfußes genannt werden: Polio, Multiple Sklerose, Friedreich'sche Ataxie, Syphillis (Neurolues) und andere.

Der Hohlfuß ist durch ein sehr hochgesprengtes Längsgewölbe charakterisiert und kann sehr unterschiedliche Gesichter zeigen, je nach dem eigentlichen Sitz der Fehlform. Hochgesprengt bedeutet, dass das Längsgewölbe einen sehr hohen Bogen bildet, der Fuß wird am Fußrücken

sehr hoch. Ein hochgesprengter Fuß ist eine Normvariante und noch keine Erkrankung.

Der Ballenhohlfuß (Pes cavus anterior) hat einen weitgehend normalen Rückfuß mit einem nach unten gerichteten Vorfuß, die Ferse zeigt meist nach innen (varisch) und der Vorfuß nach außen (Pronation, Valgus). Durch Sehnenverkürzungen der Strecker werden die Zehengrundgelenke überstreckt. Während die Beuger den Bodenkontakt suchen, entstehen häufig Krallenzehen. Durch die Vorfußüberlastung kommt es zu massiven Schwielen und Ballenschmerzen.

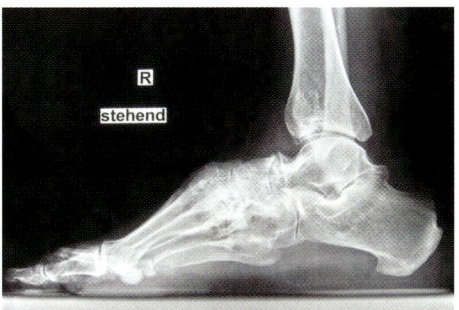

Posttraumatischer Hohlfuß.

Neuropathische Hohlfüße sind bei Kindern progredient, sie schreiten also in ihrer Ausprägung fort. Der Lähmungshohlfuß ist meist in ein X (nach außen zeigend) gestellt (Pes cavovalgus) und der Klauenhohlfuß zeigt verrenkte Krallenzehen.

Die Deformität folgt also naturgemäß den Muskeln und Sehnen, deren Zugkraft überwiegt, und wölbt sich in deren Zugrichtung, während die Muskeln und Sehnen, die ihn verhindern oder korrigieren würden, nicht oder nicht ausreichend stark ziehen.

Konservative Behandlung

Im Wachstumsalter und bei nicht allzu starker Ausprägung können Korrektureinlagen (so genannte Trapezeinlagen) angefertigt werden, deren Ziel es ist, das hohe Längsgewölbe zu strecken. Weitere Möglichkeiten sind Gipskorrekturverbände und heilgymnastische Maßnahmen.

Operative Behandlung

Bei Kindern wird unter anderem die Operation nach Steindler angewendet, bei der die verkürzte Plantaraponeurose (straffe Fußsohlenplatte) im Fersenbereich durchtrennt wird, wodurch sich der Fuß strecken

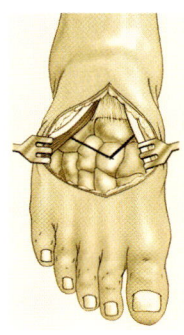

Operation nach Japas, durch den V-förmigen Knochenschnitt kann der vordere Teil des Fußes gerade gestellt werden und damit der Hohlfuß korrigiert werden.

lässt. Bei älteren Jugendlichen und Erwachsenen müssen Korrekturen am Knochen vorgenommen werden: Die Operation nach Japas ist ein V-förmiger Knochenschnitt durch die Fußwurzel, der mit oder ohne Metallfixation durchgeführt werden kann. Die Fersenbein-Osteotomie nach Dwyer (Knochenschnitt und nach außen und oben Versetzung des Fersenbeines) senkt das hohe Längsgewölbe und verlängert den Fuß.

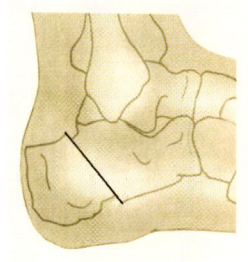

Operation nach Dwyer senkt das überhohe Gewölbe.

Nachbehandlung

Nach der Operation nach Japas wird für 6 Wochen ein Liegegips getragen und nach Röntgenkontrolle bei guter Heilungstendenz ein Gehgips für weitere 6 Wochen angelegt. Die Dwyer-Osteotomie verheilt nach ca. 8 Wochen.

Erfolge

Die Korrekturen des Hohlfußes bringen in ca. 70 % bis 80 % der Fälle gute Ergebnisse.

Klumpfuß (Pes equinovarus)

Beim Klumpfuß handelt es sich um eine schwere Missbildung des ganzen Fußes. Bei weitem am häufigsten kommt er als angeborener Klumpfuß (Pes equinovarus congenitus) vor. Er kann außerdem viel seltener im Rahmen von Missbildungssyndromen, die den ganzen Körper betreffen, bei spastischen oder schlaffen Lähmungen, nach Gelenkentzündungen und durch Narbenzug entstehen. Die Entstehung des Klumpfußes ist bis heute nicht genau geklärt, man weiß aber, dass er rezessiv vererbt wird (schlägt nicht bei allen Nachkommen durch). Die Häufigkeit des Vorkommens in der Bevölkerung liegt bei etwa 1:1.000 bis 1:4.000.

Der Klumpfuß ist durch Veränderungen von Knochen und Weichteilen gekennzeichnet und ist eigentlich eine Kombina-

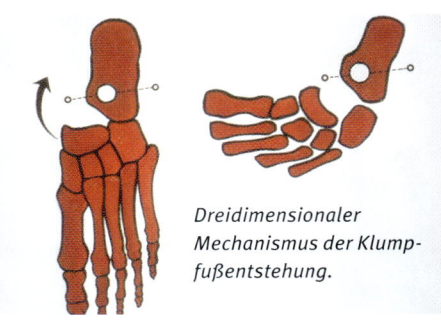

Dreidimensionaler Mechanismus der Klumpfußentstehung.

tion aus Spitzfuß, Hohlfuß und Sichelfuß mit einwärts und aufwärts gedrehter Ferse und Fußplatte. Zudem kommt es zu Lage- und damit zu Zugverschiebungen wichtiger Muskeln und Sehnen, wie zum Beispiel der Achillessehne nach innen.

Zusätzlich zu dieser Fehlbildung treten meist eine Innendrehung des Unterschenkels sowie eine verzögerte Verknöcherung der aus Knorpel bestehenden Fußteile auf.

Behandlung

Die Behandlung muss wenige Stunden nach der Geburt beginnen. Unbehandelte Klumpfüße entwickeln bald schwere und starre Deformitäten. Mit diesen Füßen ist es – je nach Ausmaß des Befundes – nur schwer möglich oder sogar unmöglich zu gehen. Solche Patienten kommen in der westlichen Welt kaum mehr vor, sondern nur noch in Entwicklungsländern. Sie gehen dann nur am äußeren Fußrand mit stampfendem Gangbild und entwi-

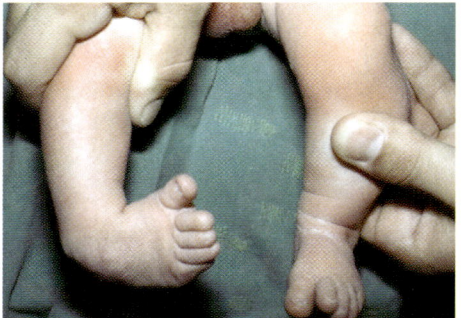

Angeborener Klumpfuß.

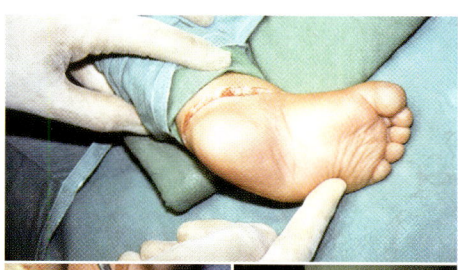

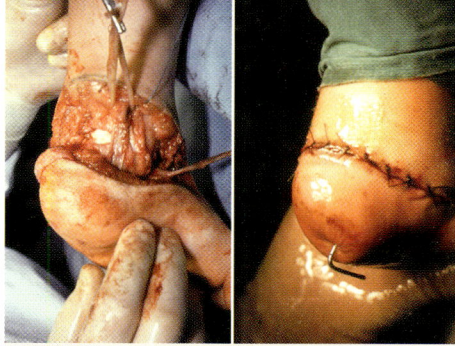

ckeln durch Überstreckung der Lendenwirbelsäule und Vorneigung des Beckens ein fixiertes Hohlkreuz sowie bereits in jugendlichem Alter deformierende Arthrosen (Gelenkverschleiß) an den Fußgelenken, Knien und an der Wirbelsäule.

Die Behandlung der Säuglinge beginnt konservativ mit schonender Umformung des Fußes in Ober-Unterschenkel-Fußgipsen (siehe Abb. auf Seite 190).

Viele Kinder müssen dann zwischen dem 3. und 6. Lebensmonat operiert werden, wobei die Weichteile korrigiert und die Sehnen verlängert werden (siehe Abb. links oben).

Mit Gehbeginn werden spezielle Schuhe und Nachtschienen aus Kunststoff einge-

Operative Klumpfußkorrektur.

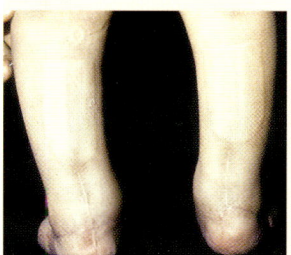

Ergebnis der operativen Korrektur nach Gehbeginn.

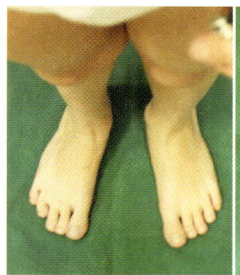

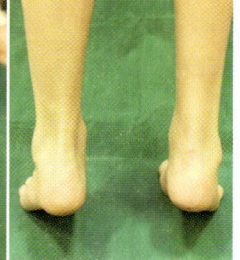

Schienen zur Ergebnis-verbesserung.

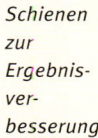

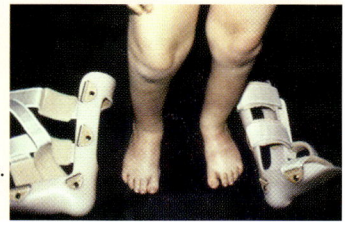

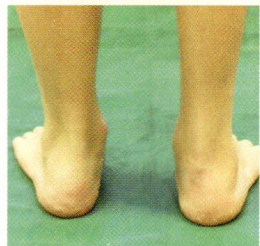

Sehr gut korrigierte Füße mit etwas dünner Wade im Schulalter nach operativer und konservativer Klumpfußtherapie ab der Geburt.

setzt. Manchmal ist es nach Wachstums-
abschluss notwendig, Restdeformitäten
durch Knochen- und/oder Weichteil-
schnitte nachzukorrigieren.

Das Ziel der Klumpfußtherapie ist es, einen
langen, schlanken Fuß, eine starke (und
nicht atrophe, schwache) Wadenmuskulatur und eine normale Muskelfunktion zu
erhalten.

Erfolge

Bei rechtzeitigem Beginn (unmittelbar am
ersten Lebenstag) sind die Ergebnisse der
Klumpfußbehandlung gut, die Kinder können meist ein normales Leben einschließlich einer erwünschten (manchmal etwas
eingeschränkten) sportlichen Betätigung
führen.

Morbus Sudeck (Reflexdystrophie, Algodystrophie)

Bei diesem Erkrankungsbild handelt es sich
um eine klinische Einheit aus brennenden
Schmerzen, Schwellung und Bewegungseinschränkung betreffend den ganzen Fuß
und oft eines beträchtlichen Teils des Beines. Ursache ist ein wie immer geartetes
Trauma, von schweren Fußverletzungen
bis zu Operationen, aber auch so genannte
Bagatelltraumen, d. h. es reicht zum Auslösen dieser Erkrankung ein bloßes Anschla-
gen. Begünstigend für die Entstehung dieser Krankheit sind hormonelle Störungen
im Gehirn und psychische Faktoren.

Der genaue Mechanismus der Krankheits-
entstehung ist nach wie vor unbekannt,
jedenfalls handelt es sich um eine abnorme
Antwort des Organismus auf den Unfall:
Die Regulation von Eng- oder Weitstellung
der Blutgefäße funktioniert nicht mehr
normal, Grund ist eine Fehlversorgung der
Gefäßwandmuskulatur auf Grund von Störungen der Gefäßnerven (auch Blutgefäße
haben Muskeln für die Kalibereinstellung
und entsprechende Nerven; die Durch-
flussmenge des Blutes wird durch Weit-
oder Engstellung der Gefäße reguliert).

Die Krankheit verläuft in 3 Stadien, wobei
man das erste Stadium der Entzündung in
ein rotes (mit übermäßiger Durchblutung

des Beines) und ein weißes Stadium (schlechte Durchblutung) unterteilt. Das Stadium 1 tritt eine Woche nach der Verletzung auf und dauert zwei Monate.

Im Stadium 2 der Dystrophie (schlechte Ernährung) kommt es zum Knochenabbau und fleckiger Osteomalazie (erhöhte Weichheit und Verbiegungstendenz, im Röntgen typisch). Dieses Stadium dauert von 2. bis zum 4. Monat.

Im dritten Stadium (ab dem 4. Monat) der Atrophie (Rückbildung, Schwund) tritt ein Schwund aller Gewebe auf. Haut, Fett, Muskulatur, Gelenke und Knochen werden weniger, die Gelenke durch Kapselschrumpfungen immobil.

nastik, bei Bedarf Beruhigungsmittel und das Hormon Calcitonin verabreicht. Eventuell umspritzt man den Nervus sympathicus neben der Wirbelsäule, der für die Regulationsstörung verantwortlich gemacht wird (Sympathikusblockade).

Im 2. Stadium soll die Durchblutung gefördert werden, intensive Heilgymnastik, am besten im Unterwasser, evtl. vervollständigt durch Akupunktur und Orthesen (entlastende Apparate).

Im 3. Stadium werden ebenfalls die Durchblutung und die Beweglichkeit gefördert. Manchmal sind Operationen an geschrumpften Sehnen und Gelenken notwendig.

Erfolge

Die meisten Sudeck-Erkrankungen heilen nach einigen Wochen bis Monaten aus, zumal die Krankheit in jedem Stadium stehen bleiben und ausheilen kann.

Bei etwa 30 % ist eine vollständige Heilung nicht möglich.

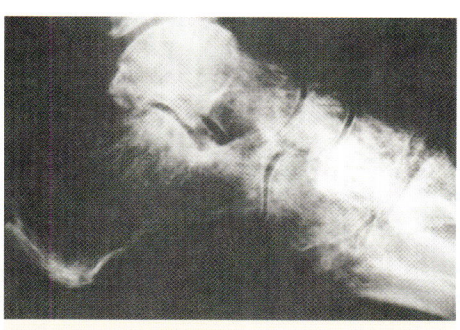

Morbus Sudeck

Behandlung

Im Frühstadium werden entzündungshemmende Medikamente, kalte Packungen, Ruhigstellung und sehr leichte Heilgym-

Häufige akute (frische) Verletzungen des oberen Sprunggelenkes und des Fußes

Wir unterscheiden zwischen Verletzungen von Knochen und Verletzungen von Weichteilen, allerdings sind häufig beide Strukturen betroffen. Zu den Knochenverletzungen gehören neben den Knochenbrüchen auch Gelenkverletzungen und Schädigungen des Gelenkknorpels (obwohl dieser eigentlich ein „Weichteil" ist).

Unter Weichteilverletzungen versteht man Unfälle und Läsionen an der Haut, am Unterhautfettgewebe, an den Muskeln, an den Sehnen und Bändern. Selbstverständlich zählt man hierzu auch die bei schweren Unfällen auftretenden Nerven- und Gefäßverletzungen.

Die Unfallfolgen an Fuß und Sprunggelenk können sehr mannigfaltig sein, die nachfolgende Übersicht der akuten Verletzungen beschränkt sich naturgemäß auf die wichtigsten und häufigsten Verletzungstypen. Chronische Schädigungen beziehungs-

weise Unfallspätfolgen finden Sie im Kapitel „Häufige Krankheitsbilder des Fußes und ihre Behandlung".

Über Ergebnisse der einzelnen Behandlungsarten der Verletzungen sowie über Sport- oder Arbeitsfähigkeit kann wegen der sehr großen Unterschiede der einzelnen Verletzungen nicht oder nur sehr ungenau berichtet werden, weil die Ergebnisse nur schwer miteinander verglichen werden können. Man müsste außerdem auch die Untertypen jeder einzelnen Verletzung besprechen, was den Rahmen dieses Buches bei weitem sprengen würde.

Ein sehr unerfreulicher Umstand soll nicht unerwähnt bleiben: Polytraumatisierte Patienten, also schwer verunfallte Patienten, die neben ihren schweren inneren Verletzungen, die häufig gepaart sind mit offenen oder geschlossenen Brüchen der langen Röhrenknochen (Oberschenkel,

Unterschenkel oder Arme) haben gar nicht so selten, nämlich in 10 bis 20 % zusätzlich mehr oder weniger schwere Verletzungen eines Fußes oder beider Füße. Sie werden im Schockraum und später im Operationssaal notfallmäßig versorgt und meist mehrfach operiert.

Es ist verständlich, dass etwaige Milz- und Leberrupturen als akut lebensbedrohliche Verletzungen zuerst behandelt werden und dass gleich anschließend die Brüche an den Beinen und Armen stabilisiert werden. Manchmal wird die Behandlung des verletzten Fußes dann mehr oder weniger „vergessen".

So ist es nicht verwunderlich, dass dank der hervorragenden Primärversorgung und bester Operationstechniken der Unfallkliniken schon viele Patienten ihren schweren Unfall überleben, es ist aber umso bedauerlicher, dass manchmal die bleibende Invalidität und Gehunfähigkeit eben von nicht rechtzeitig behandelten (weil übersehenen) Fußverletzungen herrühren.

In letzter Zeit werden auch im deutschsprachigen Raum Rufe laut, die einen mit der Fußtraumatologie vertrauten Spezialisten mit im Team der Behandler polytraumatisierter Patienten haben wollen – sehr zu Recht, wie ich finde. Die Operation des Fußes wird dabei sicher hinter den notwendigeren Eingriffen stattfinden, der verletzte Fuß kann aber zumindest notfallmäßig mit einem äußeren Spanner oder mit Extension versorgt werden.

Komplikationen bei akuten Knochen- und Weichteilverletzungen:

1. Infektionen, deren Häufigkeit bei verschmutzten Wunden stark zunimmt.

2. Kompartmentsyndrome: Durch die Schwellung und Raumforderung bei Einblutungen in enge, durch Bindegewebsmembranen (Faszien) abgegrenzte Muskelräume kann es zu Platzmangel und Druckzunahme kommen. Druck hält kein Gewebe auf Dauer aus, es kann zum Absterben von Muskeln kommen, daher ist das Kompartmentsyndrom ein akutes Krankheitsbild für sich, das durch Spaltung der betreffenden Faszie behandelt werden muss. Der Druck in einem Kompartment kann mit speziellen Instrumenten gemessen werden.

3. Fehlstellungen, verzögerte Wundheilungen, Pseudoarthrosen: Bei Knochenmontagen (Osteosynthesen) kann es je nach der Ausgangslage (Lokalisation, Verletzungstyp, etc.) in sehr unterschiedlicher Häufigkeit zu postoperativen Fehlstellungen kommen. Knochenmontagen können auch verzögert oder eventuell gar nicht verheilen, es bildet sich dann eine mehr oder weniger straffe, aber nicht feste Verbindung zwischen den beiden Knochenteilen, die man Falschgelenk oder Pseudoarthrose nennt. Sie wird entweder noch einmal operiert oder neuerdings mit hochenergetischer Stoßwelle behandelt.

4. Daneben sind bei operativer Versorgung von Knochenbrüchen und Weichteilverletzungen natürlich auch alle anderen Komplikationen (manche Komplikationen aber auch bei konservativer Behandlung) wie Thrombosen, Embolien, M. Sudeck, aseptische Knochennekrosen, Gefäß-, Nerven- und andere Weichteilverletzungen, Blutergüsse und Schwellungen möglich.

Wird nach einer Operation oder bei konservativer Therapie ein Gipsverband angelegt, muss während der gesamten Gipsdauer mit einem Heparinpräparat (Lovenox®, Fraxiparin®, Fragmin® u. a.) einer möglichen Thrombose vorgebeugt werden. Günstig ist, wenn der Patient das Medikament gegen Thrombose selbst spritzt. Dies ist sehr einfach: Die Kappe von der Nadel abziehen, eine Bauch- oder Oberschenkelhautfalte bilden, desinfizieren und die kurze Nadel flott bis zum Anschlag einstechen (tut wirklich nicht weh!). Danach wird der Kolben abgedrückt und das Mittel injiziert.

Man sollte nicht – wie manchmal im Film zu sehen ist – vor der Injektion einen Teil der Flüssigkeit malerisch ausspritzen, dadurch wird die Nadel mit dem blutverdünnenden Mittel benetzt und man bekommt bereits im Stichkanal einen blauen Fleck, also einen Bluterguss.

Auf Wunsch wird im Krankenhaus bei Ihren ersten Injektionen eine Krankenschwester sicher gerne „assistieren".

Alternativ werden so genannte „Pens" angeboten, die wie ein Kugelschreiber aussehen und das Mittel selbstschussartig und ebenfalls schmerzfrei injizieren. Für ältere und hektische Patienten sind sie eher nicht geeignet, da ein unbeabsichtigtes Ankommen am „Abzug" bereits einen „Schuss" auslöst.

Knochenverletzungen

Die Pilon-tibial-Fraktur
(Schienbeinbruch direkt oberhalb des Sprunggelenkes)

Der Bruch des gelenkbildenden Sockels des Schienbeins (bildet die obere Gelenkfläche des oberen Sprunggelenkes) kommt meist durch eine massive vertikale Krafteinwirkung zustande und stellt oft eine schwere Verletzung des Fußes dar. Die Unfälle sind heftig, zum Beispiel Stürze aus großer Höhe oder Verkehrsunfälle.

Das Frakturbild wird maßgeblich von der Fußstellung zum Zeitpunkt des Unfalles beeinflusst, weil sich bei dieser Verletzung das Sprungbein in das Schienbein hineinbohrt.

Je nachdem wie die Bruchlinien verlaufen, werden die Frakturen in verschiedene Typen unterteilt.

Die Frakturen reichen vom Abbruch der hinteren Kante (Typ B1) bis zur totalen Zertrümmerung des unteren Schienbeinendes (Typ C3).

Die Pilon-tibial-Fraktur kann geschlossen oder offen sein. „Offen" heißt, dass die Haut und die Weichteile so stark verletzt sind, dass der Knochen sichtbar wird.

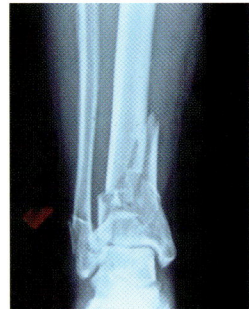

Sowohl Schienbein als auch Wadenbein sind mehrfach gebrochen.

Behandlung

Nur die eher seltenen unverschobenen Brüche werden mit Ruhigstellung im Gipsverband behandelt, alle anderen Brüche, die mehr als 2 mm verschoben sind, werden operiert.

Man verwendet hiezu Platten und Schrauben oder einen so genannten äußeren Spanner (Fixateur externe), der in die Knochen eingebrachte Stifte parallel zum Bein durch einen Kolben zusammenhält, den

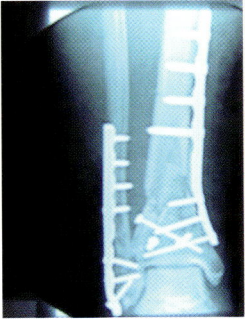

Rekonstruktion der gelenkbildenden Knochen mit langen Platten und Schrauben.

man bei Bedarf komprimieren (zusammen-drücken) oder strecken (distrahieren) kann. Siehe Abb. auf Seite 223.

Nachbehandlung

Nach den Teilbrüchen der Klasse B kann nach 4 Monaten teilweise und nach 5 Monaten voll belastet werden. Bei den komplexen Frakturen der Klasse C verschieben sich diese Zeiträume um ein bis zwei Monate.

Malleolarfrakturen
(Knöchelbrüche)

Knöchelbrüche sind meist Kombinationen aus Knochen- und Bänderverletzungen. Je nach der Anzahl der Brüche des Knöchels spricht man von uni-, bi- oder trimalleolären Frakturen.

Die Reposition, die Wiederherstellung der ursprünglichen Form des Schien- und Wadenbeines, also der Sprunggelenkgabel, ist sehr wichtig und daher werden in der modernen Fußtraumatologie fast alle Knöchelbrüche operiert, weil es nur dadurch eine Chance gibt, die Arthrose im Sprunggelenk durch anatomische Wiederherstellung zu vermeiden.

Behandlung

Nur Trümmerfrakturen bei sehr alten Patienten mit starker Osteoporose (Knochenschwund), bei denen die Schrauben schlecht halten würden, werden nach geschlossener Reposition (Wiederherstellung der Knochenform ohne Operation, gelingt meist nur unvollständig) im Gipsverband ruhig gestellt.

Die anderen Patienten werden mittels Osteosynthesen behandelt: Von inneren, hinteren oder äußeren (bzw. von zwei oder

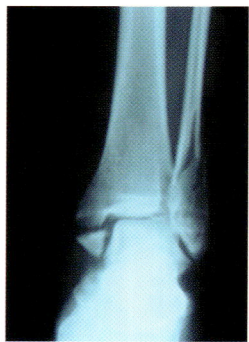

Bruch des Innen- und Außen- knöchels (bimalleoläre Fraktur).

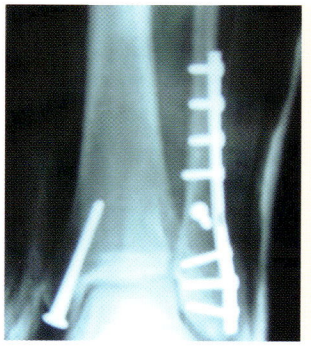

Der Innen- knöchel wurde mit einer Zug- schraube, der Außenknöchel mit einer Kleinfrag- mentplatte mit Zusatzschrau- ben wieder- hergestellt.

drei) Zugängen werden die Brüche nach Reposition verschraubt oder verplattet, manchmal ist beides in Kombination notwendig. Zerrissene Bänder werden nach Möglichkeit genäht.

Wenn die so genannte Syndesmose zerrissen ist (Verbindung zwischen Schien- und Wadenbein), wird sie zusätzlich mit einer Schraube zwischen den beiden Knochen fixiert.

Nachbehandlung

Die Malleolarbrüche werden nach der Operation bis zur Abschwellung im Spaltgips oder in der Gipsschiene ruhig gestellt und anschließend für 4 Wochen im nicht belasteten Unterschenkelgips und für weitere 4 Wochen im Gehgips nachbehandelt. Liegegips bedeutet nicht, dass der Patient dauernd liegen muss, sondern dass das Bein nicht belastet werden darf, also dass entlastet mit zwei Unterarmstützkrücken gegangen wird. Während der gesamten Gipsdauer muss mit einem Heparinpräparat (Lovenox®, Fraxiparin®, Fragmin® u. a.) einer möglichen Thrombose vorgebeugt werden. Nach der Gipsabnahme wird mit intensiver Heilgymnastik zur Wiedergewinnung von Kraft und Beweglichkeit begonnen.

Talusfrakturen
(Brüche des Sprungbeines)

Das Sprungbein spielt als Drehpunkt des oberen Sprunggelenkes für die Biomechanik und für die Funktion des ganzen Fußes eine entscheidende Rolle.
Der Knochen selbst hat keine Muskelursprünge und kein Muskel setzt hier an. Der Talus liegt fast ganz innerhalb der Gelenke (intraartikulär), zwei Drittel der Oberfläche sind von Knorpel bedeckt und seine Blutversorgung erfolgt über die wenigen Kapsel- und Bandansätze in den Knochen hinein.
Auf Grund der eher mäßigen Versorgung mit Blut sind Minderdurchblutungen des Knochens nach Verletzungen eine häufige Komplikation.

Man unterscheidet die vollständigen Brüche des Sprungbeines von den unvollständigen. Die vollständigen Brüche entstehen durch eine massive Überstreckung

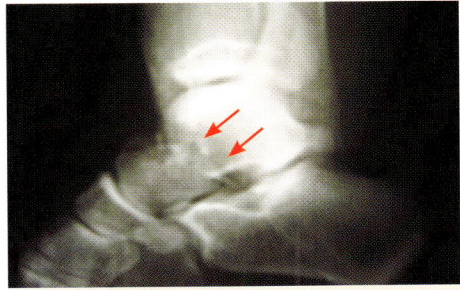

Die Pfeile zeigen die Bruchlinien im Sprungbein.

(Dorsalflexion) im oberen Sprunggelenk, wobei der Talus zwischen der Sprunggelenkgabel und dem Fersenbein gequetscht wird. Unvollständige Brüche sind sehr selten (nur etwa 1 % der Talusfrakturen) und werden meist nur mittels Computertomographie entdeckt. Talusbrüche kommen auch in Kombination mit anderen Frakturen des Rückfußes vor.

Behandlung

Leichte Fälle können in einem Ober- und Unterschenkelgipsverband behandelt werden, schwerere Fälle werden operiert, wobei für die Osteosynthese meist so genannte Kleinfragmentschrauben verwendet werden.

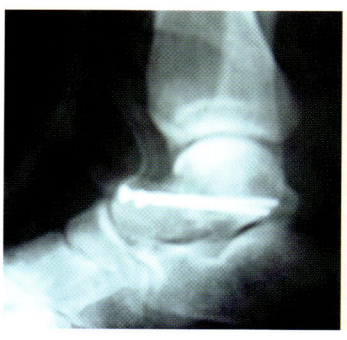

Fixation mit 2 Schrauben.

Nachbehandlung

Einige Frakturtypen (Querbrüche) können übungsstabil operiert werden, das bedeutet, dass nach Entfernung der Drainagen

bereits die Heilgymnastik beginnen und der Patient mit Unterarmstützkrücken entlastend gehen kann. Die Belastung kann nach Röntgenkontrolle der Knochenheilung nach 8 Wochen beginnen. Andere Frakturtypen (Teilbrüche) benötigen nach der Operation eine Gipsruhigstellung für 3 bis 4 Wochen.

Calcaneusfrakturen
(Brüche des Fersenbeines)

Fersenbeinbrüche sind die am häufigsten vorkommenden Brüche des Rückfußes, in der Gesamtheit aller Brüche des Menschen machen sie aber nur 2 % aus. Das Fersenbein ist der größte Knochen des Fußes und an ihm setzt die größte Sehne des menschlichen Körpers – die Achillessehne – an.

Das Fersenbein bricht am häufigsten bei Stürzen oder Verkehrsunfällen. Männer sind fünfmal häufiger betroffen als Frauen.

Für die Beurteilung der Bruchform bei diesen Frakturen ist neben dem Röntgen auch die Computertomographie von großer Wichtigkeit.

Behandlung

Die Methode der Wahl wird unter den Spezialisten sehr kontrovers diskutiert, es gibt keinen „Goldstandard", jede Klinik bevor-

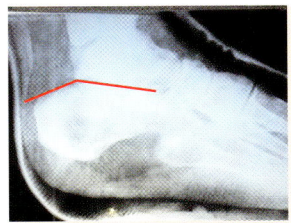

Bild einer Fersenbein-Fraktur; außer dem fast aufgehobenen Tuber-Gelenk-Winkel wirkt es fast normal.

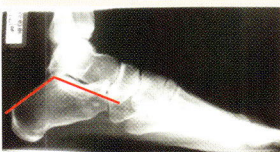

Zum Vergleich ein unverletzter Fuß mit eingezeichnetem, normalem Tuber-Gelenk-Winkel.

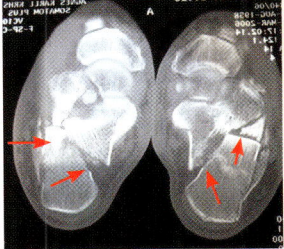

Das ganze Ausmaß der Verletzung ist erst in der CT erkennbar (Pfeile zeigen die Bruchlinien).

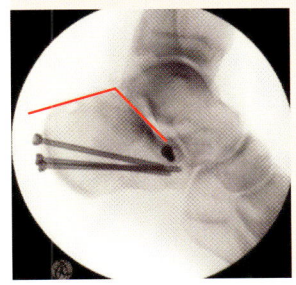

Nach der minimal-invasiven operativen Aufrichtung ist der Tuber-Gelenk-Winkel wieder normal.

oder in das Calcaneocuboid-Gelenk – das Gelenk zum Würfelbein) oder bei sehr alten oder sehr kranken Patienten kann die Fraktur konservativ behandelt werden:

Nach kurzer Bettruhe von 3 bis 4 Tagen zur Abschwellung wird frühfunktionell behandelt. Der Fuß wird aktiv beübt, die Patienten gehen entlastend mit Krücken. Die Teilbelastung kann nach 3 Wochen, die Vollbelastung nach 6 bis 12 Wochen freigegeben werden.

Bei den operativen Versorgungen ist es möglich minimal-invasiv oder mini-offen vorzugehen und das Fersenbein mittels eines so genannten Steinmann-Nagels aufzurichten und das Ergebnis durch Schrauben zu halten.

Alle diese Instrumente werden durch die intakte Haut eingebracht, was diese Operation sehr schonend werden lässt. Alternativ kann auch ein äußerer Spanner (Fixateur externe) zum Halten der Knochenfragmente eingesetzt werden.

Die minimal-invasive Therapie wird häufig auch bei mehrfach verletzten (polytraumatisierten) Patienten zur Notversorgung eingesetzt. Manchmal ist nach Stabilisierung der Situation und nach Konsolidierung des Weichteilschadens der Ferse ein zweiter offener Definitiveingriff notwendig.

zugt die Methode, mit der sie die besten Erfahrungen gemacht hat.

Bei unverschobenen oder sehr wenig verschobenen Brüchen, die nicht ins Gelenk hineinreichen (in das untere Sprunggelenk

Bei der offenen Methode trachtet man danach, die anatomische Form der Ferse wiederherzustellen. Der Eingriff erfolgt üblicherweise nach Abschwellung 6 bis 8 Tage nach dem Unfall. Bestehen große Knochendefekte ist es manchmal notwendig, Knochen (z. B. aus dem eigenen Beckenkamm) in den Hohlraum einzusetzen (autologes Transplantat). Fixiert wird die Knochenkonstruktion mit Spezialplatten. In letzter Zeit verwendet man zunehmend so genannte winkelstabile Platten, die die Stabilität der Knochenkonstruktion und damit die Geschwindigkeit der Knochenvereinigung erhöhen sollen.

Nachteile der offenen Methode: Korrekturverlust und bis zu 50 % Komplikationen durch Wundheilungsstörungen oder Knochennekrosen (Knochengewebeuntergang), also wenn möglich, sollte der gedeckten Methode der Vorzug gegeben werden.

Nachbehandlung

Postoperativ wird eine Liegegipsschale und nach Abschwellung ein Gipsverband angelegt. Das entlastende Gehen mit 2 Unterarmstützkrücken ist ab dem 2. oder 3. Tag nach der Operation erlaubt. Die Entlastung muss zwischen 3 und 6 Wochen lang durchgeführt werden, danach wird im Gipsverband die schrittweise Belastung bei guter Knochenheilung freigegeben. Gipsabnahme nach röntgenologisch gesicherter Knochenheilung nach 6 bis 12 Wochen. Auf größere Belastungen müssen die Patienten etwa 4 Monate verzichten.

Lisfranc-Frakturen und Luxationen
(Brüche und Verrenkungen der Gelenke zwischen der Fußwurzel und den Mittelfußknochen)

Verletzungen des Mittelfußes sind eher selten, bereiten aber unbehandelt massive Beschwerden. Am häufigsten führen direkte Krafteinwirkungen (z. B. Autounfall) und indirekte Kräfte (z. B. Sturz aus großer Höhe) zu Brüchen oder Bänderzerreißungen und Verrenkungen der so genannten Lisfranc-Gelenklinie. Das sind die Gelenke zwischen den Keilbeinen und dem Würfelbein einerseits und den fünf Mittelfußknochen andererseits.

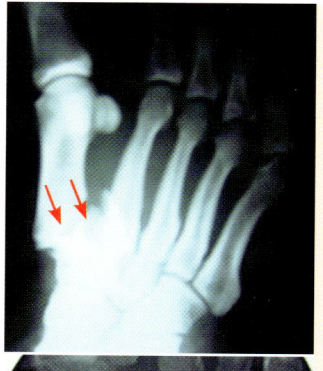

Bruch- und Bänderzerreißung im medialen Teil des Lisfranc-Gelenkes.

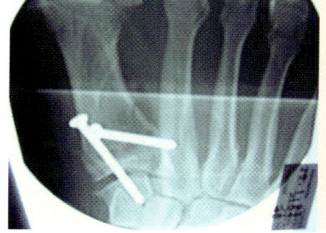

Wiederherstellung mit 2 Kleinfragmentschrauben.

Die Brüche und Verrenkungen werden in 3 Kategorien eingeteilt (A, B und C), die die verschiedenen Arten der Verrenkung beschreiben.

Die genaue Diagnose erfolgt durch das Röntgen und im Zweifel durch die CT, hingegen ist die MRT nicht aussagekräftig.

Die Verletzungen werden meist operativ behandelt. Es kommen Schrauben oder häufiger Drähte zum Einsatz, die nach 8 bis 12 Wochen entfernt werden. Erst dann kann der verletzte Fuß belastet werden.

Bei veralteter Verletzung wird eine Arthrodese (Versteifung) des Lisfranc durchgeführt.

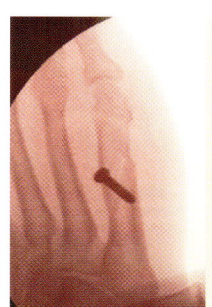

Versorgung mit einer Schraube.

erwähnen sind die Brüche des V. Mittelfußknochens, sie sind die Ausnahme in der Behandlung, denn sie sollten operativ behandelt werden.

Die Jones-Fraktur

ist eine Sport- oder Tänzerverletzung, Jones (1902) war selbst Tänzer.

Bei dieser Fraktur handelt es sich um einen Bruch der Basis des Metatarsale V, bei nichtoperativ versorgten Brüchen gibt es bis zu 67 % Nichtvereinigungen, daher sollten diese Brüche operiert werden.

Behandlung

Verschraubung mit kanülierten 4,5 mm Schrauben.

Nachbehandlung

6 Wochen Gehen mit einem Entlastungsschuh.

Metatarsalfrakturen
(Brüche der Mittelfußknochen)

Nur verschobene Brüche werden operiert, sonst genügt ein Gipsverband oder eine Bandage und Entlastung. Besonders zu

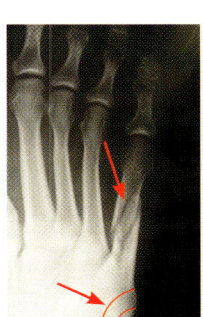

Schaftbruch des V. Mittelfußknochens, die Jonesfraktur ist mehr zur Basis hin lokalisiert und bei der Abrissfraktur der Basis bricht nur das letzte Stück (Pfeile).

Erfolge

Nach 8 Wochen ist meist Sport wieder möglich, die meisten operierten Frakturen heilen problemlos aus.

Abrissfraktur der Basis des Metatarsale V

Der Ansatz der Sehne des M. peroneus brevis (kurzer Wadenmuskel) reißt mit einer Knochenschuppe von der Basis des V. Mittelfußknochens aus. Auch diese Verletzung sollte operiert werden.

Behandlung

Osteosynthese mittels Zuggurtung (chirurgische Methode, bei der mittels Drähten Druck auf den Frakturspalt ausgeübt wird) oder Schrauben.

Zehenfrakturen (Zehenbrüche)

Die manchmal sehr schmerzhaften Brüche von Zehen werden entweder übersehen und heilen von selbst oder sie werden mit Tapeverbänden stabilisiert. Lediglich Brüche der Großzehe oder sehr verschobene Frakturen operiert man und stabilisiert sie nach Reposition (= das Zurückbringen in eine – annähernde – Normallage, Normalstellung) mit Bohrdrähten oder kleinen Schrauben.

Weichteilverletzungen

Akute Achillessehnenruptur
(frischer Riss der Achillessehne)

Diese häufigste Sehnenverletzung des Fußes wurde bereits bei den Achillessehnenproblemen beschrieben (siehe Seite 160 ff.).

Akute Instabilität des oberen Sprunggelenkes
(frische Risse der Sprunggelenkbänder, Bänderrisse im Knöchel)

Diese Verletzung entsteht durch ein Umkippen des Fußes nach außen, häufig beim Sport oder bei einem schlechten Schritt über eine Stufe oder beim Stolpern über ein Hindernis. Je nachdem mit welcher Gewalt das geschieht, werden die außenseitigen Bänder entweder nur überdehnt (Distorsio = Verstauchung, Zerrung) oder sie reißen (Subluxatio tali supinatoria oder schnell gesagt Sublux tali).

Distorsionen sind schmerzhaft, bedürfen aber außer einer Schonung und Kühlung keiner weiteren Therapie und heilen nach 4 bis 6 Wochen aus.

Die früher fast immer durchgeführte Naht der gerissenen Seitenbänder wird heute nur noch bei extremer „Aufklappbarkeit" des oberen Sprunggelenkes mit Luxation (Verrenkung) angewendet.

Die an sich schmerzhafte röntgenologische Untersuchung wird meist in örtlicher Betäubung durchgeführt und gibt – im Vergleich zur gesunden Seite und in Verbindung mit anderen Tests – Auskunft über den Zustand der Seitenbänder.

Leider ist die Aussagekraft dieser Untersuchung nicht sehr hoch, da auch etwa 20 % der nicht verletzten Normalbevölkerung eine vermehrte Aufklappbarkeit aufweisen.

Frische Verletzungen, also Risse der Seitenbänder, werden mit einer Schiene (z. B. dem Malleoloc, siehe Abb. Seite 76) und Heilgymnastik funktionell behandelt.

Wichtiger als Röntgenbefunde sind die tatsächlichen Beschwerden, also die Instabilität und das Einknicken, auch „giving way" genannt. Dies kommt etwa bei 20 % der Verletzten vor, die konservativ behandelt wurden, wenn sie nach 6 Wochen ihre Schiene ablegen. Diese Patienten müssen später eventuell operiert werden (siehe Seite 165).

Da die Ergebnisse der primären Naht auch nicht wesentlich besser sind und 10 – 20 % der Patienten auch nach der Seitenbandnaht eine Instabilität aufweisen, hat sich dieses Vorgehen der zuerst konservativen Behandlung etabliert.

Peronealsehnenluxation
(Verrenkung der Peronealsehnen)

Diese seltene Verletzung ist typisch für Schifahrer und betrifft die beiden langen Sehnen, die hinter dem Außenknöchel laufen und bei dieser Verletzung über den Knöchel springen, da ihre Aufhängung reißt. Die Verletzung kann mit einer Knöchelverstauchung verwechselt werden.

Unoperiert springen die Sehnen immer wieder vor, daher soll diese Verletzung operativ behandelt werden.

Operation

Je nachdem, welche Struktur verletzt ist, kann die Rille der Sehnen vertieft werden, die Sehnenscheide und die Beinhaut genäht oder eine knöcherne Fixation angelegt werden.

Nachbehandlung

Gips für 6 Wochen. Danach Heilgymnastik.

Erfolge

Bei ca. 80 % sehr gute und gute Ergebnisse.

Komplikationen

Die Sehnen können wieder luxieren, sonst alle operationstypischen Komplikationen.

Wahre Patientengeschichten

Eine sehr ambulante Operation

Die größte Ehre bekommt man als Operateur, wenn sich die eigenen Mitarbeiter im Operationssaal von einem selbst operieren lassen, da sie täglich alle Situationen im Operationssaal und alles Freud und Leid des Patienten und Operateurs mitbekommen und letztlich am besten wissen, wie jeder Operateur zu Werke geht und wie er mit Schwierigkeiten fertig wird.

Der langjährige Beidienst in meinem Operationssaal, Frau Trude, litt an einer hässlichen und schmerzhaften Hammerzehe, die sie sich zunächst einmal von mir begutachten ließ. Als ihr klar wurde, dass eine Operation unumgänglich war, sagte sie spontan, dass sie „deswegen" nicht daran denke, auch nur einen Tag im Krankenstand zu sein, und sie bestand darauf, die Operation ambulant zu machen.

Da ahnte ich noch nicht, wie ambulant Frau Trude sich ihre Hammerzehenkorrektur vorstellte!

Sie ließ sich eines vereinbarten Tages von mir operieren, und zwar buchstäblich zwischen zwei großen Eingriffen, quasi im Vorbeigehen und „auf die Schnelle". Der Eingriff wurde in örtlicher Betäubung durchgeführt, war tatsächlich schnell fertig und verlief ohne Komplikationen.

Das Beste war aber: Frau Trude reinigte den Operationssaal – was sonst auch zu ihren Aufgaben gehörte – gleich nach ihrer eigenen Operation und weiter den ganzen Tag, und zwar ohne auch nur eine einzige Minute in den Krankenstand zu gehen. Am zehnten Tag entfernten wir – wieder zwischen zwei Operationen – die Nähte und Frau Trude klagte nie über Schmerzen oder irgendwelche anderen Beschwerden und die Zehe wurde wunderschön.

Ich will damit allerdings nicht behaupten, dass es die beste Nachbehandlung ist, unmittelbar nach der Operation voll weiterzuarbeiten.

Schwarze Fieße (Füße)

Eine ältere Patientin aus Exjugoslawien verlangte am Empfang der Ordination unbedingt heute dranzukommen und diskutierte heftig mit meiner Ordinationshilfe, die auftragsgemäß einen Termin vergeben wollte. Nach längerem Hin und Her kam die Ordinationshilfe zu mir ins Behandlungszimmer und berichtete mir, dass sich eine Patientin gar nicht abweisen ließe und sie wisse nicht mehr, was sie mit ihr machen solle, die Patientin rede einen großen Unsinn, denn sie verlange immer und immer wieder: „Doktor muss machen schwarze Fieße".

Früher war es häufig üblich und heute ist es (leider) sehr selten, dass entzündete Krampfadern (Thrombophlebitiden) und andere entzündliche Leiden mit einer schwarzen Bitumenpaste (Ichtalgan®) behandelt werden, also redete die Patientin gar keinen großen Unsinn. Sie hatte mit derartigen Behandlungen, die schon mein Vorgänger (ein sehr erfahrener, volksnaher, manchmal etwas derber, aber immer mit Leib und Seele ehrlich arbeitender Orthopäde) regelmäßig und erfolgreich einsetzte, beste Erfahrungen.

Dabei wird das Bein mit der schwarzen Paste recht dick eingeschmiert und dann mit dicker Rollwatte, viel Krepppapier und elastischer Binde einbandagiert. Vergisst man eine dieser Lagen, färbt das schwarze „Zeug" Kleidung, Bettwäsche und Möbel gnadenlos schwarz und ist kaum zu entfernen. Den Hass des Patienten, den man sich – trotz erfolgreicher Behandlung – zuzieht, kann sich jeder vorstellen.

Die Patientin erhielt jedenfalls (mit leichtem Schmunzeln des Behandlers) ihre Ichtalganverbände und war damit wie immer sehr zufrieden. Jedes Mal wenn sie die Ordination betrat, wussten alle, dass „schwarze Fieße" wieder da ist.

„Die Einlagen sind ein Dreck"

In meiner Ordination arbeitet jeden Donnerstag ein Bandagist (Orthopädietechniker-Meister), um die Mieder- und Einlagenverschreibungen in die Tat umzusetzen. Ich lege größten Wert auf eine gute Einlagenmanufaktur, da ich mich sehr mit der Biomechanik von Schuheinlagen beschäftigt habe und die Technik der Herstellung von Spezialeinlagen an den Fußuniversitäten von Iowa und Ohio gelernt und mitgebracht habe. Zweifelsohne war es notwendig, die US-Einlagen auf unsere Bedürfnisse anzupassen.

Wir trachten also stets danach, für jeden auch noch so problematischen Fuß biomechanisch wirksame Stützeinlagen zu produzieren.

Eines Donnerstags kam der sonst stets freundliche und bestgelaunte Mann mit irritierter Miene ins Behandlungszimmer und erzählte mir über eine soeben stattgefundene Begegnung mit einem Patienten im Gipszimmer.

Zwei Wochen vorher wurde der junge Arbeiter wegen Schmerzen im Vorfuß beim Gehen und insbesondere beim Fußballspielen mit Spezialeinlagen versorgt.

Jetzt kam der junge Mann wieder in die Ordination und schimpfte über alle Maßen über die Einlagen, die seien überhaupt nicht zu gebrauchen und außerdem sowieso „ein großer Dreck", und ohne Einlagen könne er ohnehin schon wieder sehr gut Fußball spielen und zeigte vor, wie gut und fest er schon auf den Ball kicken könne. Das sagte er mit sehr lautem Ton und vor den anderen Patienten, die sich wohl schon das ihre über unsere Einlagen dachten.

Der Techniker meinte darauf hin, dass Einlagenfehler natürlich möglich seien, schließlich sind wir alle nur Menschen.

Der Patient möge die Einlagen zeigen und der Techniker würde dann mit mir die Verbesserungsmöglichkeiten besprechen.

Worauf der Patient meinte: „Was für Einlagen, die habe ich doch überhaupt nicht abgeholt!"

„Sie haben mir ein neues Leben geschenkt"

Ein großer, schlanker Mann wurde in meiner Ordination vorstellig. Er ging auf Krücken, äußerte starke Schmerzen und berichtete über eine mehr als zweijährige Leidensgeschichte seines rechten Fußes. Nach einem Sturz von der Leiter brachen das Sprung- und Fersenbein. Der Patient wurde in einem großen Unfallkrankenhaus als Privatpatient vom dortigen Chef operiert.

Die Knochenmontage vereiterte, das Metall musste entfernt werden und man merkte den Patienten schließlich für eine Versteifung des oberen Sprunggelenkes vor, was dieser aber möglichst vermeiden wollte. Er bat mich um Hilfe.

Die Röntgenbilder zeigten ein weitgehend zerstörtes oberes Sprunggelenk, und da der Patient die Versteifung jedenfalls ablehnte, kam als Alternative der Einbau eines künstlichen Sprunggelenkes in Frage, allerdings nur dann, wenn das Gelenk frei von jeglicher Infektion war.

Ich veranlasste also weiterführende Untersuchungen einschließlich einer Knochenszinthigraphie (nuklearmedizinische Untersuchung), die leider doch eine

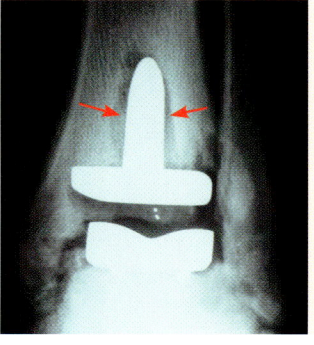

Prothese mit septischem Lockerungssaum (Pfeile).

Knocheneiterung beider gelenkbildenden Knochen (Schien- und Sprungbein) zeigte. Damit kam der primäre Einbau der Endoprothese nicht in Frage. Der Knocheninfekt musste zuerst saniert werden.

Nur so nebenbei erzählte mir mein Patient, dass bei dem Unfall auch die Schulter verletzt wurde und dass das Gehen mit den Krücken dadurch extrem beschwerlich sei. Auch die Schulter wurde damals operiert, das verrenkte Schultereckgelenk wurde mit einer Drahtschlinge wiederhergestellt. Bedauerlicherweise war auch die Schulteroperation kein Erfolg, denn die Drahtschlinge löste sich und das Schultereckgelenk verschob sich wieder und schmerzte beim Krückengehen.

Ich reparierte also zuerst das Schultereckgelenk mit einem Kunststoffband, das in der Folge den Belastungen standhielt und setzte den Patienten auf hochdosierte Antibiotika, um das Sprunggelenk zu behandeln. Trotzdem musste die Infektion chirurgisch in zwei Sitzungen ausgeräumt und mit lokalen Antibiotikaträgern behandelt werden. Nach mehreren Monaten deuteten endlich alle Befunde und Untersuchungen auf Infektfreiheit hin, der Patient drängte ohnehin schon sehr auf die endgültige Operation.

Die Implantation der Endoprothese (künstliches Gelenk) funktionierte sehr gut und auch die Rehabilitation ging ohne Probleme vorbei, die Entzündungswerte normalisierten sich, lediglich die Haut war schon von den Voroperationen malträtiert und heilte nur sehr zögerlich zu.
Der Patient wurde immer zufriedener, erlangte eine gute Gehfähigkeit und verlor seine Schmerzen.

Eines Tages kam er mit einer selbst gemachten Torte (er ist von Beruf Konditormeister) und bedankte sich mit den Worten: „Sie haben mit ein neues Leben geschenkt!"

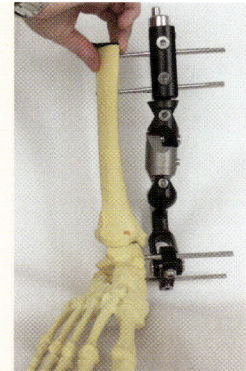

Montage eines äußeren Fixateurs am Modell.

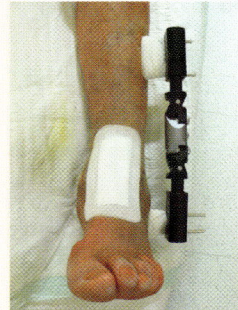

Fixateur am Patienten montiert (wird auch für Brüche verwendet).

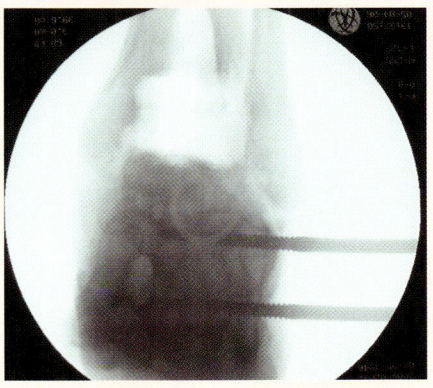

Großer Hohlraum nach Ausbau der Prothese und Knocheneiterung in der Umgebung.

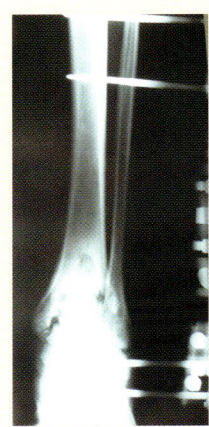

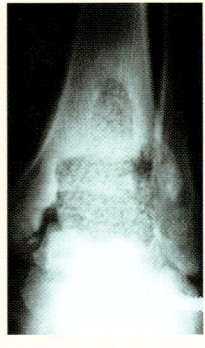

*Hohlraum mit Kunst-
knochen, Antibiotika-
trägern und Wachs-
tumsmitteln aufgefüllt.*

Fixateur im Röntgen.

Leider war dieses Glück nicht von Dauer, und nach einem Jahr mussten wir auf Grund von zunehmenden Schmerzen und Anstieg der Entzündungszeichen die Prothese herausnehmen und das Sprunggelenk doch versteifen.

Die Befunde, die wir vor der Implantation der Prothese in großer Zahl anfertigen ließen, und die allesamt die Infektfreiheit des Gelenkes und der angrenzenden Knochen dokumentierten, hatten offenbar doch irgendeinen Herd nicht angezeigt.

Lexikon fußbezogener Fremdwörter

Abduktion, abduzieren

wegführen, Bewegung weg von der Mitte

Abrasion

Anfrischung, Ab- oder Ausfräsung

Abrasionsarthroplastik

operative Freilegung von blutendem Knochen, um Ersatzknorpel wachsen zu lassen

Acetylsalicylsäure

entzündungshemmende Substanz, Hauptbestandteil von Aspirin

ACT

autologe Chondrozytentransplantation, Einpflanzung gezüchteter körpereigener Knorpelzellen

Adduktion, adduzieren

Bewegung zur Mitte, herziehen

Adduktoren

Muskeln an der Innenseite, ziehen das Bein oder die Zehe zur Mitte

Akrozyanose

blaurote Verfärbung an Zehen und Fingern

Anamnese

Geschichte der Erkrankung

Anatomie

Lehre vom Bau des Körpers

Antibiose

Bekämpfung von Mikroorganismen

antiseptisch

wirksam gegen Mikroorganismen

Aponeurose

breites Band, bindegewebige Platte

Apophyse

Knochenkern

Apophysitis

Entzündung des Knochenkerns

Arterie

Gefäß, das sauerstoffreiches Blut in die Organe bringt

Arteriosklerose

Gefäßverengung, Gefäßverkalkung

Arthritis

Gelenkentzündung

Arthritis urica

Gelenkentzündung durch Gicht

Arthrodese

operative Gelenkversteifung

Arthroplastik

operative Gelenkzuformung

Arthrose
Gelenkabnützung, Gelenkverschleiß

Arthroskopie
Gelenkspiegelung, diagnostischer und operativer Eingriff

aseptisch
keimfrei

Asthma bronchiale
anfallsartige Atemnot, Bronchienverengung durch Allergie, Infektion, bestimmten Staub oder als Medikamentennebenwirkung

atraumatisch
gewebeschonend

Atrophie
Rückbildung von Organen oder Geweben

autolog
vom eigenen Körper stammend

Bakterien
Mikroorganismen, die Krankheiten verursachen können

Balneotherapie
Kurortbehandlung, Heilquellentherapie

Bandlaxität
Bandschwäche

bimalleoläre Fraktur
Bruch des Innen- und Außenknöchels

Biologie
Lehre von den Lebewesen

Biomechanik
Lehre der Bewegungen und Kräfte bei Lebewesen

Blutplasma
flüssiger Bestandteil des Blutes

BMI (Body-Mass-Index)
Maß für Körpergewicht, wird folgendermaßen ermittelt: Körpergewicht in kg (z. B. 80 kg) dividiert durch die Körpergröße in m (z. B. 1,86 m) zum Quadrat.
Beispiel: 80 : (1,86 x 1,86) = 23,12.
BMI-Normalbereich = 20 – 25

Brandsohle
Schuhinnensohle

Bunion (englisch)
Zwiebel, gemeint ist der Ballen beim Hallux valgus

Bursitis
Schleimbeutelentzündung

Calcaneus
Fersenbein

Caro luxurians
„Wildes Fleisch", überschießendes Granulationsgewebe

Charcotfuß
diabetischer Fuß ohne Sensibilität

Chondromalazie
Knorpelerweichung

Chondropathie
Knorpeldegeneration, Verschleiß

Chondroprotektiva
Knorpelschutz- und Aufbaumittel

Clavus
Hühnerauge

Corium
Lederhaut

CRP, C-reaktives Protein
Eiweißstoff im Blut, vermehrt bei bakteriellen Entzündungen

Degeneration
Schädigung, Abnützung

Diabetes mellitus
Zuckerkrankheit

Digitus malleus
Hammerzehe

Digitus superductus
Zehe, die über einer anderen liegt

DIP, distales Interphalangealgelenk
körperferneres Zehengelenk, Gelenk zwischen Mittel- und Endglied

Dopplersonographie
Ultraschalluntersuchung der Durchblutung

Dynamik
Lehre von Kräften, die bei der Bewegung entstehen

Dysbalance
Ungleichgewicht

Ekzem
Ausschlag

elevatus
nach oben gehoben, nach oben zeigend

Epidermis
Oberhaut

Eponychium
Nageloberhäutchen

Erysipel
Wundrose, Infektion mit Streptokokken

Eversion (Gegenteil = Inversion)
Auswärtsdrehung

Exostose
Überbein

Exponentialstrom
Stromart für Muskelstimulation bei Lähmungen

Exsudat
Austritt entzündlicher Flüssigkeit

Faszie oder Fascie
bindegewebige Hülle von inneren Organen und Muskeln oder Muskelgruppen, Trennschicht zwischen verschiedenen Geweben

Fibrom
gutartiger Tumor, Schwellung aus Bindegewebe

Fibromatose
lokales oder diffuses (sich ausbreitendes) Wachstum und Verhärtung bindegewebiger Strukturen

Fibula

Wadenbein

Filamente

(Muskel-) Faserbündel

Fixateur externe

äußerer Spanner, Gestell zur Knochenfixation

Friedreichfuß

Hohlfuß durch die Lähmung, Friedreich'sche Ataxie

Friedreich'sche Ataxie

Rückbildung des Kleinhirns mit Rückenmark-Degeneration

Fußreflexzonenmassage

Massage und damit Stimulation von Fußbezirken, die Organen zugeordnet sind

Ganglion

gutartiger Tumor, Schwellung aus gallertiger Flüssigkeit, ausgehend von Gelenken des Körpers

Gangrän

fressendes Geschwür, Gewebetod

ganzheitlich

betreffend Körper, Seele und Geist

Glukagon

Gegenspieler des Insulins, Hormon zur Erhöhung des Blutzuckerspiegels

Granulozyten

Blutzellen, machen 60 – 70 % der weißen Blutkörperchen (Leukozyten) aus, dienen der Abwehr von Infektionen und Nekrosen

Haglund-Ferse (Calcaneus altus)

hohes Fersenbein

Hallux

Großzehe, gemeint ist aber die nach außen wegstehende Großzehe

Hallux extensus

nach oben gestreckte Großzehe

Hallux flexus

nach unten gebeugte Großzehe

Hallux limitus

Großzehe mit geringer, eingeschränkter Beweglichkeit (durch Arthrose)

Hallux malleus

Hammerzehenstellung der Großzehe

Hallux rigidus

Großzehe mit stark eingeschränkter Beweglichkeit durch Arthrose

Hallux valgus

von der Mitte wegstehende Großzehe, „Frostballen"

Hallux varus

Großzehenfehlstellung zur Mitte, „Gegenteil" von Hallux valgus

Hämoglobin

roter Blutfarbstoff, bindet und transportiert den Sauerstoff

Hämorrhoiden

knotenartige Erweiterungen der gefäßreichen Kavernenkörper (Venengänge, höhlenartige Venenverbindungen) am Darmausgang

Histamin

Entzündungsmediator (-vermittler) aus Mastzellen (Abwehrzellen)

hyaliner Knorpel

Gelenkknorpel, wasserreicher Knorpel

Hyaluronsäure

Knorpelbestandteil, Mittel zum Knorpelaufbau

Hygrom

gutartiger Tumor, Zyste mit gallertiger Flüssigkeit gefüllt, ausgehend von Sehnen

Hyperkeratose

verstärkte Verhornung der Haut

Hypoxie

Sauerstoffunterversorgung

IgG

Antikörper der sekundären Immunabwehr

IgM

Antikörper der primären Immunabwehr

Immunglobuline: Ig

Eiweißkörper zur Infektabwehr

Immunologie

Lehre von den Erkennungs- und Abwehrmechanismen des Körpers für körperfremde (u. U. auch eigene) Substanzen und Gewebe

Infarkt

Gefäßverschluss, nachfolgender Gewebetod

Infektion

Übertragung, ansteckende Krankheit

infektiös

ansteckend

Infiltration

Umspritzung (mit einem Lokalanästhetikum)

Inflammation

Entzündung

inkongruent

das Gelenk ist nicht in der Balance, die Partner „passen" nicht aufeinander

Instabilität

Lockerung, man kann sich auf das betroffene Gelenk nicht verlassen

Insulin

Hormon der Bauchspeicheldrüse, senkt den Blutzucker

Interpositionsarthroplastik

Gelenkneuformung mit Einnähen eines Kapsellappens

intraartikulär

im Gelenk

intrinsisch

innerlich, zum inneren System (Kreis) gehörend

invasiv

eindringend, gemeint ist die Größe eines Eingriffes

Inversion (Gegenteil = Eversion)

Innendrehung, Innenwendung

Karpaltunnelsyndrom

Kompression (Zusammendrücken, Quetschung) des mittleren Handnervs, Pendent zum Tarsaltunnelsyndrom des Fußes

Keratin

Hornmasse in Nägeln, Haaren und Haut

Kinine

Gewebehormone, verursachen neben anderen Symptomen auch Schmerzen

Klinodaktylie

seitliche Zehenabweichung

Knochenödem

Knochenschwellung, evtl. Vorläufer der Nekrose

kollateral

gleich verlaufend, parallel

Kompartment

(Gelenk-) Anteil, Abteilung

Komplikation

(postoperative) Schwierigkeit, Problem

kongruent

das Gelenk ist in der Balance, die Partner „passen" aufeinander

konservativ

nichtoperative Behandlung

kontraktil

zusammenziehend, Eigenschaft von Muskelgewebe

Lateral

außen, seitlich

(Morbus) Ledderhose

krankhafte Bindegewebevermehrung an der Fußsohle

Lipom

gutartiger Tumor, Schwellung aus Fettgewebe

Lisfranc'sches Gelenk

Gelenkreihe zwischen Fußwurzel und Mittelfußknochen

Lunula

Nagelmond

Luxation

Verrenkung

Lymphe

hellgelbe Flüssigkeit, entsteht durch Austritt von Blutplasma aus kleinsten Blutgefäßen ins Gewebe

Lymphwege, Lymphbahnen

leiten die Lymphe ins Venensystem ab

Malum perforans

Druckgeschwür bei einem Fuß ohne Sensibilität (gestört z. B. bei Zuckerkrankheit)

Manipulation

manuelle Behandlungstechnik

Marschfraktur

Überlastungsbruch (am 2. oder 3. Mittelfußknochen)

Matrix

Keimschicht des Nagels

medial (Gegenteil = lateral)

innen, mittig

Mediatoren

Stoffe, die Vorgänge im Körper (z. B. eine Entzündung) beschleunigen oder erst ermöglichen

Melanom

bösartiger Hauttumor

Membrana interossea

feste bindegewebige Membran zwischen Röhrenknochen (z. B. Schien- und Wadenbein)

Metatarsalgie

Schmerzen am Fußballen, Spreizfuß-Beschwerden

Metatarsus primus varus

zur Mitte gespreizter I. Mittelfußknochen (mögliche Ursache des Hallux valgus)

Micro fracture (englisch)

Operationsmethode, kleine Knochenaufbrüche sollen für Neuwachstum von Ersatzknorpel sorgen

Mikrotraumen

geringe Unfälle, führen in ihrer Summe zur Schädigung

Mobilisation

manuelle Behandlungstechnik

Morton-Neurom

Nervenknötchen durch Druck

MTP (Metatarsophalangeal-Gelenk)

Gelenk zwischen den Mittelfußknochen und den Zehen

Multiple Sklerose

entzündliche Erkrankung des Nervensystems, Encephalitis disseminata

Musculi (Mm.) lumbricales

Regenwurmmuskeln

Musculus (M.) adductor hallucis

mitverantwortlich für Entstehung des Hallux valgus

Musculus (M.) peroneus longus

langer Wadenmuskel

Musculus (M.) tibialis anterior

vorderer Schienbeinmuskel, Fußheber

Musculus (M.) tibialis posterior (Postikus)

hinterer Schienbeinmuskel (wirkt gegen den Plattfuß)

Myofibrillen

Muskelfasern

ekrose

Gewebetod

Nervus

Nerv

Neuralgie

Nervenschmerzen

Neurolues

fortgeschrittene Syphilis mit Nervenbefall

Neurolyse

operative Nervenlösung

Neurotransmitter

Botenstoff im Nervensystem

Nozizeptoren
freie Nervenenden zur Schmerzerkennung

NSAR, nichtsteroidale Antirheumatika
entzündungshemmende Mittel ohne Kortison

Nutrition
Ernährung

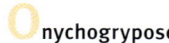**O**nychogrypose
Krallennagelbildung, Verdickung

Onychomykose
Nagelpilz

Organ
funktionelle Einheit von Körpergeweben

Orthese
orthopädischer Behelf

Os cuboideum
Würfelbein, Knochen der Fußwurzel

Os cuneiforme intermedium
mittleres Keilbein, Knochen der Fußwurzel

Os cuneiforme laterale
seitliches Keilbein, Knochen der Fußwurzel

Os cuneiforme mediale
inneres Keilbein, Knochen der Fußwurzel

OSG
oberes Sprunggelenk

Os metatarsale
Mittelfußknochen

Os naviculare
Kahnbein, Knochen der Fußwurzel

Os naviculare cornutum
hornförmig überstehendes Kahnbein

Osteomyelitis
Knocheneiterung

Osteonekrose
Knochentod

Osteophyt
Knochensporn bei Arthrose

Osteosynthese
Knochenverbund, Knochenmontage

Os tibiale externum
Überbein an der Fußinnenseite

Palpieren
tasten

Pankreas
Bauchspeicheldrüse

Paramedizin
alternative Medizin

Paratenonitis
Entzündung der Sehnenhüllen

Parathormon
Hormon der Nebenschilddrüsen, regelt den Kalziumstoffwechsel

Paronychie
Nagelwallentzündung

Paronychium
Nagelfalz

paVK
periphere, arterielle Verschlusskrankheit

Pediküre
kosmetische Fußpflege

Perionychium
Nagelwall

Periost
Beinhaut

Pes adductus
Sichelfuß

Pes equinovarus
Klumpfuß

Pes excavatus, Pes cavus
Hohlfuß

Pes planus
Plattfuß

Phalangen-Osteotomie
Zehenknochenschnitt

Phalanx
Glied (Zehenglied)

Pilon tibial
gelenkbildender Sockel des Schienbeines

PIP, proximales Interphalangealgelenk
körpernäheres Zehengelenk, Gelenk zwischen Grund- und Mittelglied

plantar
an der Fußsohle

plantare Fibromatose
Bindegewebewachstum und Verhärtung in der Fußsohle

Plantarfaszie
dickes Fußsohlenband, -platte

Podologie
medizinische Fußpflege

Poliomyelitis
Kinderlähmung

Polyarthritis
(rheumatische) Entzündung vieler Gelenke

Polyneuropathie
Erkrankung der peripheren Nerven

Polytrauma
Mehrfachverletzung

Projektionsschmerzen
Schmerzfortleitung

Pronation (Gegenteil = Supination)
Auswärtsdrehung

Propriozeption
Eigenwahrnehmung

Prostaglandine
hormonähnliche Stoffe, verursachen Fieber, Schmerzen u. a.

Pseudoarthrose
Falschgelenk, Zustand wenn Brüche oder Knochenschnitte nicht verheilen

Psoriasis
Schuppenflechte, Hautkrankheit mit Gelenkbeteiligung

Purpura Schönlein Henoch

immunologische Gefäßentzündung

Quaddel

Spritzen eines kleinen Depots eines Lokalanästhesiemittels in die Haut zu Therapiezwecken

Radiosynoviorthese (RSO)

unblutige Synovektomie durch Einspritzen eines radioaktiven Mittels

Raspatorium

Operationsinstrument für scharf-stumpfe Präparation, z. B. um Muskeln vom Knochen zu trennen

Referred pain

fortgeleiteter, projizierter Schmerz

Reflexzonen

Körperbezirke, z. B. an Händen oder Füßen, an denen Organe repräsentiert sind

resezieren

wegschneiden

Restless Legs

ruhelose Beine, unangenehme neurologische Erkrankung

Rheuma

abkürzende Bezeichnung für die echte Gelenkentzündung

rigidus

starr, steif

Rigidusfeder

Bestandteil der Schuheinlage zur Entlastung des Hallux rigidus

Rohling

Stück Material, das bearbeitet wird

Segment

Abschnitt, zugeteiltes Gebiet

semi-invasiv

zwischen konservativ und operativ

Sepsis

Bakterien im Blut, können eine schwere allgemeine Krankheit verursachen

septisch

mit Bakterien infiziert

Serotonin

Neurotransmitter, Botenstoff im Nervensystem, überträgt u. a. die Empfindung „Schmerz"

Sesambeine

in Sehnen, Bändern oder Gelenkkapseln eingefügte Schaltknochen

Sklerose

Verdichtung, Verhärtung

Solarplexus

Sonnengeflecht, vegetatives Nervengeflecht vor der Hauptschlagader (Aorta) im Bauchraum

Spongiosa

geflechtartiger Knochen innerhalb der harten Schale (Kortikalis)

Statik

Lehre von den Kräften, die in Ruhe auftreten

Stratum basale

Grundschicht

Stratum reticulare

Netzschicht

Subkutis

Unterhautfettgewebe

Subluxation

Teilverrenkung

subtalare Arthrodese

operative Versteifung des unteren und evtl. auch des vorderen Sprunggelenkes bei bestimmten Krankheiten des vorderen Sprunggelenkes

Supination (Gegenteil = Pronation)

Drehung nach innen oder innen oben

Sympathikus

Teil des vegetativen Nervensystems

Symptom

Krankheitszeichen, das, was der Patient als Beschwerde bemerkt

Synapse

Verbindung, Umschaltstelle zur Erregungsübertragung

Syndaktylierung

operative Verbindung zweier Zehen (oder Finger)

Syndrom

Krankheit mit vielen Krankheitszeichen

Synovektomie

operative Entfernung der (entzündeten) Gelenkinnenhaut

Synovialitis

Entzündung der Gelenkinnenhaut

Talocruralgelenk

oberes Sprunggelenk

Talus

Sprungbein

Tarsaltunnelsyndrom

Kompression (Zusammendrücken, Quetschung) des Schienbeinnervs hinter dem Innenknöchel

Tendinitis

Sehnenentzündung

Tenosynovektomie

Entfernung entzündeter Sehnenhüllen

Thermotherapie

Wärmebehandlung

Thrombose

Blutgerinnsel (meist in einer Wadenvene)

Tibia

Schienbein

Tinea pedis

Fußpilz

Tophus (Mehrzahl Tophi)

Gichtknoten

Torsion

Drehung

Torsionsfehler

Rotationsfehler

Transfermetatarsalgie

der Mittelfußschmerz entsteht durch vermehrte Kraftübertrgung an den Mittelfußköpfchen II, III und IV, wenn die Großzehe die
Last nicht mehr aufnehmen kann (z. B. nach
schlechten Operationen bei Hallux valgus)

Transsudat

nichtentzündlicher Erguss

Trauma

Unfall

Triplearthrodese

Dreifachgelenkversteifung

Unguis incarnatus

eingewachsener Zehennagel

USG

unteres Sprunggelenk

Vasculitis

Gefäßentzündung

Venen

Blutgefäße, die Blut zum Herzen transpor-
tieren

Venolen

kleinste Venen

ventral (Gegenteil = dorsal)

vorne, bauchwärts

Verruca

Warze

Viren

Mikroorganismen, können Krankheiten auslösen

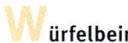**W**ürfelbein

siehe Os cuboideum

Gesund leben nach Kneipp

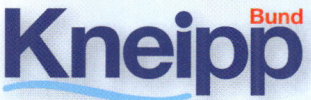

Die Kneippbewegung gibt es auf der ganzen Welt, die 3 größten Verbände befinden sich in Österreich, Deutschland und in der Schweiz. An die 1.000 lokale Kneipp-Vereine oder Aktiv-Clubs bieten ihren Mitgliedern das Kneipp-Gesundheitsprogramm an: In Kursen kann man die Kneipp-Wasseranwendungen erlernen.

Zum Kneipp-Programm gehören auch eine gesunde Ernährung, die Verwendung von Heilkräutern, viel Bewegung und eine Lebensordnung, die die Basis für ein Bestehen in allen Lebenslagen bietet. Viele Kneipp-Aktiv-Clubs bieten Fastengruppen an.

50.000 Mitglieder gehören dem Österreichischen Kneippbund an, 160.000 dem Deutschen Kneippbund e. V. und 16.000 dem Schweizer Kneippverband.

Wir laden auch Sie ein, Mitglied der Kneippbewegung zu werden!

Fordern Sie kostenlos unsere Informationsbroschüren an.

Interessenten wenden sich an:

Österreichischer Kneippbund

Kunigundenweg 10 · A-8700 Leoben · Tel.: (0 38 42) 2 17 18 · FAX: DW 19
Internet: www.kneippbund.at · E-Mail: office@kneippbund.at

Kneipp-Bund e.V., Deutschland

Adolf-Scholz-Allee 6 – 8 · D-86825 Bad Wörishofen · Tel.: (0 82 47) 30 02-0
Internet: www.kneippbund.de · E-Mail: kneippbund@t-online.de

Schweizer Kneippverband

Weissensteinstraße 35 · CH-3007 Bern · Tel.: (0 31) 3 72 45 43
Internet: www.kneipp.ch · E-Mail: info@kneipp.ch

Kleine Dosis täglich – große Wirkung ein Leben lang!

Danksagungen

Zu großem Dank verpflichtet für langjährige, nur durch meine eigene Schuld und Arbeitsüberlastung unterbrochene, fast väterliche Freundschaft und vor allem für die stets fachlich außerordentlich kompetente Beratung sowie für das Zur-Verfügung-Stellen seiner schönen Bilder aus seinem in der Fachwelt als das Standardwerk geltenden „Textbook of hallux valgus and forefoot surgery" bin ich Herrn Professor Vincent J. Hetherington, DPM., Vorstand der Fußchirurgischen Abteilung des College of Podiatric Medicine, Cleveland, Ohio, USA.

Weiters möchte ich mich bei Vincent und ganz besonders bei seiner aus Österreich stammenden Gattin Jo für die selbstlose Gastfreundschaft bei meinen Aufenthalten in den USA bedanken.

Im Namen aller österreichischen Fußchirurgen und besonders im eigenen Namen möchte ich Herrn OA Dr. Gunther Steinböck, Mitbegründer der Österreichischen Gesellschaft für Fußchirurgie für seinen unermüdlichen Einsatz für das Thema „Fuß" danken. Er hat in uns damals jungen Heißspornen das Verständnis und vor allem die Liebe zu den vermeintlich „kleinen" Operationen des Fußes geweckt und uns neben vielen technischen Feinheiten erfolgreich beigebracht, dass man nicht durch große und blutige Operationen an den großen Gelenken ein erfolgreicher orthopädischer Chirurg wird, sondern durch gewebeschonendes und feines Präparieren, das bei den Fußoperationen unerlässlich ist.

Du bist schon lange bevor es modern wurde über den deutschsprachigen „Tellerrand" hinaus in die internationale Fachwelt gereist und hast enormes und unvergleichliches Fachwissen angehäuft, das dich bei nationalen und internationalen Kongressen zu einer lexikonhaften Eminenz werden lässt, bei der aber auch der Humor nie zu kurz kommt.

Großen Dank für schöne Bilder schulde ich dem Chef der besten Kinderorthopädie des Landes (und darüber hinaus) Herrn Prim. Univ.-Prof. Dr. Franz Grill, er hat nicht nur auf dem Gebiet der Klumpfußbehandlung Großes geleistet.

Weiters danke ich meinem unfallchirurgischen Kollegen OA Dr. Milan Hyza für das Zur-Verfügung-Stellen der großartigen Bilder. Ohne diese Bilder wäre dieses Buch nicht vollständig geworden.

OA Dr. Hyza ist an der Unfallchirurgischen Abteilung des Waldviertelklinikums Horn tätig, deren Vorstand Prim. Dr. Walter Buchinger, langjähriger Tennisfreund aus gemeinsamen Wiener Ausbildungszeiten, in denen er allerdings schon der „senior expert" war, eine unvergleichlich engagierte, patientenorientierte und gut arbeitende Abteilung geschaffen hat, an der sich auch nach vielen Jahren der Chef noch persönlich um Patienten kümmert.

Zu Dank verpflichtet bin ich Herrn Alfred Hanusch, Bandagist und Orthopädietechnikermeister und Herrn Walter Wist, Orthopädieschuhmachermeister für die gute Beratung in ihren Spezialgebieten sowie für die jahrelange gute Zusammenarbeit. Die Einlagen- und Schuhfotos habe ich in ihren Werkstätten angefertigt.

Nicht zuletzt richtet sich mein Dank an Herrn Dr. Walter Tomaselli und seine charmante Frau, meine Schwägerin Cassia, in deren wunderschönem neuem Heim in Nüziders wir bei unglaublicher Küche die letzten Tage des Jahres 2005 und die ersten des Jahres 2006 verbringen durften, während der die letzten (und schwierigsten) Kapitelvervollständigungen dieses Buches entstanden sind.

Schuheinlagen

Schuheinlagen sind ein bereits altes, aber noch immer sehr wirksames Mittel der konservativen Fußorthopädie.

Bewährte Einlagentypen:

■ **Korrektureinlagen**
müssen durch (sanften) Druck auf bestimmte Stellen des kindlichen Fußes wachstumslenkend einwirken und den Fuß in die richtige Richtung umformen.

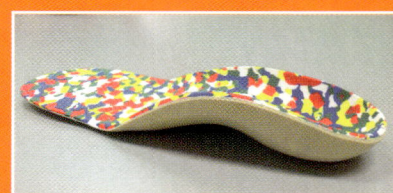

■ **Kopieeinlagen**
„kopieren" die Fußform und unterstützen den erwachsenen Fuß in einem kosmetisch ansprechenden Schuh.

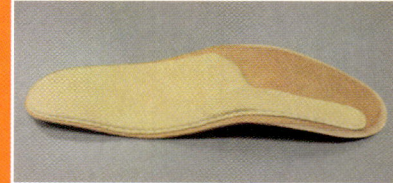

■ **Bettungseinlagen**
sollen dem kranken Fuß eine weiche Unterlage bieten und besonders schmerzhafte oder wunde Stellen zusätzlich entlasten.

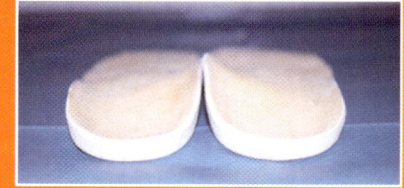

■ **Funktionelle Stützeinlagen**
nehmen auf biomechanische Erfordernisse des jeweiligen Fußes Rücksicht und verbessern nicht nur die Funktion des Fußes, sondern auch des ganzen Stütz- und Bewegungsapparates.

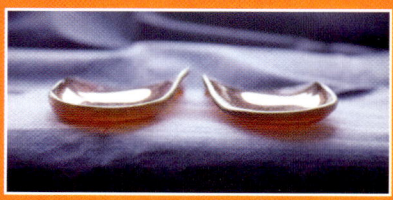